Orthoptik Plus

Melanie van Waveren · Judith Weis
(Hrsg.)

Orthoptik Plus

Ein interprofessionelles Praxisbuch

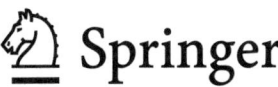

Hrsg.
Melanie van Waveren
Geschäftsführung, Berufsverband Orthoptik
Deutschland e. V.
Köln, Nordrhein-Westfalen, Deutschland

Judith Weis
Sektion Schielbehandlung und
Neuroophthalmologie, Universitätsklinikum
Heidelberg
Heidelberg, Deutschland

ISBN 978-3-662-70906-1   ISBN 978-3-662-70907-8   (eBook)
https://doi.org/10.1007/978-3-662-70907-8

Die Deutsche Nationalbibliothek verzeichnet diese Publikation in der Deutschen Nationalbibliografie; detaillierte bibliografische Daten sind im Internet über https://portal.dnb.de abrufbar.

© Der/die Herausgeber bzw. der/die Autor(en), exklusiv lizenziert an Springer-Verlag GmbH, DE, ein Teil von Springer Nature 2026

Das Werk einschließlich aller seiner Teile ist urheberrechtlich geschützt. Jede Verwertung, die nicht ausdrücklich vom Urheberrechtsgesetz zugelassen ist, bedarf der vorherigen Zustimmung des Verlags. Das gilt insbesondere für Vervielfältigungen, Bearbeitungen, Übersetzungen, Mikroverfilmungen und die Einspeicherung und Verarbeitung in elektronischen Systemen.
Die Wiedergabe von allgemein beschreibenden Bezeichnungen, Marken, Unternehmensnamen etc. in diesem Werk bedeutet nicht, dass diese frei durch jede Person benutzt werden dürfen. Die Berechtigung zur Benutzung unterliegt, auch ohne gesonderten Hinweis hierzu, den Regeln des Markenrechts. Die Rechte des/der jeweiligen Zeicheninhaber*in sind zu beachten.
Der Verlag, die Autor*innen und die Herausgeber*innen gehen davon aus, dass die Angaben und Informationen in diesem Werk zum Zeitpunkt der Veröffentlichung vollständig und korrekt sind. Weder der Verlag noch die Autor*innen oder die Herausgeber*innen übernehmen, ausdrücklich oder implizit, Gewähr für den Inhalt des Werkes, etwaige Fehler oder Äußerungen. Der Verlag bleibt im Hinblick auf geografische Zuordnungen und Gebietsbezeichnungen in veröffentlichten Karten und Institutionsadressen neutral.

Springer ist ein Imprint der eingetragenen Gesellschaft Springer-Verlag GmbH, DE und ist ein Teil von Springer Nature.
Die Anschrift der Gesellschaft ist: Heidelberger Platz 3, 14197 Berlin, Germany

Wenn Sie dieses Produkt entsorgen, geben Sie das Papier bitte zum Recycling.

Vorwort

Gesundheitsfachberufe leisten einen wesentlichen Beitrag zum Wohlergehen und zur Versorgung von Patientinnen. Aufgrund der kontinuierlichen Weiterentwicklung in der Medizin und des zunehmenden Bedarfs einer interprofessionellen Zusammenarbeit ergeben sich daraus auch gesteigerte Anforderungen hinsichtlich des Fachwissens und der Handlungskompetenz in den Gesundheitsfachberufen. Dieses Fachbuch verfolgt das Ziel, genau diesen wachsenden Anforderungen gerecht zu werden und Fachpersonen, die täglich mit komplexen medizinischen Fragestellungen konfrontiert sind, ein umfassendes, aktuelles und praxisorientiertes Fachbuch an die Hand zu geben.

Dieses Buch ist aus dem Wunsch entstanden, Raum für Themen zu schaffen, die in der orthoptischen Grundausbildung oft nur am Rande behandelt werden – die aber im Berufsalltag zunehmend an Bedeutung gewinnen. Es werden daher Themen beleuchtet, die über das klassische Tätigkeitsfeld der Orthoptik hinausgehen und sich an den Inhalten aktueller Fort- und Weiterbildungsprogramme orientieren. Es richtet sich an Fachpersonen, die ihr Wissen gezielt vertiefen und in einem erweiterten beruflichen Kontext anwenden möchten.

Im Zentrum steht eine praxisorientierte Darstellung spezialisierter Inhalte, die eine direkte Umsetzung in Klinik, Praxis oder interprofessioneller Zusammenarbeit ermöglicht. Dabei werden nicht nur vertiefende orthoptische Fragestellungen behandelt, sondern Schnittstellen zu angrenzenden Fachgebieten dargestellt – stets mit dem Ziel, eine moderne evidenzbasierte Patientenversorgung zu fördern.

Besonders wichtig war es uns, die interprofessionellen Schnittstellen in den Fokus zu rücken. Moderne orthoptische Arbeit ist heute ohne enge Zusammenarbeit mit anderen Berufsgruppen kaum mehr denkbar, da moderne Patientenversorgung längst nicht mehr isoliert innerhalb einzelner Berufsgruppen erfolgen kann. Ob in der Augenheilkunde, Optometrie, Neurologie, Entwicklungspsychologie oder Ergotherapie – überall dort gibt es gemeinsame Fragestellungen und Chancen zur Kooperation. Dieses Buch möchte dazu beitragen, diese Verbindungen sichtbar zu machen und den Dialog zwischen den Disziplinen zu stärken.

Die Vielfalt und Qualität dieses Werkes verdanken wir vor allem unseren Autorinnen. Mit ihrer fachlichen Expertise, ihrer Erfahrung und ihrem Engagement haben sie wesentlich dazu beigetragen, dieses Buch zu einem fundierten und praxisrelevanten Nachschlagewerk zu machen, für das Wissenschaftlichkeit,

Aktualität und Anwendungsorientierung leitende Richtschnur sind. Sie bringen nicht nur theoretisches Wissen ein, sondern auch Impulse aus dem Berufsalltag, die dieses Buch lebendig und unmittelbar anwendbar machen. Ihnen gilt unser besonderer Dank.

Wir hoffen, dass Sie in diesem Werk ein wertvolles Arbeitsinstrument finden, das Sie in Ihrer täglichen Arbeit begleitet, Ihre fachliche Expertise erweitert und Ihnen neue Impulse für Ihre berufliche Entwicklung bietet. Wir wünschen Ihnen eine anregende Lektüre, neue Perspektiven und viele Impulse für Ihre tägliche Arbeit.

Melanie van Waveren
Judith Weis

Gender Hinweis Text wegen generativem Femininum:
In diesem Buch wird aus Gründen der Lesbarkeit das generische Femininum verwendet. Diese Entscheidung wurde getroffen, da rund 98 % der Berufsangehörigen in der Orthoptik Frauen sind. Selbstverständlich sind damit alle Geschlechter gleichermaßen angesprochen.

Sprachlicher Hinweis

In diesem Buch wird aus Gründen der Lesbarkeit das generische Femininum verwendet. Diese Entscheidung wurde getroffen, da rund 98 % der Berufsangehörigen in diesem Bereich Frauen sind. Selbstverständlich sind damit alle Geschlechter gleichermaßen angesprochen.

Inhaltsverzeichnis

1 Anatomie 1
Petra Fischer, Claudia Frenzel, Melanie van Waveren
und Judith Weis
1.1 Einleitung 1
1.2 Die Sehbahn: von der Retina zum visuellen Kortex 2
    1.2.1 Aufbau der Sehbahn 2
    1.2.2 Neuronale Organisation der Sehbahn 3
        1.2.2.1 Das Corpus geniculatum laterale (CGL) 5
        1.2.2.2 Primärer visueller Kortex 7
1.3 Kortikale visuelle Verarbeitung und Wahrnehmung 9
    1.3.1 Sekundärer visueller Kortex (V2, V3 sowie
        teilweise V4 und V5) 9
    1.3.2 Assoziative visuelle Areale 10
    1.3.3 Verarbeitung von Kontrasten und Kanten 12
    1.3.4 Verarbeitung von Farben im visuellen System 13
1.4 Das limbische System: der Networker im Gehirn 13
1.5 Arterielle Versorgung des Gehirns 15
1.6 Hirnstamm und Kleinhirn: die Stabilität des Sehens 17
    1.6.1 Kleinhirn und Kleinhirnregelkreise 18
Literatur 22

2 Neuroorthoptik und neurovisuelle Rehabilitation 25
Petra Fischer und Melanie van Waveren
2.1 Einleitung 25
2.2 Symptome bei zerebral bedingten Sehstörungen 26
    2.2.1 Reduzierter Visus (Sehschärfe) 27
    2.2.2 Akkommodationsstörung 28
    2.2.3 Reduziertes Kontrastsehen 28
    2.2.4 Reduziertes Farbensehen, zerebrale
        Hemiachromatopsie 28
    2.2.5 Diplopie (Doppelbilder) 29
    2.2.6 Oszillopsien 29
    2.2.7 (Pseudo-)Halluzination und visuelle Illusion 30
    2.2.8 Visual Snow 31

		2.2.9	Kopfzwangshaltung	31
		2.2.10	Gesichtsfeldausfälle	31
		2.2.11	Neglect	32
		2.2.12	Lesestörung	33
		2.2.13	Störung der Hell-Dunkel-Adaptation	33
		2.2.14	Störung der Objektwahrnehmung = Objektagnosie	33
		2.2.15	Störung der Gesichtswahrnehmung	34
		2.2.16	Störung der Bewegungswahrnehmung = Akinetopsie	34
		2.2.17	Störung der Orientierung im Raum	34
	2.3	Neuroorthoptische Diagnostik		35
		2.3.1	Prüfung des Visus	36
		2.3.2	Refraktionsbestimmung	36
		2.3.3	Untersuchung der Akkommodationsfähigkeit	36
		2.3.4	Untersuchung des Kontrastsehens	37
		2.3.5	Untersuchung des Farbensehens	37
		2.3.6	Untersuchung der Augenstellung	37
		2.3.7	Untersuchung der Augenbeweglichkeit	37
		2.3.8	Prüfung der subjektiven visuellen Vertikalen (SVV)	40
		2.3.9	Untersuchung der Pupillen	43
		2.3.10	Untersuchung des Binokularsehens und der Fusion	43
		2.3.11	Prüfung des Gesichtsfeldes	44
		2.3.12	Prüfung der Lesefähigkeit und -geschwindigkeit	46
		2.3.13	Prüfung der visuell-räumlichen Wahrnehmung	49
		2.3.14	Prüfung auf Simultanagnosie	49
	2.4	Neuroorthoptische Therapie und neurovisuelle Rehabilitation		50
		2.4.1	Neuroorthoptische Therapie	50
		2.4.2	Neurovisuelle Rehabilitation	52
			2.4.2.1 Neurovisuelle Rehabilitation bei Orientierungsstörung	52
			2.4.2.2 Neurovisuelle Rehabilitation bei Lesestörung	55
	2.5	Interprofessionelle Aspekte der Diagnostik und Therapie		57
	Literatur			60
3	**Erworbener Nystagmus**			63
	Claudia Frenzel			
	3.1	Einleitung und Übersicht		63
	3.2	Besonderheiten bei der Anamneseerhebung und der orthoptischen Diagnostik		67
		3.2.1	Kardinalsymptome bei erworbenem Nystagmus	68
		3.2.2	Klinische Untersuchung	70
	3.3	Erworbene vestibuläre Nystagmusformen		72
		3.3.1	Vestibulärer Spontannystagmus (SPN)	72
			3.3.1.1 Peripher vestibulärer Spontannystagmus	73
			3.3.1.2 Zentral vestibulärer Spontannystagmus	74

		3.3.2	Benigner paroxysmaler Lagerungsnystagmus (BPPN)	74

- 3.3.2 Benigner paroxysmaler Lagerungsnystagmus (BPPN) 74
- 3.3.3 Zentraler Lagenystagmus 76
- 3.3.4 Downbeat- und Upbeatnystagmus 77
  - 3.3.4.1 Downbeatnystagmus (DBN) 77
  - 3.3.4.2 Upbeatnystagmus (UBN) 79
- 3.3.5 Rotatorischer Nystagmus und See-Saw-Rucknystagmus 80
  - 3.3.5.1 Rein rotierender Spontannystagmus 80
  - 3.3.5.2 See-Saw-Rucknystagmus 82
- 3.3.6 Paroxysmale und provozierbare Nystagmusformen 82
  - 3.3.6.1 Vestibularisparoxysmie 82
  - 3.3.6.2 Bogengangsdehiszenzsyndrom 83
  - 3.3.6.3 Kopfschüttelnystagmus 83
- 3.4 Nicht vestibuläre erworbene Nystagmusformen 84
  - 3.4.1 See-Saw-Pendelnystagmus 84
  - 3.4.2 Blickrichtungsnystagmus (BRN) und Reboundnystagmus 85
    - 3.4.2.1 Blickrichtungsnystagmus 85
    - 3.4.2.2 Reboundnystagmus 85
  - 3.4.3 Nystagmus bei Einschränkungen der Motilität 87
  - 3.4.4 Periodisch alternierender Nystagmus (PAN) 88
  - 3.4.5 Erworbener Fixationspendelnystagmus (FPN) 89
  - 3.4.6 Konvergenzretraktionsnystagmus (KRN) 90
  - 3.4.7 Obliquus-superior-Myokymie (OSM) 91
  - 3.4.8 Konvergenznystagmus und Divergenznystagmus 91
- 3.5 Sakkadische Störungen der Blickstabilisation 92
  - 3.5.1 „Ocular Flutter" und Opsoklonus 92
  - 3.5.2 Willkürnystagmus 93
  - 3.5.3 Square-Wave Jerks (SWJ) 94
- 3.6 Therapeutische Überlegungen 94
- Literatur 97

4 Visuelle Verarbeitungs- und Wahrnehmungsstörung 99
Brigitte Ruple und Melanie van Waveren
- 4.1 Einleitung 99
  - 4.1.1 Definition und Begrifflichkeiten 100
  - 4.1.2 Ätiologie und Prävalenz 101
- 4.2 Elementare Sehfunktionen 102
  - 4.2.1 Visus (ICF b2100) 102
  - 4.2.2 Gesichtsfeld (ICF b2101) 102
  - 4.2.3 Kontrastsehen (ICF b21022) 103
  - 4.2.4 Farbsehen (ICF b21021) 104
  - 4.2.5 Okulomotorische Funktionen (ICF b2152) 104
- 4.3 Komplexe Sehfunktionen 106
  - 4.3.1 Visuelle Exploration und visuelle Suche 106
  - 4.3.2 Formwahrnehmung 107

		4.3.3	Objektwahrnehmung	108
		4.3.4	Gesichtserkennung	108
		4.3.5	Visuelle Raumwahrnehmung	109
	4.4	\multicolumn{2}{l}{Entwicklungsauffälligkeiten bei Störungen der komplexen Sehfunktionen}	112
	4.5	\multicolumn{2}{l}{Spezielle Diagnostik in der Orthoptik}	118
	4.6	\multicolumn{2}{l}{Orthoptische Therapie bei VVWS}	124
	\multicolumn{3}{l}{Literatur}	128

5 Myopiemanagement ... 131
Elke van Alen

5.1	Myopiemanagement, ein Zukunftsthema	131
5.2	Anatomie und Pathologie der Myopie und Progression der Myopie	132

		5.2.1	Definition Myopie		132
			5.2.1.1	Primäre und sekundäre Myopie	132
			5.2.1.2	Brechungsmyopie	132
			5.2.1.3	Achslängenmyopie	133
			5.2.1.4	Pathologische Myopie	133
		5.2.2	Entstehungsmechanismen der Myopie		134
		5.2.3	Emmetropisierung		134
		5.2.4	Risikofaktoren für das Auftreten einer Myopie und deren Progression		135
			5.2.4.1	Tageslicht	135
			5.2.4.2	Naharbeit und Leseabstand	136
			5.2.4.3	Genetik	137
		5.2.5	Progression der Myopie		138
	5.3	\multicolumn{3}{l}{Untersuchungen bei progressiver Myopie}	139
		5.3.1	Basisdiagnostik bei Myopie		139
			5.3.1.1	Anamnese	139
			5.3.1.2	Refraktion	140
			5.3.1.3	Subjektive Refraktion	140
			5.3.1.4	Ophthalmologische Augenuntersuchung	140
			5.3.1.4.1	Augenvorderabschnitt	140
			5.3.1.4.2	Augenhintergrunduntersuchung	140
		5.3.2	Erweiterte Diagnostik		141
			5.3.2.1	Achslänge	141
			5.3.2.2	Hornhautdurchmesser	143
			5.3.2.3	Hornhauttopografie	143
			5.3.2.4	Pupillen	144
		5.3.3	Orthoptische Diagnostik		144
			5.3.3.1	Covertest	144
			5.3.3.2	Akkommodation, Konvergenz und AC/A-Ratio	145

5.4	Therapiemöglichkeiten im Myopiemanagement		145
	5.4.1	Prävention und Sehverhalten	146
	5.4.2	Brillen	148
		5.4.2.1 Bifokalgläser/Gleitsichtbrillen	149
		5.4.2.2 Spezialgläser zum Myopiemanagement	149
	5.4.3	Kontaktlinsen	150
		5.4.3.1 Weiche Defokuskontaktlinsen im Myopiemanagement	150
		5.4.3.2 Formstabile Defokuskontaktlinsen	151
		5.4.3.3 Orthokeratologie	151
	5.4.4	Atropin als pharmakologische Therapie	152
	5.4.5	Kombinationstherapien	153
	5.4.6	Kontrolluntersuchungen und Auslassversuch oder Absetzen der Therapie	154
		5.4.6.1 Altersangepasste Myopiekontrolle	154
5.5	Organisation und Zusammenarbeit		155
	5.5.1	Voraussetzungen	155
	5.5.2	Interprofessionelle Zusammenarbeit	156
5.6	Ausblicke		158
	5.6.1	Prämyopiemanagement	158
Literatur			159
Stichwortverzeichnis			163

Über die Herausgeber

Melanie van Waveren Melanie van Waveren absolvierte ihre Orthoptikausbildung an der Lehranstalt für Orthoptisten des Universitätsklinikums Gießen und arbeitet anschließend für 13 Jahren an der Universitäts-Augenklinik in Tübingen, bevor sie 2014 zum Berufsverband Orthoptik Deutschland wechselte, für den sie immer noch hauptamtlich tätig ist. Neben der Verbandsarbeit engagiert sich Melanie van Waveren in der Lehre: Sie unterrichtet das Fach Binokularsehen an der Hochschule Aalen sowie an der Orthoptikschule des Universitätsklinikums des Saarlandes. Ergänzend zu ihrer fachlichen Qualifikation erwarb sie einen Masterabschluss im Bereich Management von Non-Profit-Organisationen und absolvierte eine Weiterbildung zur Spezialistin für visuelle Verarbeitungs- und Wahrnehmungsstörungen. Melanie van Waveren ist Autorin zahlreicher Artikel in nationalen und internationalen Fachzeitschriften auf dem Gebiet der Orthoptik.

Judith Weis Judith Weis absolvierte ihre Orthoptikausbildung an der Akademie für Gesundheitsberufe in Heidelberg und arbeitete anschließend über ein Jahr als Orthoptistin in einem norwegischen Krankenhaus. In den Folgejahren studierte Judith Weis an der Ruprecht-Karls-Universität in Heidelberg zunächst im Bachelor-Studiengang „Interprofessionelle Gesundheitsversorgung" und schloss ihr Master-Studium in „Versorgungsforschung und Implementierungswissenschaft im Gesundheitswesen" ab. Während ihres Studiums arbeitete sie durchgehend als Orthoptistin am Universitätsklinikum Heidelberg. Seit Beginn ihrer Orthoptikausbildung ist Judith Weis Mitglied im Berufsverband Orthoptik Deutschland e. V. und engagiert sich seit 2021 ehrenamtlich im Verband. Neben ihrer Tätigkeit als Orthoptistin arbeitet Judith Weis in einem Unternehmen, dessen thematischer Fokus ebenfalls im Bereich der Ophthalmologie liegt.

Anatomie

Petra Fischer, Claudia Frenzel, Melanie van Waveren und Judith Weis

1.1 Einleitung

Die Orthoptik befasst sich mit der Diagnostik und Therapie von Störungen des Binokularsehens, der Augenbewegungen sowie der sensomotorischen Koordination des visuellen Systems. Eine zentrale Voraussetzung für das Verständnis orthoptischer Krankheitsbilder ist die genaue Kenntnis der neuroanatomischen Strukturen, die an der Steuerung von Augenbewegungen und der Verarbeitung visueller Informationen beteiligt sind.

Neben den motorischen Hirnnerven (III, IV und VI) und ihren supranukleären Verbindungen sind insbesondere zentrale Strukturen wie der Hirnstamm, das Mittelhirn, das Zwischenhirn sowie verschiedene kortikale und subkortikale Areale von Bedeutung. Diese Regionen ermöglichen nicht nur die präzise Ausführung willkürlicher und reflexartiger Blickbewegungen, sondern auch die Integration komplexer Sehfunktionen – darunter Fixation, Fusion, Sakkaden, Blickfolgebewegungen und die Verarbeitung von Tiefensehen.

P. Fischer
Kaltenkirchen, Deutschland
E-Mail: petrafischeremail@gmail.com

C. Frenzel
München, Deutschland
E-Mail: frenzelc@freenet.de

M. van Waveren (✉)
Kaiserslautern, Deutschland
E-Mail: 3v-vanwaveren@posteo.de

J. Weis
Heidelberg, Deutschland
E-Mail: judithweis17@gmail.com

© Der/die Autor(en), exklusiv lizenziert an Springer-Verlag GmbH, DE, ein Teil von Springer Nature 2026
M. van Waveren und J. Weis (Hrsg.), *Orthoptik Plus*,
https://doi.org/10.1007/978-3-662-70907-8_1

Die Verschaltung dieser Funktionen erfolgt über komplexe neuronale Netzwerke: vom primären visuellen Kortex über Assoziationsfelder bis hin zu motorischen Steuerzentren, die über Bahnsysteme wie den Fasciculus longitudinalis medialis oder das frontale Augenfeld miteinander kommunizieren. Störungen innerhalb dieser Netzwerke können vielfältige Symptome hervorrufen, die für die orthoptische Diagnostik von großer Relevanz sind.

Dieses Kapitel stellt die für die weiterführende Orthoptik zentralen neuroanatomischen Strukturen und Verschaltungen dar, beleuchtet deren funktionelle Bedeutung und schafft so die Grundlage für ein tieferes Verständnis neurologisch bedingter Seh- und Augenbewegungsstörungen.

1.2 Die Sehbahn: von der Retina zum visuellen Kortex

Die Sehbahn ist ein komplexes System von Nervenbahnen, das die visuelle Information von der Netzhaut des Auges zum visuellen Kortex im Gehirn überträgt. Sie ist entscheidend für die Verarbeitung und Interpretation visueller Reize und spielt eine zentrale Rolle in unserem visuellen Wahrnehmungsprozess. In diesem Abschnitt werden wir die Struktur, Funktion und Organisation der Sehbahn im Detail betrachten.

1.2.1 Aufbau der Sehbahn

Die Sehbahn beginnt an den Photorezeptoren der Netzhaut und kann in 7 Teilabschnitte untergliedert werden:

1. Retina (Netzhaut)
   Die Sehinformation beginnt in der Netzhaut, wo Licht von Photorezeptoren (Stäbchen und Zapfen) in elektrische Signale umgewandelt wird. Diese Signale werden über verschiedene Nervenzellen der Netzhaut (Bipolar- und Ganglienzellen) verarbeitet [1].
2. Nervus opticus (Sehnerv)
   Die Axone der Ganglienzellen der Netzhaut bilden den Sehnerv. Dieser leitet die Signale von jedem Auge in Richtung Gehirn [1].
3. Chiasma opticum (Sehnervenkreuzung)
   Im Chiasma opticum kreuzen die Fasern, die aus der nasalen (inneren) Netzhauthälfte beider Augen stammen, auf die gegenüberliegende Seite. Die Fasern der temporalen (äußeren) Netzhauthälfte bleiben ungekreuzt. Dadurch wird die Sehinformation eines Gesichtsfeldes in der gegenüberliegenden Hirnhälfte verarbeitet.
4. Tractus opticus (Sehstrang)
   Nach dem Chiasma verlaufen die Fasern in Form des Sehstrangs (Tractus opticus) weiter Richtung Okzipitalhirn und führen damit alle Informationen einer

Gesichtsfeldseite (das linke Gesichtsfeld beider Augen wird im rechten Tractus opticus transportiert) zum Corpus geniculatum laterale.

5. Corpus geniculatum laterale (CGL, seitlicher Kniehöcker) Abschn. 1.2.2.1
Hier erfolgt die erste Umschaltung der Sehinformationen. Diese Struktur im Bereich des Metathalamus filtert und moduliert die Signale, bevor sie zum Kortex weitergeleitet werden.

6. Radiatio optica (Sehstrahlung)
Die Signale werden vom Corpus geniculatum laterale über die Sehstrahlung zur Sehrinde weitergeleitet. Die Sehstrahlung teilt sich in einen oberen und einen unteren Strang, um die unterschiedlichen Teile des Gesichtsfeldes abzubilden. [1]

7. Primäre Sehrinde (Area striata, V1) Abschn. 1.2.2.2
Die primäre Sehrinde im Okzipitallappen des Gehirns ist die erste Region, in der die visuellen Signale bewusst verarbeitet werden. Hier werden grundlegende Merkmale wie Kontraste, Kanten und Bewegungen analysiert [2].

1.2.2 Neuronale Organisation der Sehbahn

Die Sehbahn ist hierarchisch organisiert und besteht aus vier Neuronen, welche die visuellen Informationen vom Auge zum Gehirn übertragen und dabei verschiedene Verarbeitungsebenen durchlaufen. Diese Verarbeitung erfolgt in mehreren Schichten von Neuronen, die in vier Abschnitte unterteilt werden: Photorezeptoren, Bipolarzellen, Ganglienzellen und zentrales Neuron. Jeder dieser Neuronentypen erfüllt eine spezifische Funktion, die für die Verarbeitung und Weiterleitung visueller Informationen entscheidend ist [22].

1. Neuron – Photorezeptoren (Stäbchen und Zapfen) Die retinalen Photorezeptoren bilden das 1. Neuron der Sehbahn und umfassen etwa 6,5 Mio. Zapfen („cones") sowie etwa 120 Mio. Stäbchen („rods") [3].

Die Zapfen sind für das „Tagsehen" zuständig und lassen sich basierend auf ihrer spektralen Empfindlichkeit in 3 Typen unterteilen: lang-, mittel- und kurzwellige Zapfen. Kurzwellige Zapfen sind zahlenmäßig seltener vertreten und fehlen im Bereich des schärfsten Sehens vollständig. Im Gegensatz dazu nimmt die Dichte von lang- und mittelwelligen Zapfen zur Mitte der Netzhaut hin stark zu und erreicht in der Fovea centralis, dem Zentrum des schärfsten Sehens (etwa im Bereich der zentralen 3° der Netzhaut), ihr Maximum.

Zapfen sind zwar überall in der Netzhaut vorhanden, finden sich jedoch in der Peripherie nur in geringer Dichte. Bei Tageslichtbedingungen hemmen sie die Funktion der Stäbchen, die primär für das Sehen in der Dunkelheit verantwortlich sind. Die größte Dichte der Stäbchen befindet sich in einer Exzentrizität von etwa 15°–20°. Unter Dämmerungsbedingungen arbeiten beide Rezeptorsysteme gleichzeitig.

Zwischen dem Gesichtsfeld und den entsprechenden Netzhautarealen besteht eine strikte Kopplung (Retinotopie), die sich entlang der gesamten Sehbahn bis zur Sehrinde fortsetzt. Dies bedeutet, dass die räumliche Beziehung von Abbildungen auf der Retina zu den aufgenommenen Bildpunkten im Gesichtsfeld erhalten bleiben. Diese Organisation ermöglicht, dass visuelle Informationen aus der Umgebung strukturiert verarbeitet und interpretiert werden können [2, 3].

2. Neuron – Bipolarzellen Die Bipolarzellen bilden das 2. Neuron in der Sehbahn und liegen in der inneren Körnerschicht (Stratum nucleare internum) der Retina. Sie erhalten Signale von den Photorezeptoren, modulieren und verarbeiten diese Signale, um Informationen über den Helligkeitsunterschied und die Richtung der Lichtquelle zu extrahieren. Insgesamt gibt es ca. 10 Mio. Bipolarzellen in einer Netzhaut, die sich hinsichtlich Polarität, Kontrast, zeitlichem Profil und chromatischer Zusammensetzung unterscheiden und somit unterschiedliche Funktionen erfüllen, wie z. B. die Umwandlung von roten, grünen und blauen Lichtwellenlängen in Farbsignale oder die Erkennung von Bewegung und Kontrast [3].

Die Bipolarzellen leiten ihre Signale an die Ganglienzellen weiter, wobei sie die Informationen je nach Art und Funktion der Bipolarzelle abändern und verstärken.

3. Neuron – Ganglienzellen Die Ganglienzellen bilden das 3. Neuron in der Sehbahn und liegen im Stratum ganglionare sehr weit innen in der Netzhaut und sind damit dem Licht zugewandt. Sie erhalten ihre Signale von den Bipolarzellen und bilden die Axone, die durch die Lamina cribrosa der Sklera aus dem Auge austreten und im Verlauf den Sehnerv darstellen. Dieser transportiert die visuellen Informationen zum Gehirn.

Die Ganglienzellen können in verschiedene Typen unterteilt werden, die auf ihre Funktion und ihre Position in der Netzhaut hinweisen. Einige Ganglienzellen sind beispielsweise für die Wahrnehmung von Bewegung verantwortlich, während andere für die Farberkennung zuständig sind [2].

Die Axone der retinalen Ganglienzellen laufen vorwiegend bogenförmig um die Stelle des schärfsten Sehens herum, berücksichtigen im temporalen Netzhautbereich zusätzlich auch den horizontalen Meridian und treten in vergleichsweise strenger Anordnung in die Sehnervenscheibe (Durchmesser ca. 1,5 mm) ein [4]. Von dort treten sie als N. opticus aus der Orbita heraus bis zum Chiasma opticum. Im Bereich des Chiasma opticum kreuzen die nasalen Axone und ziehen dann als Tractus opticus weiter zum Corpus geniculatum laterale (CGL). Der Tractus opticus besteht aus den ungekreuzten Fasern der temporalen Netzhauthälfte des homolateralen Auges und den gekreuzten Fasern der nasalen Hälfte des kontralateralen Auges. Folglich sind im linken Tractus opticus die Fasern für die beiden rechten Gesichtsfeldhälften enthalten und umgekehrt.

4. Neuron – zentrales Neuron Der Tractus opticus endet beim Corpus geniculatum laterale. Hier findet die Umschaltung auf das 4. Neuron (zentrales Neuron) statt. Es wird von den Geniculatumzellen gebildet. Die Axone der Geniculatumzellen laufen vom Corpus geniculatum laterale (siehe unten) als Gratiolet'sche Sehstrahlung (Radiatio optica) zur primären Sehrinde (Area striata, visueller

Kortex, Area 17 nach Brodman). Dabei ziehen die Fasern für die unteren Netzhautquadranten durch die Temporallappen und die für die oberen Quadranten durch die Parietallappen zum Okzipitallappen und dann zur Sehrinde. Etwa 90 % der Axone des 3. Neurons werden im Corpus geniculatum laterale umgeschaltet und ziehen weiter in die Area striata, in welcher eine bewusste Wahrnehmung stattfindet. Die restlichen 10 % der Sehnervenfasern laufen direkt vom Tractus opticus zum Hypothalamus, zu den Nuclei pretectales im Zwischenhirn und zu den Colliculi superiores im Mesenzephalon. Sie sind für unbewusste Prozesse, wie Akkommodations- und Pupillenreflexe sowie den zirkadianen Rhythmus und Anpassungsbewegungen von Kopf und Augen, zuständig [2, 3].

Die Area striata ist der erste Bereich im Gehirn, der visuelle Informationen empfängt. Hier werden grundlegende visuelle Eigenschaften wie Kanten, Orientierung und Bewegung verarbeitet. Im visuellen Kortex nimmt die Fovea centralis einen überdurchschnittlich großen Teil ein, weil sie eine hohe Rezeptordichte hat. Weiter peripher liegende Netzhautbereiche sind in der Area striata nicht so stark präsentiert, da sie weniger Rezeptoren und somit auch weniger Axone enthalten.

Zusammenfassend besteht die Sehbahn aus vier Neuronen:

1. Neuron – Photorezeptoren
2. Neuron – Bipolarzellen
3. Neuron – Ganglienzellen
4. Neuron – zentrales Neuron (Sehstrahlung)

Ihre Aufgabe ist es, visuelle Informationen zu erfassen, zu verarbeiten und zu interpretieren und somit die Grundlage für unsere visuelle Wahrnehmung zu bilden [3].

1.2.2.1 Das Corpus geniculatum laterale (CGL)

Eine wichtige Station in der Sehbahn ist das Corpus geniculatum laterale (CGL), ein Bereich im Thalamus des Gehirns. Das CGL ist ein zentraler Knotenpunkt, an dem die visuellen Signale aus den Ganglienzellen der Netzhaut auf ihrem Weg zum primären visuellen Kortex weitergeleitet und verarbeitet werden [27].

Das CGL ist bilateral angelegt und besteht aus mehreren Schichten von Neuronen. Es empfängt wie oben beschrieben Informationen von den Ganglienzellen der Netzhaut über den Tractus opticus und ist somit die Verbindung zwischen Auge und Thalamus. Die Ganglienzellen projizieren ihre Axone in das CGL, wo sie synaptische Verbindungen mit den Neuronen in den verschiedenen Schichten eingehen.

Schichtstruktur des CGL

Das CGL ist in mehrere Schichten unterteilt, die als Laminae bezeichnet werden. Beim Menschen und bei Primaten gibt es typischerweise sechs Schichten, wobei jede Schicht bestimmte Funktionen und Verbindungen hat. Die primären Schichten des CGL erhalten Signale von den retinalen Ganglienzellen, während die sekundären Schichten hauptsächlich von anderen visuellen Bereichen des Gehirns Rückkopplungssignale erhalten [5].

Parvozelluläre und magnozelluläre Schichten Die inneren beiden Schichten des CGL werden als magnozelluläre Schichten bezeichnet. Sie sind für die Bewegungserkennung zuständig. Die vier äußeren Schichten werden als parvozelluläre Schichten bezeichnet und sind für die Verarbeitung von Farb- und Formerkennung zuständig.

Koniozelluläre Schicht Diese Schicht, die weniger bekannt ist und zwischen den parvo- und magnozellulären Schichten liegt, integriert Farb- und Helligkeitsinformationen sowie Signale für das periphere Sehen [5] (Abb. 1.1).

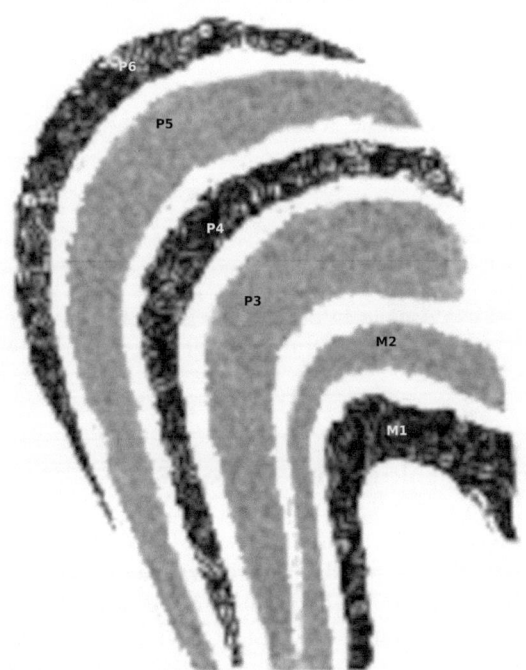

Abb. 1.1 Schematische Darstellung der Zellschichten im Corpus geniculatum laterale (CGL). Die Darstellung zeigt einen Querschnitt durch das CGL: Die dunkelgrauen Schichten enthalten die Informationen aus dem linken Auge, die hellgrauen Schichten aus dem rechten Auge. (P=parvozelluläräe Schichten, M=magnozelluläre Schichten)

1 Anatomie

Funktion des CGL
Das CGL spielt eine entscheidende Rolle bei der Weiterleitung und Verarbeitung von visuellen Informationen auf ihrem Weg zum Gehirn. Es dient als Relaisstation, die visuelle Signale filtert, verstärkt und auf verschiedene Weise moduliert, bevor sie an den primären visuellen Kortex weitergeleitet werden [6].

Filterung und Verstärkung Das CGL filtert visuelle Signale, indem es bestimmte Informationen verstärkt und andere unterdrückt. Diese Selektion von Informationen ermöglicht es dem Gehirn, wichtige visuelle Reize zu priorisieren und irrelevante Informationen zu ignorieren.

Kontrastverstärkung Das CGL verstärkt den Kontrast von visuellen Reizen, indem es die Aktivität der Neuronen in den verschiedenen Schichten moduliert. Dies trägt zur Verbesserung der Unterscheidungsfähigkeit von Helligkeitsunterschieden bei und unterstützt die visuelle Wahrnehmung.

Aufteilung der Information Das CGL teilt die visuellen Informationen in verschiedene Verarbeitungsströme auf, die an unterschiedlichen Aspekten der visuellen Wahrnehmung beteiligt sind. Diese Aufteilung ermöglicht es dem Gehirn, gleichzeitig verschiedene Eigenschaften von visuellen Reizen zu analysieren, wie z. B. Farbe, Bewegung und Form.

Interaktion mit dem primären visuellen Kortex
Nachdem die visuellen Informationen das CGL passiert haben, werden sie an den primären visuellen Kortex (V1) weitergeleitet. Dabei werden die Informationen aus den verschiedenen Schichten des CGL in unterschiedlichen Bereichen des Kortex repräsentiert. Die Verarbeitung im CGL legt somit den Grundstein für die weitere Analyse und Interpretation visueller Reize im Gehirn [5, 2].

> Zusammenfassend spielt das Corpus geniculatum laterale (CGL) eine entscheidende Rolle bei der Verarbeitung und Weiterleitung visueller Informationen im Gehirn. Als Relaisstation zwischen der Netzhaut und dem primären visuellen Kortex moduliert das CGL die visuellen Signale und trägt so wesentlich zur visuellen Wahrnehmung bei.

1.2.2.2 Primärer visueller Kortex

Der primäre visuelle Kortex (auch V1, Area striata oder Brodmann-Areal 17 genannt) ist die erste Gehirnregion, in der visuelle Informationen aus der Sehbahn verarbeitet werden. Er befindet sich im Okzipitallappen des Gehirns.

Eigenschaften und Funktionen
Der primäre visuelle Kortex ist retinotop organisiert, was bedeutet, dass die räumliche Anordnung der visuellen Informationen aus der Retina in V1 abgebildet

wird. Bereiche der Retina, die nahe der Fovea liegen, nehmen in V1 überproportional viel Platz ein (kortikale Vergrößerung).

Der V1 ist für die erste Stufe der bewussten Verarbeitung von visuellen Informationen verantwortlich. V1 analysiert grundlegende visuelle Merkmale wie:

- Kanten und Linien (Orientierung von Objekten)
- Bewegung
- Farbe
- Kontraste

Diese Informationen werden anschließend an höher gelegene visuelle Areale weitergeleitet, um komplexere Aspekte wie Form- und Gesichtserkennung zu verarbeiten [6].

Zelltypen und Organisation

Der primäre visuelle Kortex besteht wie der gesamte Neokortex aus sechs Schichten, die unterschiedliche Funktionen haben. In Schicht 4c enden die Fasern der Sehstrahlung aus dem Corpus geniculatum laterale. Dort findet noch einmal eine Trennung der Informationen aus beiden Augen statt. In sogenannten okulären Dominanzsäulen (Kolumnen) werden die Informationen entsprechend den rezeptiven Feldern organisiert. Eine Kolumne ist einem speziellen Gebiet der Retina zugeteilt, wird von einem Auge dominiert und ist in seiner Orientierung einer Kante zugeteilt. Benachbarte Streifen erhalten Input aus korrespondierenden Stellen beider Retinae [2].

Hintergrundinformation: Rezeptive Felder von visuellen Neuronen

Ein rezeptives Feld eines visuellen Neurons ist der spezifische Bereich der Retina, dessen Stimulation eine Aktivität dieses Neurons beeinflusst. Es handelt sich um die Region, aus der das Neuron Informationen empfängt und auf Reize (wie Licht oder Farbe) reagiert. Rezeptive Felder sind ein grundlegendes Konzept in der Neurophysiologie und spielen eine zentrale Rolle bei der Verarbeitung visueller Informationen.

Eigenschaften rezeptiver Felder

Lokalisation: Jedes visuelle Neuron hat ein spezifisches rezeptives Feld, das eine definierte Region des Gesichtsfeldes repräsentiert. Die Position hängt davon ab, wo auf der Retina die Signale empfangen werden.

Größe: Die Größe eines rezeptiven Feldes variiert:

- Kleine rezeptive Felder: in Bereichen mit hoher räumlicher Auflösung, wie der Fovea, wo Neuronen feine Details analysieren
- Große rezeptive Felder: in der Peripherie der Retina, wo die räumliche Auflösung geringer ist, aber größere Bereiche des Gesichtsfeldes überwacht werden

Struktur (z. B. On-Off-Zonen): Viele rezeptive Felder, besonders in der Retina und im Corpus geniculatum laterale, haben eine konzentrische Organisation:

- On-Zone: Bereich, in dem Licht eine Erregung des Neurons auslöst
- Off-Zone: Bereich, in dem Licht die Aktivität des Neurons hemmt

Diese Organisation erlaubt die Detektion von Kontrasten und Kanten.

1 Anatomie

Funktionelle Spezialisierung: Im primären visuellen Kortex (V1) sind rezeptive Felder komplexer:

- Einfachzellen: Reagieren auf Linien oder Kanten in einer bestimmten Orientierung
- Komplexzellen: Reagieren auf bewegte Linien oder Kanten
- Hyperkomplexzellen: Reagieren auf bestimmte Längen von Kanten oder Linien

Bedeutung rezeptiver Felder

Kontrast- und Kantenerkennung: Die On-Off-Organisation ermöglicht es, Kontraste und Kanten im Gesichtsfeld zu erkennen, was essenziell für die Objektwahrnehmung ist.

Auflösungsvermögen: Die Größe der rezeptiven Felder bestimmt, wie detailliert ein Neuron visuelle Informationen verarbeitet. Kleine Felder erlauben hohe Detailschärfe, große Felder fassen Informationen aus größeren Bereichen zusammen [2, 7, 8].

1.3 Kortikale visuelle Verarbeitung und Wahrnehmung

Die visuelle Verarbeitung im Gehirn erfolgt nicht nur im primären visuellen Kortex (V1), sondern in einem komplexen Netzwerk aus spezialisierten kortikalen Arealen.

1.3.1 Sekundärer visueller Kortex (V2, V3 sowie teilweise V4 und V5)

Der sekundäre visuelle Kortex umfasst mehrere kortikale Areale, die direkt an den primären visuellen Kortex (V1) angrenzen. Zu diesen gehören insbesondere die Areale V2, V3 sowie funktionell eng verwandte Regionen wie V4 und V5 (auch als MT – „middle temporal" – bezeichnet). Diese Areale bilden die nächste Verarbeitungsebene in der visuellen Hierarchie und stellen die Brücke zwischen der elementaren Reizverarbeitung in V1 und den höhergeordneten assoziativen visuellen Arealen dar.

Funktionell zeichnet sich der sekundäre visuelle Kortex durch eine zunehmende Integration und Differenzierung visueller Informationen aus. Während in V1 noch einfache Merkmale wie Linienorientierungen und Kontraste verarbeitet werden, beginnen in V2 und V3 komplexere Analysen von Form, Tiefe und räumlicher Struktur. Neurone in diesen Arealen zeigen größere rezeptive Felder und reagieren auf Kombinationen visueller Merkmale, etwa auf Winkel oder Konturen, die nicht mehr allein durch einfache Kanten beschrieben werden können. In V2 lassen sich zudem funktionelle Subregionen unterscheiden, etwa Streifenbereiche, die auf Farbe, Form oder Binokularität spezialisiert sind.

Ein wesentlicher Aspekt des sekundären visuellen Kortex ist seine Rolle in der funktionellen Aufspaltung des visuellen Systems in zwei Verarbeitungspfade: den dorsalen und den ventralen Strom. Dabei projizieren bestimmte Neuronenpopulationen aus V2 weiter zu V5/MT, einem spezialisierten Areal für Bewegungsanalyse, das zum dorsalen Pfad gehört. Andere Projektionen verlaufen in Richtung V4, das insbesondere für die Farbwahrnehmung und die Verarbeitung komplexer Formen zuständig ist und dem ventralen Pfad zugeordnet wird. Diese Spezialisierungen lassen sich auch neurophysiologisch nachweisen: Während Neurone in V5 stark auf Bewegungsrichtung und Geschwindigkeit reagieren, zeigt V4 eine hohe Selektivität für Farbsättigung und Farbkontraste.

Darüber hinaus beginnt im sekundären visuellen Kortex eine stärkere Top-down-Modulation durch höhere kortikale Areale, etwa durch präfrontale Regionen oder das parietale Aufmerksamkeitssystem. Dies bedeutet, dass die Verarbeitung visueller Reize nicht mehr ausschließlich reizgesteuert („bottom-up") erfolgt, sondern zunehmend durch Aufmerksamkeit, Erwartung und Kontextinformationen beeinflusst wird [6].

> Insgesamt übernimmt der sekundäre visuelle Kortex eine zentrale Rolle in der Organisation des visuellen Wahrnehmungsprozesses. Er transformiert die basalen visuellen Signale aus V1 in strukturierte, differenzierte Informationseinheiten, die für das Erkennen von Objekten, Bewegungen und Farben erforderlich sind, und leitet diese weiter in spezialisierte Netzwerke zur höheren Verarbeitung.

1.3.2 Assoziative visuelle Areale

Die assoziativen visuellen Areale bilden die höchste Verarbeitungsstufe im visuellen Kortex und sind für die komplexe, integrierte Interpretation visueller Informationen zuständig. Sie liegen außerhalb der primären und sekundären visuellen Areale und umfassen eine Vielzahl spezialisierter Regionen im temporalen, parietalen und teilweise auch frontalen Kortex. Diese Areale verarbeiten nicht mehr isolierte visuelle Merkmale wie Kontraste, Farben oder Bewegungen, sondern setzen diese zu bedeutungsvollen Objekten, Szenen oder Handlungskontexten zusammen.

Im Rahmen der funktionellen Organisation des visuellen Systems lassen sich die assoziativen Areale 2 Hauptverarbeitungspfaden zuordnen: dem ventralen und dem dorsalen Strom. Der ventrale Pfad, auch als „Was"-Pfad bezeichnet, verläuft vom okzipitalen Kortex über den inferotemporalen Kortex bis in die anterioren Temporallappen. Er ist wesentlich für die Erkennung und Identifikation von Objekten, Farben und Gesichtern verantwortlich. In diesem Zusammenhang kommt dem fusiformen Gyrus, insbesondere dem sogenannten Fusiform Face Area (FFA), eine zentrale Rolle zu, da er selektiv auf Gesichter reagiert. Störungen in diesen Arealen können zu spezifischen Defiziten wie der Prosopagnosie führen, bei der Patientinnen Gesichter nicht mehr erkennen können, obwohl andere visuelle Fähigkeiten intakt bleiben.

Der dorsale Pfad („Wo"-Pfad) hingegen zieht in den posterior-parietalen Kortex und ist vor allem für die visuell-räumliche Orientierung, Bewegungsverarbeitung und Handlungssteuerung zuständig. In diesen Arealen werden Informationen über Positionen im Raum, Bewegungsrichtungen und Tiefenhinweise verarbeitet, die für zielgerichtete motorische Handlungen wie Greifen oder Navigieren essenziell sind. Der intraparietale Sulcus (IPS) spielt hierbei eine zentrale Rolle bei der Transformation visueller Informationen in handlungsrelevante Koordinaten. Läsionen in diesem Bereich können zu Symptomen wie der optischen Ataxie oder zum Balint-Syndrom führen [9, 7, 8] (Abb. 1.2).

Charakteristisch für die assoziativen Areale ist ihre **multimodale Integration**: Sie verarbeiten visuelle Informationen nicht isoliert, sondern kombinieren sie mit Signalen aus anderen sensorischen Modalitäten sowie mit Gedächtnisinhalten, Sprache oder Emotionen. Diese Integration erlaubt eine kontextabhängige Interpretation visueller Reize, etwa die Unterscheidung eines bekannten Objekts

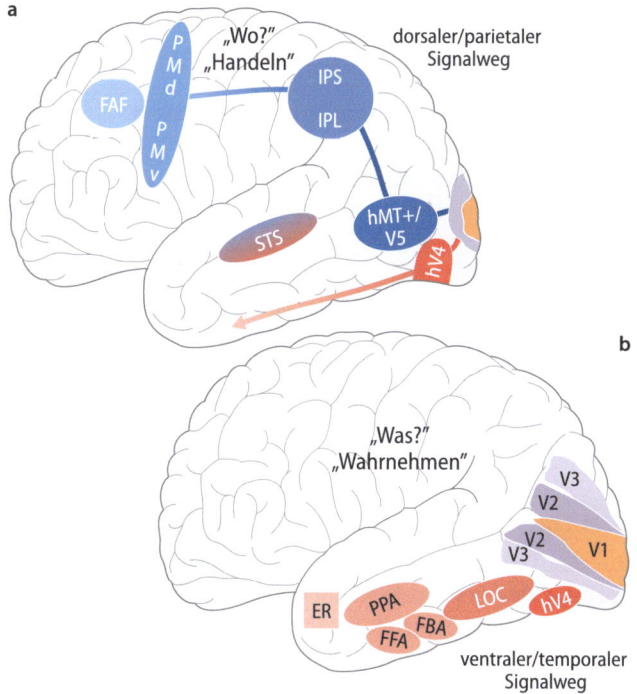

Abb. 1.2 Assoziative visuelle Areale der visuellen Verarbeitung. a Laterale Hemisphärenansicht mit dem dorsal-parietalen Verarbeitungsweg für Raumwahrnehmung und Handeln (Wo?, blau) b ventraler Verarbeitungsweg (Quelle: Eysel 2019, S. 752 [9])
hMT+/V5=bewegungsspezifischer Komplex, STS = Sulcus temporalis superior,
IPL=inferiorer Parietallappen,
IPS=intraparietaler Sulcus,
PMd/PMv=dorsaler und ventraler prämotorischer Kortex,
FAF=frontales Augenfeld,
V1/V2/V3=okzipitale Sehrindenfelder, hV4=farbspezifisches Areal,
LOC=lateral okzipitaler Komplex,
FBA=fusiformes Körperareal, FFA=fusiformes Gesichtsareal, PPA=parahippokampales Ortsareal,
ER=entirhinaler Kortex

in unterschiedlicher Beleuchtung oder Umgebung. Darüber hinaus unterliegen die assoziativen Areale starken Top-down-Einflüssen, etwa durch Aufmerksamkeit, Erwartung oder Zielintentionen, wodurch sie flexibel auf aktuelle Handlungskontexte reagieren können.

> Insgesamt sind die assoziativen visuellen Areale nicht nur Endpunkte der visuellen Verarbeitung, sondern Schaltzentralen für die **Verknüpfung von Sehen, Wissen und Handeln.** Ihre funktionelle Spezialisierung ist dabei hochgradig arbeitsteilig organisiert, wobei bestimmte Regionen eng definierte Aufgaben übernehmen, während andere durch ihre Konnektivität an übergeordnete kognitive Netzwerke angebunden sind.

1.3.3 Verarbeitung von Kontrasten und Kanten

Die Verarbeitung von Kontrasten und Kanten erfolgt entlang der visuellen Bahn durch eine hierarchisch organisierte Abfolge neuronaler Strukturen, wobei bereits subkortikale Stationen wie der Thalamus grundlegende Selektionsprozesse übernehmen, während kortikale Areale zunehmend komplexere Merkmale extrahieren.

Nach der Transduktion der Lichtreize durch die Photorezeptoren der Retina (Stäbchen und Zapfen) erfolgt die erste wesentliche visuelle Analyse in den retinalen Ganglienzellen. Diese weisen rezeptive Felder mit antagonistischen Zentrum-Peripherie-Strukturen auf („On-Center/Off-Surround" bzw. „Off-Center/On-Surround"). Durch laterale Inhibition werden Helligkeitsunterschiede an Kanten verstärkt, sodass Kontrastinformationen bereits auf der Netzhaut betont werden. Die entstehenden Aktionspotenziale gelangen über den N. opticus und Tractus opticus zur subkortikalen Relaisstation, dem Corpus geniculatum laterale (CGL) im dorsalen Thalamus.

Im CGL erfolgt eine erste Verschaltung und Kanalselektion: Die parvozellulären, magnozellulären und koniozellulären Bahnen trennen Informationen hinsichtlich Form, Bewegung und Farbe. Besonders für Kontraste und Kanten ist die magnozelluläre Bahn relevant, da sie sensitiv auf Helligkeitsunterschiede und Bewegungsreize reagiert, dabei aber eine geringe räumliche Auflösung aufweist.

Von dort wird die Information topografisch organisiert an den primären visuellen Kortex (V1, Area striata) projiziert. In V1 erfolgen eine systematische Repräsentation des Gesichtsfeldes (Retinotopie) sowie die erste kortikale Analyse orientierter Kanten durch sogenannte Simple Cells. Diese Zellen reagieren selektiv auf Kanten mit einer bestimmten Orientierung und Lage innerhalb ihres rezeptiven Feldes. Sie entstehen funktionell aus der Konvergenz mehrerer CGL-Neurone.

Komplexere Kantenmuster werden durch Complex Cells und Hypercomplex Cells in höheren visuellen Arealen (V2, V3) erkannt. In V2 werden bereits einfache Konturen und figural-organisierende Informationen integriert, während in V4 farb- und formbezogene Merkmale zusammengeführt werden. Über diese hierarchische

Verarbeitung entlang der ventralen und dorsalen visuellen Pfade wird die Wahrnehmung von Objekten, Bewegung und Raumstruktur ermöglicht [8].

> Die Kanten- und Kontrastverarbeitung ist somit das Resultat einer stufenweisen, parallelen Verarbeitung aufeinander aufbauender neuronaler Mechanismen, die sowohl bottom-up als auch top-down moduliert werden können.

1.3.4 Verarbeitung von Farben im visuellen System

Die Farbwahrnehmung ist ein komplexer neurophysiologischer Prozess, der auf der differenzierten Verarbeitung von Licht unterschiedlicher Wellenlängen basiert. Sie beginnt auf retinaler Ebene mit den drei Typen von Zapfenphotorezeptoren – S-, M- und L-Zapfen –, die jeweils sensitiv für kurzwelliges (short-wavelength, blau), mittelwelliges (middle-wavelength, grün) und langwelliges (long-wavelength, rot) Licht sind. Durch die relative Aktivität dieser Zapfen entsteht die sogenannte trichromatische Farbcodierung.

Im weiteren Verlauf erfolgt eine erste neuronale Verschaltung in den Bipolar- und Ganglienzellen der Retina. Hier beginnt bereits die opponentische Verarbeitung, bei der Farbinformationen in Gegenfarbenpaare (rot–grün, blau–gelb, hell–dunkel) organisiert werden. Diese opponente Kodierung setzt sich über den N. opticus und das Corpus geniculatum laterale im Thalamus fort, das als zentrale Umschaltstation fungiert und farbspezifische Informationen getrennt an den primären visuellen Kortex (V1) weiterleitet.

Im visuellen Kortex werden Farbinformationen in spezialisierten Arealen weiterverarbeitet. Insbesondere im Areal V4 erfolgt eine Integration von Farbkonstanzmechanismen, die es ermöglichen, Farben unabhängig von Beleuchtungsbedingungen stabil wahrzunehmen. Hierbei spielen kortikale Feedbackschleifen sowie intermodale Verbindungen zu Arealen für Form- und Objekterkennung eine zentrale Rolle.

Störungen in der kortikalen Farbwahrnehmung, etwa durch Läsionen im Bereich V4, können zu zentralen Farbverarbeitungsausfällen wie Achromatopsie führen. Die Farbwahrnehmung ist somit nicht nur ein Produkt retinaler Photorezeption, sondern Ergebnis komplexer neuronaler Netzwerke, die sensorische Signale in bedeutungstragende Farberlebnisse transformieren [9, 7, 8].

1.4 Das limbische System: der Networker im Gehirn

Das limbische System ist eine komplexe Struktur im Bereich des Zwischenhirns, die eine Schlüsselrolle bei der Regulation von Emotionen, dem Gedächtnis und dem autonomen Nervensystem spielt. Es setzt sich aus verschiedenen Gehirnregionen und Strukturen zusammen, die eng miteinander verbunden sind. Zu den wichtigsten Bestandteilen des limbischen Systems gehören [10,24]:

Amygdala Die Amygdala ist für die Verarbeitung von Emotionen, insbesondere für die Entstehung von Furcht und anderen starken Emotionen, verantwortlich. Sie spielt auch eine Rolle bei der Bildung von emotionalen Erinnerungen.

Hippocampus Der Hippocampus ist entscheidend für die Umwandlung von kurzfristigem Gedächtnis in langfristiges Gedächtnis. Er ist auch am räumlichen Lernen beteiligt.

Hypothalamus Der Hypothalamus spielt eine wichtige Rolle bei der Regulation von lebenswichtigen Funktionen wie Hunger, Durst, Temperatur und Schlaf. Er ist auch in die Regulation von Emotionen involviert.

Gyrus cinguli Dieser Bereich ist an emotionalen Prozessen und der Selbstregulation beteiligt. Er spielt auch eine Rolle bei der Aufmerksamkeitskontrolle.

Das limbische System arbeitet eng mit anderen Hirnregionen zusammen und ist auch an der Entstehung von Motivation, sozialen Interaktionen und dem Erleben von Belohnungen beteiligt. Zusammen bilden diese Strukturen ein Netzwerk, das die emotionale Verarbeitung und die Regulation von Verhalten beeinflusst [11].

Für die visuelle Wahrnehmung spielt vor allem der Hippocampus eine wichtige Rolle. Er ist entscheidend für das räumliche Lernen, insbesondere für die Kodierung, Konsolidierung und Abrufen von räumlichen Informationen. Die genaue Verschaltung ist aber noch nicht genau erforscht [12].

Neben dem Erlernen und Erinnern der visuellen Wahrnehmung spielt das limbische System auch eine zentrale Rolle bei der Aufmerksamkeit und Motivation, die für das Lernen wichtig sind. Dafür sind neben dem Hippocampus der Hypothalamus und die Amygdala elementare Strukturen. Die Informationen aus den drei Regionen beeinflussen die Aufmerksamkeit, indem sie die Wichtigkeit bestimmter Reize oder Ereignisse betonen, und sie beeinflussen die Motivation, indem sie Verhalten in Richtung belohnender oder vermeidender Ziele lenken. Alle diese Informationen werden dann im Gyrus cinguli verarbeitet. Es geht dabei besonders um die kognitiven Kontrollprozesse, die für die Steuerung von Verhalten, Arbeitsgedächtnis und Entscheidungsfindung relevant sind. Störungen in diesem Bereich haben daher eine große Auswirkung auf den Alltag und das Lernen [26].

> Limbisches SystemWichtige anatomische Struktur für Gedächtnis, Aufmerksamkeit, Motivation, Emotion und dem Erlernen von topografischen Informationen.

1.5 Arterielle Versorgung des Gehirns

Die arterielle Versorgung des Gehirns ist ein essenzieller physiologischer Prozess, der die Grundlage für die normale Funktion des zentralen Nervensystems bildet. Aufgrund seines hohen Energiebedarfs ist das Gehirn besonders empfindlich gegenüber Störungen in der Blutversorgung. Bereits kurzzeitige Unterbrechungen des zerebralen Blutflusses können zu schwerwiegenden neuronalen Schäden führen. Die arterielle Zirkulation des Gehirns erfolgt primär über zwei große Gefäßsysteme: die A. carotis interna und die A. vertebralis, die sich im Bereich des Circulus arteriosus Willisii miteinander verbinden. Diese anatomische Struktur ermöglicht unter physiologischen Bedingungen eine gewisse Kompensation bei Durchblutungsstörungen [13, 14] (Tab 1.1, 1.2 und 1.3) (Abb. 1.3).

Gerade in Bezug auf Augenbewegungsstörungen, Gesichtsfeldausfälle und Störungen der komplexen Sehfunktionen ist daher die Kenntnis der arteriellen Versorgung notwendig.

Tab. 1.1 Wichtige arterielle Versorgung bezogen auf Augenbewegungsstörungen

Arterie	Versorgungsgebiet
A. vertebralis (und ihre Äste A. spinalis anterior et Aa. paramedianae)	Medulla oblongata
A. cerebelli inferior posterior (aus A. vertebralis)	Unterer Kleinhirnanteil
A. cerebelli inferior anterior (aus A. basilaris)	Der Medulla oblongata zugewandter Kleinhirnanteil
A. cerebelli superior (aus A. basilaris)	Oberer Kleinhirnanteil
A. basiliaris	Pons

Tab. 1.2 Wichtige arterielle Versorgung bezogen auf die Sehbahn

Arterie	Versorgungsgebiet
A. choroidea anterior (aus A. carotis interna)	Vordere Sehstrahlung
A. cerebri media	Vordere Sehstrahlung Mittlere Sehstrahlung Hintere Sehstrahlung Primärer visueller Kortex
A. cerebri posterior	Hintere Sehstrahlung
Ramus calcarinus (aus A. cerebri posterior) unterstützt durch Rami temporales posteriores und Ramus parietooccipitalis (beide aus A. cerebri posterior)	Primärer visueller Kortex
A. temporooccipitalis (aus A. cerebri media) Anastomosen mit Ästen der A. cerebri posterior	Okzipitalpol

Tab. 1.3 Wichtige arterielle Versorgung bezogen auf die visuelle Verarbeitung (dorsaler und ventraler Pfad)

Arterie	Versorgungsgebiet
A. cerebri media	Große Teile des Parietallappens und dorsale präfrontale Areale (dorsaler Pfad) Teile des mittleren und anterioren Temporallappens sowie vordere ventrale Anteile (ventraler Pfad)
A. cerebri posterior	Okzipitale Anteile des dorsalen Pfades Für den inferioren temporalen Kortex und okzipitale Regionen des ventralen Pfades

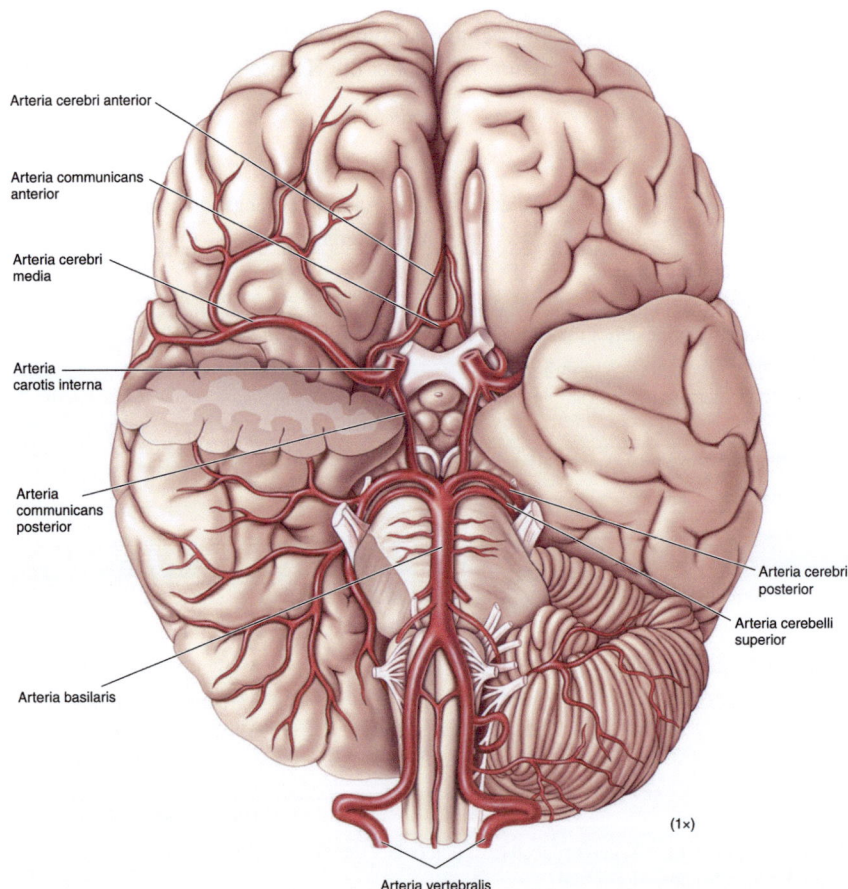

Abb. 1.3 Blutversorgung des Gehirns, Ventralansicht. (Quelle: Bear et al. 2018, S. 260 [13])

1.6 Hirnstamm und Kleinhirn: die Stabilität des Sehens

Jede Augenbewegung, unabhängig von ihrem Kontext, dient der Aufrechterhaltung der binokularen Fixation. Dabei greifen unterschiedliche okulomotorische Netzwerke ineinander, ergänzen sich und ermöglichen das Beibehalten eines stabilen Netzhautbilds bei ruhiger Fixation, bei Eigenbewegung, Veränderungen der Kopf- und Körperhaltung als auch bei bewegtem Umfeld. Die Fixation eines unbewegten Blickziels bei unbewegtem Kopf wird als Leistung eines eigenen okulomotorischen Subsystems verstanden [15], welches ungewollte Augenbewegungen unterdrücken kann. Fixation kann somit als aktive Augenbewegung begriffen werden, bei der Kortexareale und infratentorielle Regelkreise mitwirken.

Manche dieser Netzwerke sind komplex, und erst bei multiplen oder größeren Störungen kommt es zu Entgleisungen der Fixation. Andere Netzwerke reagieren schon bei kleinen singulären Störungen mit Instabilität des Sehens oder pathologischem Nystagmus.

Bei vestibulären Augenbewegungen treten Nystagmen auch physiologisch auf, wie etwa der physiologische Drehnystagmus oder der Stoppnystagmus nach kontinuierlicher Drehung. Ebenso nutzt unsere Fixation physiologisch den optokinetischen Nystagmus, um ein sich wegbewegendes Umfeld über längerem Zeitraum betrachten zu können.

Neuronale Integratoren Bei unbewegtem Kopf können stationäre Blickziele durch willkürliche sakkadische Augenbewegungen neu erfasst und durch ruhige Fixation betrachtet werden, sowohl im Geradeausblick als auch in exzentrischen Blickpositionen. Wird die Augenposition über den vestibulookulären Reflex (VOR) verändert, ist auch hier nach Beendigung der Bewegung ein Fixieren in exzentrischer Blickposition nötig. Eine sehr wichtige Rolle spielt dabei das Halten der Augenposition nach Durchführen einer Kopfneigung, bei welcher die Augen um die Y-Achse verrollt gehalten werden müssen. Die entsprechende vestibuläre Information über eine statische Kopfhaltung wird dem neuronalen Integrator über die Otolithenafferenzen zugeführt, deren Rezeptoren im Utriculus des Innenohrs liegen.

> Neuronale Integratoren ermöglichen nach erfolgten Augenbewegungen das Halten von Fixation in exzentrischen oder „verrollten" Blickpositionen (bei Kopf- oder Körperneigung).

Um diese Fixation durchzuführen, benötigen die beteiligten Augenmuskeln beständig ein tonisches Innervationssignal, welches von den neuronalen Integratoren im Hirnstamm generiert wird. Dieses „Haltesignal" („Step-Signal") wird der jeweiligen Augenposition angepasst, ist in exzentrischen Positionen also entsprechend größer [15, 21, 25]. Neuronale Integratoren im Hirnstamm sind für vertikale und rotatorische Augenbewegungen der interstitielle Nucleus Cajal (INC) im Mittelhirn, für horizontale Augenbewegungen der Nucleus praepositus hypoglossi (NPH) und Anteile des Vestibulariskerns (Nucleus vestibularis) in der Medulla oblongata. Die Projektionen des Step-Signals vom INC verlaufen über die hintere Kommissur (PC) zum Okulomotoriuskern und Trochleariskern der Gegenseite [16]. Die Kontrolle des Haltesignals der neuronalen Integratoren (Integratorregulation) erfolgt über Strukturen der Kleinhirnhemisphäre (Flocculus, Paraflocculus) [15].

Colliculus superior und Omnipauseneurone Im Colliculus superior liegen Fixationsneurone, welche sich während Fixation entladen. Sie unterdrücken die Generierung von visuell ausgelösten Sakkaden durch Aktivierung der Omnipauseneurone im Nucleus raphe interpositus im Pons. Diese entladen kontinuierlich während Fixation und verhindern dadurch unerwünschte sakkadische Augenbewegungen oder Folgebewegungen [15].

1.6.1 Kleinhirn und Kleinhirnregelkreise

Das Kleinhirn stellt ein wichtiges Koordinationszentrum für das Zusammenspiel von Muskelgruppen, die zielgenaue Ausführung jeglicher Augenbewegung und Körperbewegung, die Kontrolle des Muskeltonus und die Aufrechterhaltung des Gleichgewichts dar [17]. Hierbei nutzt es infratentorielle Regelkreise und zum Teil komplizierte Feedbackmechanismen, um mithilfe von mehr oder weniger Hemmung auf motorische Aktivitäten einzuwirken. Vereinfacht kann man den inneren Aufbau des Kleinhirns unterteilen in folgende Strukturen:

Kleinhirnrinde (graue Substanz) Hier befinden sich die Purkinje-Zellen, deren Axone efferente Impulse von der Kleinhirnrinde über die Kleinhirnkerne leiten.
Kleinhirnkerne:
Hierzu zählen der Nucleus fastigii, der Nucleus dentatus, der Nucleus emboliformis und der Nucleus globosus.

Kleinhirnmark (weiße Substanz, Axone) Afferenzen erhält das Kleinhirn aus allen Teilen des zentralen Nervensystems. Vereinfacht dargestellt, erreichen diese Impulse die Purkinje-Zellen über sogenannte Moosfasern (vom Spinalmark, den Vestibulariskernen, der Formatio reticularis und vom pyramidalen System) und Kletterfasern (von der Olivia inferior, einem Kern des extrapyramidalen Systems). Axonkollateralen dieser Fasern gelangen auch zu den Kleinhirnkernen. Die von den Purkinje-Zellen ausgehenden efferenten Informationen verlassen das Kleinhirn über die Kleinhirnkerne und beeinflussen durch das Schließen verschiedener Regelkreise die unterschiedlichen motorischen Aufgaben.

Für Augenbewegungen wichtige Kleinhirnhemisphärenareale sind der okulomotorische dorsale Vermis, die Regionen Flocculus und Paraflocculus sowie Nodulus und Uvula. Der okulomotoische Vermis sorgt dabei für die zielgenaue Ausführung sakkadischer Augenbewegungen und korrespondiert eng mit dem

Nucleus fastigii. Flocculus und Paraflocculus sowie Nodulus und Uvula übernehmen Aufgaben bei der Kalibrierung des sakkadischen Step-Signals, Anpassung des vestibulookulären Reflexes (VOR) und Kontrolle des Geschwindigkeitsspeichers des VOR sowie Kontrolle statischer vestibulärer Otolithenafferenzen (siehe Tab. 1.4). Sie korrespondieren efferent mit dem Vestibulariskern und sind bei Fixation und beim Blickhalten beteiligt (Abb. 1.4).

> Die Kleinhirnhemisphärenregionen Flocculus/Paraflocculus und Uvula/Nodulus sind wichtig für Fixation und Blickhalten.

Geschwindigkeitsspeicher („velocity storage") Der Geschwindigkeitsspeicher kann als ein multisensorisches Element verstanden werden, dessen Aufgabe es ist, eine genaue Schätzung der Drehgeschwindigkeit unseres Kopfes/Körpers unter Verwendung mehrerer sensorischer Hinweise, z. B. Bogenganssignale, Otolithensignale und visuellem Input, zu berechnen (sensorische Integration) [18]. Dies trägt dazu bei, dass die visuelle Stabilität während und nach einer Kopfbewegung erhalten bleibt. Dabei werden die unterschiedlichen Informationen

Tab. 1.4 Vereinfachte Darstellung okulomotorischer Kleinhirnregelkreise nach Thömke [15]

Areal in Kleinhirnhemisphäre	Afferenzen	Efferenzen	Funktion
Flocculus, Paraflocculus	• Mittelliniennahe Zellgruppen der paramedianen Trakte in Pons und Medulla • Vestibulariskern • Nucleus praepositus hypoglossi • Olivia inferior • Pontine Nuclei	• Vestibulariskern • Y-Gruppe (kaudal des Vestibulariskerns) • Vestibulariskern	Blickhalten, Regulation der neuronalen Integratoren, (Kalibrierung des sakkadischen Step-Signals) Adaptation des VOR Kodierung der Augenposition und Geschwindigkeit bei der Blickfolge Interaktion VOR und Blickfolge
Nodulus und Uvula	• Vestibulariskern • Nucleus praepositus hypoglossi • Olivia inferior	• Vestibulariskern	Kontrolle des Geschwindigkeitsspeichers des VOR Kontrolle vestibulärer Otolithenafferenzen
Okulomotorischer Vermis	• Paramediane pontine Formatio reticularis (PPRF) • Nucleus reticularis tegmenti pontis • Nucleus praepositus hypoglossi • Pontine Nuclei • Olivia inferior	• PPRF • Rostraler interstitieller Kern des Fasciculus longitudinalis medialis (riMLF) • u. a	Kontrolle Zielgenauigkeit von Sakkaden (Kalibrierung des sakkadischen Pulssignals) Initiierung und Adaptation Blickfolge

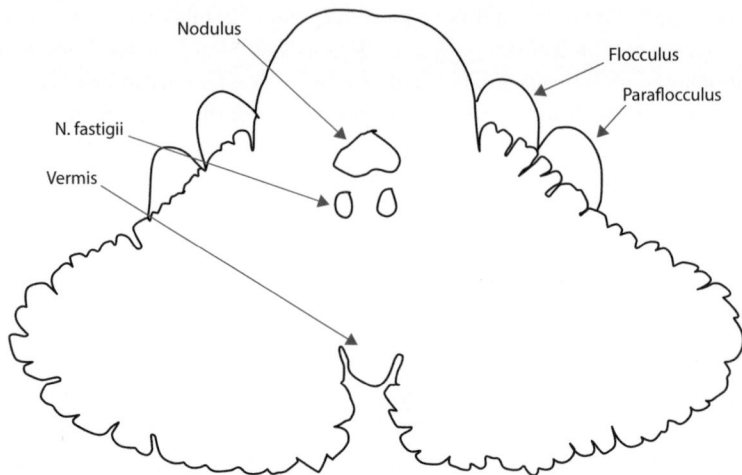

Abb. 1.4 Schematische Darstellung eines Querschnitts durch das Kleinhirn mit den für die Okulomotorik wichtigen Strukturen

zusammengeführt (integriert) und die vestibulären Geschwindigkeitssignale über eine gewisse Zeit gespeichert. Für diesen Mechanismus sind vor allem Neurone im lateralen Vestibulariskern mitverantwortlich.

Der Geschwindigkeitsspeicher kann auch eine Art von „Geschwindigkeitsnachbildung" bewirken, indem er die Augen weiterhin in Bewegung hält, auch wenn der auslösende sensorische Reiz nicht mehr besteht.

Der physiologische vestibuläre Drehnystagmus und der physiologische optokinetische Nystagmus werden u. a. mit dem Mechanismus eines Geschwindigkeitsspeichers erklärt [15].

Mollaret-Guillain-Dreieck Das extrapyramidale motorische System stellt ein Netzwerk aus verschiedenen motorischen Bahnen dar, welche vor allem Muskeltonus und Körperhaltung kontrollieren. Eine wichtige Schaltstelle innerhalb dieses Netzwerks ist der Nucleus ruber im Mittelhirn. Er ist Teil eines zerebellären Regelkreises, des Mollaret-Guillain-Dreiecks, auch myoklonisches Dreieck genannt [19, 17].

Diese funktionale Verbindung zwischen Nucleus ruber, Tractus tegmentalis centralis, Olivia inferior, Kleinhirnhemisphäre und Nucleus dentatus kann man als Regelkreis verstehen, welcher über einen Feedbackmechanismus motorische Informationen beständig abgleicht und dadurch modulieren kann.

Fixation bei Körper- und Kopfbewegungen Bei Eigenbewegung wird die Fixation durch den vestibulookulären Reflex (VOR) gewährleistet. (siehe Abb. 1.5)

1 Anatomie

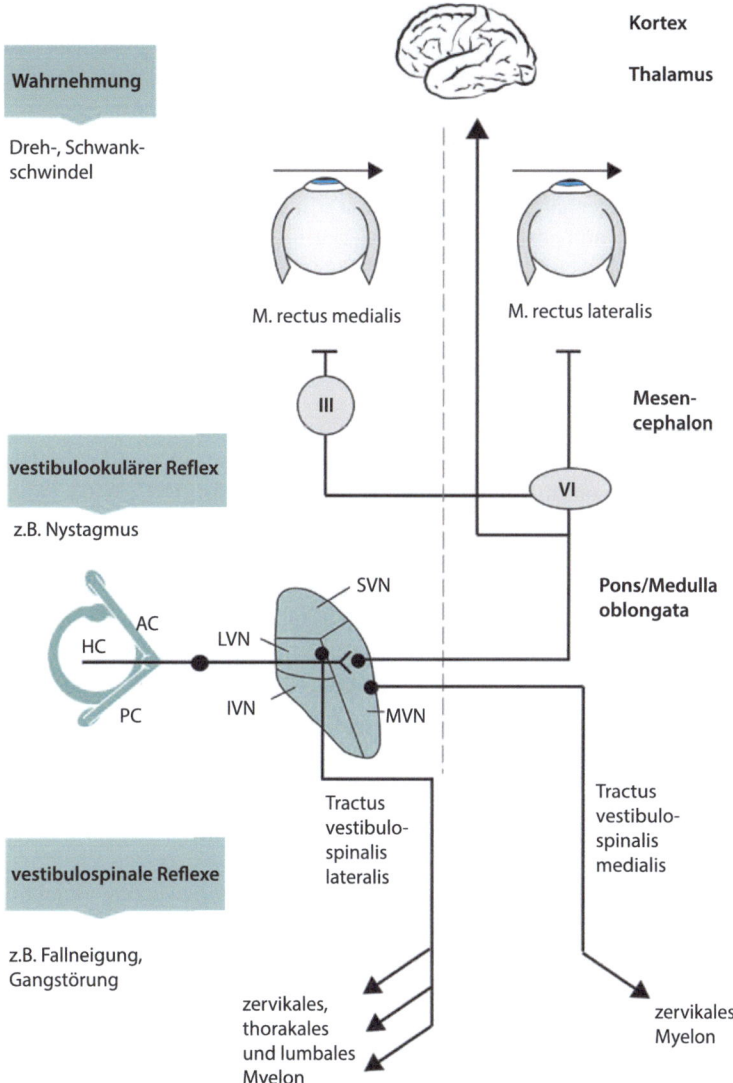

Abb. 1.5 Schematische Darstellung des horizontalen vestibulookulären Reflexes (VOR). (Quelle: Strupp et al. 2022, S. 5 [20])
AC, HC, PC anteriorer, horizontaler, posteriorer Bogengang
SVN, LVN, IVN, MVN superiorer, lateraler, inferiorer und medialer Vestibulariskern;
III = Okulomotoriuskern, VI = Abduzenskern

Hierbei gelangt erregende vestibuläre Information von den Rezeptoren der Bogengänge über den N. vestibularis zum medialen Vestibulariskern und dann gekreuzt über den Fasciculus longitudinalis medialis (MLF) zu den Augenmuskelkernen von Abduzens,- Trochlearis,- und Okulomotoriusnerv. Die einzelnen

Bogengänge vermitteln also bei Kopfbewegungen in den unterschiedlichen Raumebenen durch direkte Verschaltung mit den Augenmuskelkernarealen eine entsprechende entgegengesetzte Augenbewegung:

Der horizontale Bogengang ist verschaltet mit dem kontralateralen Abduzenskern (Innervation des kontralateralen M. rectus lateralis und ipsilateralen M. rectus medialis).

Der vordere Bogengang ist verschaltet mit den kontralateralen Motoneuronen des M. rectus superior und des M. obliquus inferior im Okulomotoriuskern (Innervation des ipsilateralen M. rectus superior und des kontralateralen M. obliquus inferior).

Der hintere Bogengang ist verschaltet mit dem kontralateralen Trochleariskern (Innervation des ipsilateralen M. obliquus superior) und mit den kontralateralen Motoneuronen für den M. rectus inferior im Okulomotoriuskern (Innervation des kontralateralen M. rectus inferior) [15].

Diese erregende Bogengangsinformation gelangt zusammen mit der vestibulären afferenten Information über statische Kopfhaltung vom Utriculus im Innenohr, aber auch zu den neuronalen Integratoren im Hirnstamm (INC, NPH siehe oben) und zum rostralen interstitiellen Nucleus des Fasciculus longitudinalis medialis (riMLF) sowie zur paramedianen pontinen Formatio reticularis (PPRF). Durch diese Verbindungen können bei einem rotatorischen vestibulären Reiz (Drehung um die „Y-Achse") eine rotatorische Rückstellsakkade und ein rotatorisches Haltesignal generiert werden und ebenso Blickhalten und Rückstellsakkaden bei Drehbewegungen nach vorn/hinten/horizontal ermöglicht werden. Somit ist eine kontinuierliche Fixation während und nach Körperbewegung/Kopfbewegung in allen Raumrichtungen gewährleistet.

Kontrolliert und adaptiert werden der VOR und die Otolithenafferenzen über den Vestibulariskern und das Kleinhirn (Flocculus/Paraflocculus sowie Nodulus/Uvula im Kleinhirn).

Fixation bewegter Blickziele Bei Betrachtung eines bewegten Objektes ohne Kopfmitbewegung wird über die retinale Bildverschiebung eine Blickfolgebewegung ausgelöst. Dabei wird die Augenbewegung der Geschwindigkeit des Objektes angepasst und eine kontinuierliche Fixation ist möglich. Normalerweise führen wir eine langsame Folgebewegung in Kombination mit einer Kopfbewegung durch. Hierbei muss die reflektorisch vestibulär ausgelöste Augenbewegung (VOR) mit der Folgebewegung verrechnet bzw. muss der VOR unterdrückt werden (Fixationssuppression des VOR). Dieser Abgleich von VOR und Blickfolge erfolgt über vestibulozerebelläre Bahnen im Flocculus/Paraflocculus des Kleinhirns.

Literatur

1. Grehn F (2019) Anatomie, Physiologie und Pathophysiologie des Auges. In: Augenheilkunde. Springer, Berlin, Heidelberg. https://doi.org/10.1007/978-3-662-59154-3_2
2. Eysel U (2019) Sehbahn und Sehrinde. In: Brandes R, Lang F, Schmidt RF (Hrsg) Physiologie des Menschen. Springer-Lehrbuch. Springer, Berlin, Heidelberg. https://doi.org/10.1007/978-3-662-56468-4_58

3. Ungewiss J, Breuninger T, Milenkovic I et al (2020) Aufbau und Funktion der Sehbahn. Ophthalmologe 117:1062–1067. https://doi.org/10.1007/s00347-020-01069-7. 10.1007/s00347-020-01069-7
4. Jansonius NM, Schiefer J, Nevalainen J et al (2012) A mathematical model for describing the retinal nerve fiber bundle trajectories in the human eye: average course, variability, and influence of refraction, optic disc size and optic disc position. Exp Eye Res 105:70–78. https://doi.org/10.1016/j.exer.2012.10.008
5. Casagrande VA, Norton TT (1989) Lateral geniculate nucleus: A review of its physiology and function. In: Leventhal AG (Hrsg) The neural basis of visual function. CRC Press, Boca Raton, Florida, S 41–84
6. Bear MF, Connors BW, Paradiso MA (2018) Das zentrale visuelle System. In: Engel A (Hrsg) Neurowissenschaften. Springer Spektrum, Berlin, Heidelberg. https://doi.org/10.1007/978-3-662-57263-4_10
7. Goldstein EB (2015) Wahrnehmungspsychologie: der Grundkurs. Springer, Berlin. ISBN: 9783642550737 3642550738 9783642550744 3642550746
8. Pinel JPJ, Barnes SJ, Pauli P (2018) Biopsychologie, 10. Aufl. Pearson Deutschland. https://elibrary.pearson.de/book/99.150005/9783863268343
9. Eysel U (2019) Höhere visuelle Leistungen. In: Brandes R, Lang F, Schmidt, R.F. (Hrsg) Physiologie des Menschen. Springer-Lehrbuch. Springer, Berlin, Heidelberg. https://doi.org/10.1007/978-3-662-56468-4_59
10. Dicke U (2020) Die funktionelle Neuroanatomie des limbischen Systems. In: Roth G, Heinz A, Walter H (Hrsg) Psychoneurowissenschaften. Springer Spektrum, Berlin, Heidelberg. S. 15–62. https://doi.org/10.1007/978-3-662-59038-6_2
11. Catani M, Dell'Acqua F, Thiebaut de Schotten M (2013) A revised limbic system model for memory, emotion and behaviour. Neurosci Biobehav Rev 37(8):1724–1737. https://doi.org/10.1016/j.neubiorev.2013.07.001
12. Ekstrom AD et al (2003) Cellular networks underlying human spatial navigation. Nature 425(6954):184–188. https://doi.org/10.1038/nature01964
13. Bear MF, Connors BW, Paradiso MA (2018) Die Struktur des Nervensystems. In: Engel A (Hrsg) Neurowissenschaften. Springer Spektrum, Berlin, Heidelberg. https://doi.org/10.1007/978-3-662-57263-4_7
14. Huggenberger S, Moser N, Schröder H, Cozzi B, Granato A, Merighi A (2019) Gefäßversorgung. In: Neuroanatomie des Menschen. Springer-Lehrbuch. Springer, Berlin, Heidelberg. https://doi.org/10.1007/978-3-662-56461-5_18
15. Thömke F (2016) Augenbewegungsstörungen (3. Hippocampus Verlag, Auflage)
16. Partsalis AM, Highstein SM, Moschovakis AK (1994) Lesions of the posterior commissure disable the vertical neural integrator of the primate oculomotor system. J Neurophysiol 71(6):2582–2585. https://doi.org/10.1152/jn.1994.71.6.2582
17. Duus P (2001) Neurologisch-topische Diagnostik: Anatomie, Physiologie, Klinik (6. Auflage). Thieme, Stuttgart
18. Laurens J, Angelaki DE (2011) The functional significance of velocity storage and its dependence on gravity. Exp Brain Res 210(3–4):407–422. https://doi.org/10.1007/s00221-011-2568-4
19. Bulleid L, Hughes T, Leach P (2021) Mollaret's triangle: An important neuroanatomical territory for all clinicians. Surg Neurol Ing 8(12):94. https://doi.org/10.25259/SNI_625_2020
20. Strupp M, Brandt T, Dieterich M (2022) Schwindel: ein multisensorisches und häufiges Symptom. In: Vertigo – Leitsymptom Schwindel. Springer, Berlin, Heidelberg. https://doi.org/10.1007/978-3-662-61397-9_1
21. Comacchio F, Talenti G, Manara R, Briani C (2023) Acute isolated vertigo with vertical up-beating nystagmus: A rare case of nucleus intercalatus of Staderini ischemia. J Otol 18(4):246–249. https://doi.org/10.1016/j.joto.2023.09.001
22. Eysel U (2019) Die Netzhaut. In: Brandes R, Lang F, Schmidt RF (Hrsg) Physiologie des Menschen. Springer-Lehrbuch. Springer, Berlin, Heidelberg. https://doi.org/10.1007/978-3-662-56468-4_57

23. Huggenberger S, Moser N, Schröder H, Cozzi B, Granato A, Merighi A (2019) Olfaktorisches und limbisches System. In: Neuroanatomie des Menschen. Springer-Lehrbuch. Springer, Berlin, Heidelberg. https://doi.org/10.1007/978-3-662-56461-5_13
24. Hüfner K, Kalla R (2010) Vestibuläres System und räumliche Orientierung. Nervenheilkunde 29(10):654–658
25. Maguire EA (1997) Hippocampal involvement in human topographical memory: evidence from functional imaging. Philos Trans R Soc Lond B Biol Sci 352:1475–1480
26. Roth G, Dicke U (2006) Funktionelle Neuroanatomie des limbischen Systems. In: Förstl H, Hautzinger M, Roth G (Hrsg) Neurobiologie psychischer Störungen. Springer, Berlin, Heidelberg. https://doi.org/10.1007/3-540-30887-3_1

Neuroorthoptik und neurovisuelle Rehabilitation

2

Petra Fischer und Melanie van Waveren

2.1 Einleitung

Neuroorthoptik ist eine Spezialisierung und Weiterführung der Orthoptik und kann für betroffene Patientinnen wegweisend in die neurovisuelle Rehabilitation sein. Außerdem kann ein größerer Hirnschaden ggf. verhindert werden, wenn eine frühzeitige neuroorthoptische Diagnostik auf eine Erkrankung wie Multiple Sklerose, eine Durchblutungsstörung oder einen Tumor hinweist und die Patientin damit rechtzeitig weiterer Diagnostik zugeführt wird.

Es wurde einmal behauptet, dass die Neuroorthoptik und Neuroophthalmologie der Augenärztin zu viel Neurologie und der Neurologin zu viel Auge seien.

Die Neuroorthoptik ist das Spezialgebiet für die hierfür spezialisierten Orthoptistinnen, die in der Neuroorthoptik und neurovisuellen Rehabilitation arbeiten. Sie sind das Verbindungsglied zwischen Ophthalmologie und Neurologie, zwischen Neuropsychologie und Ergotherapie.

Rund 270.000 Menschen erleiden in Deutschland pro Jahr einen Schlaganfall, wobei die Altersgruppe ab 60 Jahren am häufigsten, die Altersgruppe der unter 55-Jährigen mit jährlich 30.000 Menschen betroffen ist. Die Zahl der Kinder mit Schlaganfall ist unbekannt; auch Ungeborene können betroffen sein. Schlaganfälle vor oder während der Geburt betreffen vermutlich ein Drittel der kindlichen Schlaganfälle [1, 2].

P. Fischer (✉)
Kaltenkirchen, Deutschland
E-Mail: petrafischeremail@gmail.com

M. van Waveren
Kaiserslautern, Deutschland
E-Mail: 3v-vanwaveren@posteo.de

In einer multizentrischen Studie in Großbritannien hatten 73 % der Patientinnen mit Schlaganfall visuelle Probleme: 56 % davon hatten ein eingeschränktes zentrales Sehen, 40 % Augenbewegungsstörungen, 28 % Gesichtsfelddefekte, 27 % visuelle Unaufmerksamkeit, 5 % visuelle Wahrnehmungsstörungen [3].

Neben Schlaganfällen sind Schädel-Hirn-Verletzungen eine weitere Ursache (in Deutschland erleiden pro Jahr ca. 270.000 Menschen eine Schädel-Hirn-Verletzung, ca. ein Drittel davon im Rahmen von Verkehrsunfällen). Folgende Sehstörungen werden nach Schädel-Hirn-Trauma beschrieben: Störungen der Sehschärfe, Akkommodation, Konvergenz, Sakkaden und Lichtempfindlichkeit [4].

Alle Studien und Beobachtungen haben eines gemein: Eine hohe Prozentzahl aller Patientinnen mit erworbenen Hirnläsionen, sei es Schlaganfall oder Schädel-Hirn-Trauma, zeigen eine Sehstörung mit oder ohne Wahrnehmungsstörung im visuellen Bereich.

Ungeborene und Menschen aller Altersklassen sind von erworbenen Hirnläsionen betroffen. Diese Patientinnen sollen und können in dem speziellen Bereich der Neuroorthoptik und neurovisuellen Rehabilitation versorgt werden.

Das geschädigte Sehen der Betroffenen fällt oft nicht auf. Dies könnte zum einen daran liegen, dass Betroffene möglicherweise ihr eingeschränktes Gesichtsfeld nicht wahrnehmen. Zum anderen gibt es folgende Gründe:

- Die betroffene Person kann sich möglicherweise aufgrund einer Aphasie nicht mitteilen.
- Das betroffene Kind kennt es nicht anders, da die mögliche Sehstörung bereits seit Geburt besteht.
- Behandelnde Diagnostikerinnen und Therapeutinnen denken möglicherweise nicht daran, das Sehen mit all seinen Funktionen zu testen und zu beurteilen.

Kann eine Patientin nach Schlaganfall nicht sprechen, gehen oder sich selbst versorgen, ist dies sofort augenscheinlich. Dass das Sehen betroffen ist, oft nicht. Jedoch werden 80 % der Sinneseindrücke über die Augen aufgenommen. Durch Rehabilitation des Sehens kann auch in der Rehabilitation der anderen Körperfunktionen ein besseres Outcome erreicht werden.

Spezialistinnen für Neuroorthoptik und neurovisuelle Rehabilitation benötigen zusätzlich zu ihren in der eigenen Aus- und Weiterbildung zur Orthoptistin erworbenen Kenntnissen Wissen aus der Neurologie, Neuroanatomie und Neuropsychologie. Damit können gestellte Diagnosen besser ein- und zugeordnet werden. So kann in Zusammenarbeit mit anderen Therapeutinnen wie Logopädinnen, Ergotherapeutinnen u. a. eine sinnvolle Rehabilitation der eingeschränkten Patientin ermöglicht werden.

2.2 Symptome bei zerebral bedingten Sehstörungen

Betroffene mit erworbener Hirnschädigung können eine Vielzahl an verschiedenen Symptomen angeben. „Ich sehe nicht mehr so wie vorher", „mir fehlt da auf der Seite was", „mein linkes Auge funktioniert seit dem Schlaganfall nicht mehr", „es ist alles so wolkig", „ich sehe verschwommen", „es tauchen Sachen auf, die gar nicht da sind" sind nur eine Auswahl dessen, was Patientinnen angeben. Manche berichten nicht, dass etwas nicht stimmt, entweder weil sie es nicht wahrnehmen, nicht wahrhaben wollen oder es ihnen unangenehm ist. Sie haben Angst, als verrückt abgestempelt zu werden. Hier kommt es auf eine sensible Anamnese an.

▶ **Tipp** Es empfiehlt sich, wenn möglich, die Anamnese in Anwesenheit einer Begleitperson zu erheben. Wichtig hierbei ist jedoch immer, die Patientin direkt anzusprechen und nicht über sie hinweg oder an ihr vorbei die Anamnese zu erheben. Auch ist zu vermeiden, dass die Begleitperson für die Patientin antwortet, es sei denn, diese kann sich nicht äußern.

Wichtig ist trotzdem, die Meinung und die Beobachtungen der Begleitperson zu hören und mit aufzunehmen. Es ist empfehlenswert dies im Anschluss an die Anamnese mit der Patientin durchzuführen. Die Anamnese gibt zumeist eine Richtung vor, in die im Anschluss untersucht wird. Außerdem ist es für die ggf. durchzuführende neurovisuelle Rehabilitation wichtig zu wissen, welche anderen Defizite vorliegen. Die Vorlieben und Abneigungen einer Patientin zu kennen, hilft in der visuellen Rehabilitation immens. Im Sinne der Internationalen Klassifikation der Funktionsfähigkeit, Behinderung und Gesundheit (ICF) ist es sehr nützlich zu wissen, wenn einer Patientin der Umgang mit dem Computer schwerfällt. Dann ist es ratsam, „Zettel und Stift" in der Rehabilitation anzuwenden.

Hintergrundinformation: ICF
ICF steht für „Internationale Klassifikation der Funktionsfähigkeit, Behinderung und Gesundheit" (englisch: International Classification of Functioning, Disability and Health). Sie wurde von der Weltgesundheitsorganisation (WHO) entwickelt und beschreibt, wie Krankheiten oder Gesundheitsprobleme das tägliche Leben eines Menschen beeinflussen.
  Im Mittelpunkt der ICF steht nicht nur die Krankheit selbst, sondern vor allem die Auswirkungen auf Körperfunktionen, Aktivitäten (was jemand tun kann) und Teilhabe am gesellschaftlichen Leben. Auch persönliche und umweltbezogene Faktoren (wie Alter, Beruf, Unterstützungssysteme) werden dabei berücksichtigt.
  Kurz gesagt: Die ICF hilft, die Gesundheit eines Menschen ganzheitlich zu betrachten – nicht nur seine Diagnose, sondern auch seine Fähigkeiten und Lebenssituation, und ist damit der Ausgangspunkt jeder Rehabilitation [5].

2.2.1 Reduzierter Visus (Sehschärfe)

Berichtet die Patientin über ein schlechtes Sehen, egal in welcher Form, ist es unabdingbar, vor einer neuroorthoptischen Diagnostik und/oder neurovisuellen Rehabilitation eine ausführliche organische Untersuchung durch die Augenärztin erfolgen zu lassen. Nur so können organische Schäden des Auges, besonders des Sehnervs, ausgeschlossen werden.
  Eine reduzierte Sehschärfe bei erworbenen Hirnschäden, egal ob durch Schädel-Hirn-Trauma oder Schlaganfall, kann verschiedene Ursachen haben. Durch ein

Trauma im Gesichtsbereich können alle Strukturen des Auges direkt geschädigt sein. Je nachdem, welcher Teil des Auges betroffen ist, kann der Visus eines oder beider Augen reduziert sein. Dies gilt es abzugrenzen von zerebral bedingter reduzierter Sehschärfe.

Eine Sauerstoffunterversorgung beidseits im Bereich des okzipitalen Pols kann zu einer herabgesetzten Sehschärfe bei organisch gesunden Augen und Sehnerven führen. Die extreme Variante hierbei ist die kortikale Blindheit, auch „Blindsicht" oder „blindsight" genannt. Hierbei kommt es zum Ausfall der primären Sehrinde Area 17 mit dem kompletten Verlust der visuellen Wahrnehmung. Der Blinzelreflex und der optokinetische Nystagmus sind nicht auslösbar. Durch Licht und Konvergenz kann eine Pupillenkonstriktion bewirkt werden. Der Augenhintergrund ist ohne pathologischen Befund. Augenbewegungen können ausgeführt werden. Patientinnen können manchmal etwas sehen, was aber nicht zuverlässig reproduzierbar ist [6].

Negieren Patientinnen ihre Blindheit und geben vor, etwas zu sehen, spricht man vom Anton-Syndrom oder der visuellen Anosognosie.

2.2.2 Akkommodationsstörung

Bei Akkommodationsstörungen berichten Patientinnen, dass sie vor allem in der Nähe nicht mehr scharf sehen können.

2.2.3 Reduziertes Kontrastsehen

Ein von Patientinnen beschriebenes unscharfes Sehen kann auf ein reduziertes Kontrastsehen zurückzuführen sein. Hierbei wird alles blasser gesehen. Von Patientinnen wird es jedoch als Unscharfsehen interpretiert (siehe auch Abschn. 4.2.3).

2.2.4 Reduziertes Farbensehen, zerebrale Hemiachromatopsie

Im visuellen Assoziationskortex V4, der sich ventromedial im okzipitotemporalen Kortex (Gyrus lingualis und fusiformis) befindet, ist die Farbverarbeitung (Farbwahrnehmung, Farbnachbilder, Farbsynästhetik) verankert (Abschn. 1.3.4). Patientinnen bemerken diese Farbsehstörung meist nur, wenn die Areale beider Seiten betroffen sind. Betroffene schildern ein graues oder ausgewaschenes Sehen. Dies kann darüber erklärt werden, dass bei einseitiger Störung die Farbwahrnehmung im kontralateralen Gesichtsfeld gestört ist, jedoch auf der gesunden Seite intakt. Die Patientin nimmt dies dann eher nicht wahr oder ignoriert es. Meist tritt die zerebrale Hemiachromatopsie in Zusammenhang mit Gesichtsfelddefekten auf. Es kann z. B. zu homonymen Quadrantengesichtsfeldausfällen nach oben und zu Farbwahrnehmungsproblemen im dazugehörigen unteren Quadranten kommen.

Bei linksseitiger Hirnschädigung kommt es zusätzlich zu Alexie ohne Agraphie und Prosopagnosie (Unfähigkeit, Gesichter zu erkennen; siehe Abschn. 2.2.15).

Seltener kommt es zu einer Farbagnosie (Unfähigkeit, Farben zu erkennen) oder Farbanomie (Unfähigkeit, Farben zu benennen). Patientinnen bestehen den Farbsehtest mit pseudoisochromatischen Tafeln und können Tafeln gleicher Farbe sortieren. Schwierig ist jedoch das Benennen der Farben und das Zeigen auf von der Untersucherin benannte Farbtafeln. Beide Störungen treten meist mit Alexie ohne Agraphie und homonymer Hemianopsie nach rechts (bei linksseitiger Hirnschädigung) auf [7].

2.2.5 Diplopie (Doppelbilder)

Bei Doppelbildern ist unbedingt darauf zu achten, ob es sich um monokulare – durch ein Auge bedingte – oder um binokulare – durch das Zusammenspiel beider Augen bedingte – Doppelbilder handelt oder um eine Kombination.

Monokulare Doppelbilder können durch eine trockene Hornhaut, Trübungen der Hornhaut oder Linse oder Veränderungen an der Netzhautmitte entstehen.

Binokulare Diplopie entsteht aufgrund von Dekompensation vorher vorhandener latenter Schielformen, durch eine eingeschränkte Augenbeweglichkeit beispielsweise aufgrund von Augenmuskellähmungen/-verletzungen oder Läsionen höher gelegener/supranukleärer Zentren.

Nach Schädel-Hirn-Trauma ist eine häufige Ursache von Doppelbildern eine Störung des Fusionsvermögens, des Verschmelzungsmechanismus des Gehirns, um aus zwei Bildern der Augen eines zu machen und es somit zu einem dreidimensionalen Bild zu verarbeiten. Liegen die Doppelbilder sehr dicht zusammen, interpretieren manche Patientinnen dies auch als Verschwommensehen oder beschreiben es mit den Worten „die Bilder tanzen umeinander herum". Die Doppelbilder können je nach Lähmung/Schädigung des Muskels in unterschiedlichen Entfernungen, Blickrichtungen und im Tagesverlauf wechselnd oder direkt nach dem Aufstehen vermehrt auftreten. Morgens muss sich das Fusionssystem noch organisieren, um die Abweichung zu kompensieren. Im Tagesverlauf kann es durch Müdigkeit schlechter funktionieren.

▶ Die Angabe einer Patientin, die Doppelbilder seien weg, wenn ein Auge zugehalten werde, reicht nicht aus, um binokulare Doppelbilder zu bestätigen. Im gleichen Zug muss auch alternativ das andere Auge zugehalten werden, um zu erfahren, ob hier ebenfalls keine Diplopie besteht. Die Erfahrung zeigt, dass Patientinnen dies oft noch nicht ausprobiert haben und dazu keine Angaben machen können.

2.2.6 Oszillopsien

Von Doppelbildern abzugrenzen sind Oszillopsien (von lateinisch oscillare = schaukeln und griechisch opsis = das Sehen). Oszillopsien sind Scheinbewegungen, die Patientinnen bei erworbenem Nystagmus sehen können. Besteht ein

Nystagmus länger, können die Scheinbewegungen unterdrückt werden. Manchmal werden sie noch in einer Blickrichtung, in welcher der Nystagmus stärker wird, weiterhin wahrgenommen. Manche Patientinnen geben Bildwackeln oder Wandern der Bilder an, manche auch Verschwommensehen (siehe Abschn. 3.2).

2.2.7 (Pseudo-)Halluzination und visuelle Illusion

Halluzinationen sind Wahrnehmungen, denen kein echter Reiz zugrunde liegt. Bei Pseudohalluzinationen ist sich die Patientin bewusst, dass die Erscheinung, die sie sieht, nicht echt ist. Visuellen Illusionen liegt ein echter Reiz zugrunde, der falsch gedeutet oder falsch verarbeitet wird. Die Übergänge sind fließend und eine genaue Zuordnung ist nicht immer möglich. Es ist ein Symptom, das die meisten Patientinnen nicht direkt von sich aus berichten.

Charles-Bonnet-Syndrom Patientinnen berichten meist erst auf Nachfrage bei frisch erworbenen Gesichtsfelddefekten von visuellen (Pseudo-)Halluzinationen. Im Gesichtsfelddefekt tauchen Bilder, Filmszenen, Personen und/oder Formen auf. Da die Patientinnen Angst haben, dass sie verrückt werden, teilen sie dieses Phänomen meist nicht mit. Die Patientin ist beruhigt, wenn ihr erklärt wird, dass sich dieses Phänomen meist von allein zurückbildet [8].

Palinopsie Bei der Palinopsie (griechisch palin = wiederholt, opsis = sehen) oder der optischen Perseveration können Bildanteile vom Gehirn nicht gelöscht werden. Sie tauchen an anderer Stelle wieder auf. Die Patientin gibt an, dass sie Dinge, die sie an einer anderen Stelle gesehen hat, wieder an einer neuen Stelle sieht. Parietookzipitale Hirnschäden sind hierfür meist verantwortlich. Alle Arten von Hirnschäden, wie Traumata, Ischämien, Raumforderungen oder Substanzabusus kommen als Ursache infrage [8].

Upside-down-Phänomen Objekte werden auf dem Kopf stehend wahrgenommen.

Makropsie/Mikropsie Objekte werden als zu groß oder zu klein wahrgenommen.

Telopsie/Pelopsie Objekte erscheinen zu nah oder zu weit entfernt.

Dysmorphopsie Objekte werden verzerrt wahrgenommen.

Polyopsie Objekte werden mehrfach wahrgenommen und können sich durch das ganze Bild ziehen [9].

Platyopsie Objekte erscheinen flach.

Allästhesie Objekte scheinen zu schweben.

Visuelle Illusion Zacken-/Formen-/Farbensehen bei Migräne [6].

2.2.8 Visual Snow

Das Visual-Snow-Phänomen ist eine seltene neurologische Erkrankung, bei der flackernde Punkte im gesamten Gesichtsfeld gesehen werden. Das Symptom wird zumeist bei Migräne und Tinnituspatientinnen gefunden, ist aber auch bei Defekten im Bereich der temporalen und okzipitalen Hirnregionen beschrieben [10, 11].

Auch berichten immer häufiger Patientinnen nach dem Gebrauch von neuen psychoaktiven Stoffen (NPS) von passageren oder bleibenden Sehstörungen. NPS sind meist synthetische Stoffe, auch unter Legal Highs, Kräuter-/ Räuchermischungen („Spice"), Badesalz, Research Chemicals, Designerdrogen etc. bekannt [12].

Patientinnen geben an, dass

- sie das, was sie sehen, immer wie durch ein Schneegestöber im Fernsehen sehen,
- alles, was sie sehen, wie das Bildrauschen eines analogen Fernsehers aussieht,
- sie im gesamten Gesichtsfeld viele kleine Punkte, die immer da sind, sehen,
- diese Punkte auch bei geschlossenen Augen nicht verschwinden,
- die Punkte auch in der Nacht da sind,
- die Punkte sich nicht weg bewegen,
- die Punkte auf beiden Augen zu sehen sind,
- das Rauschen schwarz-weiß erscheint (Abb. 2.1),
- das Rauschen farbig ist,
- Blitze auftreten.

2.2.9 Kopfzwangshaltung

Zur Vermeidung von Doppelbildern oder Oszillopsien nehmen manche Patientinnen (auch manchmal unbewusst) eine Kopfzwangshaltung ein. Die Kopfhaltung wird so gewählt, dass die Beschwerden reduziert werden oder weg sind. Cave: Patientinnen mit vorher bestehendem Schielen ohne Doppelbilder nehmen ggf. keine Kopfzwangshaltung ein, können aber natürlich genauso von zerebral bedingten Sehstörung und deren Symptomen betroffen sein. Eine Patientin mit Augenmuskelparese auf dem besser sehenden Auge wird mangels Beweglichkeit dieses Auges trotzdem eine Kopfzwangshaltung einnehmen – nicht um Doppelbilder zu vermeiden, sondern weil sonst nicht fixiert werden kann.

2.2.10 Gesichtsfeldausfälle

Von Patientinnen wird berichtet, dass sie seit dem Schlaganfall Dinge übersehen. Plötzlich ist etwas da, was vorher nicht gesehen wurde. Es wird mehr Zeit

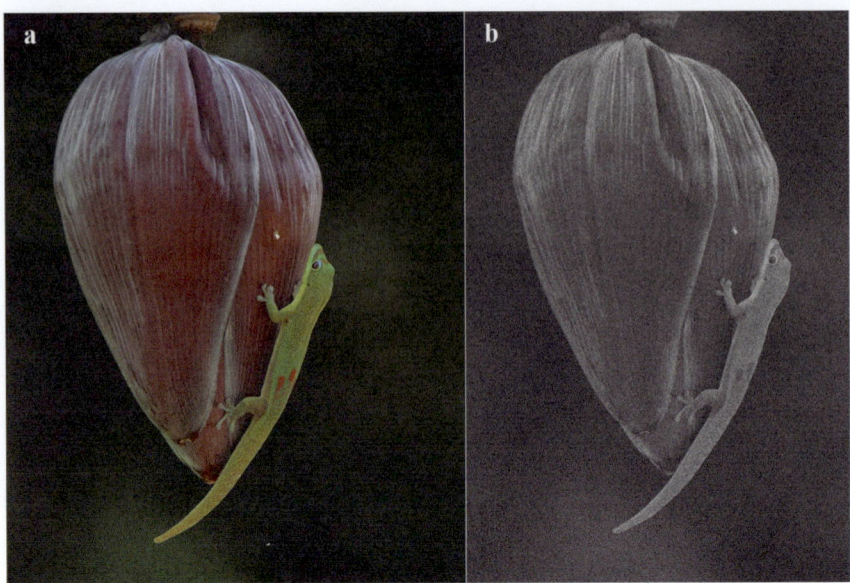

Abb. 2.1 Veränderung der Bildwahrnehmung bei Visual Snow. **a** normale visuelle Wahrnehmung; **b** Wahrnehmung bei Visual Snow

benötigt, um alles überschauen zu können. Sie stoßen sich immer auf der gleichen Seite den Kopf, den Arm oder das Bein und fühlen sich unsicher, wenn die Partnerin nicht auf der schlecht sehenden Seite läuft.

Beim Lesen finden Patientinnen schlecht den Zeilenanfang oder benötigen viel Zeit, um in der Zeile vorwärtszukommen.

Die Beschreibungen eines Gesichtsfelddefektes reichen von „da ist alles weg" über „da ist es neblig" bis dahin, dass die Patientin den Defekt gar nicht wahrnimmt. Teilweise wird von Begleitpersonen geschildert, dass z. B. Tassen auf dem Tisch umgestoßen werden oder bei einem Spaziergang die Begleitperson nicht gefunden wird, da sie sich auf die Seite des Gesichtsfeldausfalls begeben hat. Auch können Betroffene schildern, dass sie Dinge sehen, wenn sich z. B. der Hund links bewegt. Legt der Hund sich jedoch hin, ist er plötzlich verschwunden (siehe Riddoch-Phänomen; Informationskasten in Abschn. 2.3.11).

2.2.11 Neglect

Der Neglect wird von der Patientin selbst meist nicht wahrgenommen. Die Betroffene ist der Meinung, ihre Welt sei in Ordnung. Angehörigen und Pflegenden fallen einseitig leer gegessene Teller oder eine einseitig angezogene Socke auf. Der Neglect tritt meist bei einem rechtsseitigen Infarkt der A. cerebri media im Bereich des unteren posterior-parietalen Kortex, der parahippokampalen Region und ggf. des oberen temporalen Gyrus auf (Abschn. 1.5). Der Hemineglect tritt demzufolge nach links auf. Die links vorhandene Umwelt wird nicht wahrgenommen. Dies kann in unterschiedlichen Schweregraden vorliegen, von körperlich bis visuell. So kann es zum sogenannten Extinktionsphänomen kommen: Wird zeitgleich im linken und rechten Gesichtsfeld etwas angeboten, wird nur das Objekt im rechten Gesichtsfeld wahrgenommen. Wird nur ein Objekt im linken Gesichtsfeld angeboten, wird dieses wahrgenommen. Insbesondere bei einer Gesichtsfelduntersuchung in der Perimeterhalbkugel kann bei Neglect das Gesichtsfeld nach links intakt sein, während in einer Konfrontationsgesichtsfeldprüfung ein hemianoper Ausfall nach links erscheint [13]. Die rechte Großhirnhälfte ist mehr für räumliche Orientierung verantwortlich als die linke. Deswegen tritt der Neglect nach links häufiger auf als nach rechts [14]. Erst am Ende der Rückbildungsphase oder bei geringem Restneglect kann die Patientin eine sogenannte Awareness entwickeln, bei der sie um ihren Neglect weiß und dies in ihrem Alltag berücksichtigen kann [15].

2.2.12 Lesestörung

Deiesn Txet knöenn wir lseen, wiel nciht die Rehienofgle der Bcuhtsaebn wcihitg ist. Alelin die Psoiiton des esretn und des ltezetn Buhcsatebns enies Wroets ist etnshcedined, ob wir ein Wrot rcihitg der Bdeetunug etnsrpehcned lseen knöen.

Um Lesestörungen zu erkennen, begreifen und rehabilitieren, müssen wir verstehen, wie Lesen funktioniert (Abschn. 2.3.12).

2.2.13 Störung der Hell-Dunkel-Adaptation

Bei Schädigung der posterioren Sehbahn und/oder des primären visuellen Kortex kann es zu einer Störung der Helladaptation kommen. Die Patientinnen sind sehr lichtempfindlich.

Kommt es zu einer Störung der Dunkeladaptation, haben die davon betroffenen Patientinnen einen erhöhten Lichtbedarf. Patientinnen benötigen helles, nicht blendendes Licht [6].

2.2.14 Störung der Objektwahrnehmung = Objektagnosie

Bei einer Objektagnosie können Patientinnen ein Objekt sehen, aber nicht erkennen. Sie können einen Stuhl beschreiben und sagen, dass darauf gesessen werden kann. Erst, wenn der Stuhl angefasst oder durch das Schieben des Stuhls ein akustischer Reiz erzeugt wird, kann der Stuhl als Stuhl benannt werden. Bilaterale Schäden im unteren okzipitotemporalen Übergangsgebiet sind hier die Ursache [14] (siehe auch Abschn. 4.3.3).

2.2.15 Störung der Gesichtswahrnehmung

Prosopagnosie Die Patientin beschreibt, dass sie andere Menschen nicht mehr am Gesicht erkennen kann. Ein Gesicht wird wohl als Augen, Nase und Mund wahrgenommen. Die Patientin kann aber auch ihr sehr bekannte Personen (Ehepartner, Kinder) nicht mehr am Gesicht erkennen. Erkannt werden Gangbild, Kleidung, Größe und Stimme. Daraus kann die Patientin Rückschlüsse ziehen, wer ihr begegnet. Rechts- oder beidseitige Läsionen im lateralen okzipitalen Kortex im Gyrus fusiformis können zu dieser Störung führen [14].

Prosopometamorphopsie (PMO) Die Patientinnen sehen die Gesichter anderer Menschen verzerrt, sowohl in Form, Struktur, Position und Farbe. Neben rechtsseitigen und bilateralen okzipitalen Läsionen tritt dieses Phänomen aber auch bei Läsionen im Splenium des Corpus callosum, im linken Frontallappen und rechten Parietallappen auf [16].

2.2.16 Störung der Bewegungswahrnehmung = Akinetopsie

„Ich kann nicht mehr sehen, wie schnell ein Auto kommt, plötzlich ist es da." Patientinnen können schnelle Bewegungen nicht mehr in Richtung und Schnelligkeit einschätzen, bewegte Formen werden nicht mehr erkannt. Auch kann es sein, dass bei Körpereigenbewegung die Umwelt nicht mehr stabil ist. Dies kann als Schwindel interpretiert werden [17, 14].

2.2.17 Störung der Orientierung im Raum

Diese Patientinnen haben ein anderes Empfinden für das subjektive Geradesein von Objekten (sowohl in der Vertikalen als auch in der Horizontalen). Sie können die Orientierung von Objekten nicht einschätzen (Zeiger einer Uhr einstellen oder ablesen); die Länge eines Objektes wie auch die Distanz zwischen zwei Objekten werden falsch eingeschätzt. Linien können nicht mittig geteilt werden (Abschn. 2.2.11; Abschn. 4.3.5).

Hintergrundinformation: Bálint-Holmes-Syndrom
Das Bálint-Syndrom oder auch Balint-Holmes-Syndrom wurde nach dem ungarischen Erstbeschreiber Reszö Bálint (Dr. Rudolph Balint), Arzt für innere Medizin, Neurologe und Psychiater, benannt. Er veröffentlichte 1909 in der Monatsschrift für Psychiatrie und Neurologie den Artikel „Seelenlähmung des ‚Schauens', optische Ataxie, räumliche Störung der Aufmerksamkeit". Sir Gordon Morgan Holmes, irischer Neurologe, arbeitete in seiner Arbeit „Disturbance of Visual Orientation" von 1918 diese Beobachtungen sorgfältig aus [18].
  Die Ursache für dieses Syndrom liegt in einer bilateralen parietookzipitalen Hirnläsion. In seltenen Fällen liegt zusätzlich eine Frontalhirnschädigung vor [7].
  Das komplette Syndrom besteht aus okulomotorischer Apraxie, optischer Ataxie und Simultanagnosie. Andere Autorinnen fügen die Störung der visuellen Raumwahrnehmung und fehlendes reaktives Blinzeln hinzu [13, 19].

Okulomotorische Apraxie: Betroffene sind nicht in der Lage, zielgerichtete Augenbewegungen (Sakkaden) zu initiieren. Sie können den Blick vom fixierten Objekt schlecht lösen, außer das Fixationsobjekt wird entfernt. Eine gute Exploration des Raumes oder nur eines Objektes als Ganzes ist so nicht möglich. Seelische Blicklähmung („psychic gaze paralysis") oder Fixationsspasmus („spasm of fixation") sind Begriffe, die in diesem Zusammenhang benutzt werden. Folgebewegungen können ausgeführt werden, sind aber meist auch nicht gut auslösbar. Unwillkürlich oder reflektorisch (z. B. auf akustische oder taktile Reize) werden Augenbewegungen bei mechanisch freier Motilität durchgeführt. Die Patientinnen fallen durch einen starren Blick auf.

Optische Ataxie: Obwohl die Betroffenen das Objekt ihres Interesses ansehen, können sie es nicht ergreifen, sondern greifen daneben. Eine Erklärung wäre eine Schädigung der Verbindungsbahnen zwischen Okzipitallappen und Bewegungszentren im Frontallappen. Die Auge-Hand-Koordination ist gestört.

Simultanagnosie: Bilder können nicht in der Gesamtheit erfasst werden, obwohl Einzelkomponenten erkannt werden. Patientinnen können keine Wörter lesen, obwohl die einzelnen Buchstaben erkannt werden (Abschn. 2.3.14).

Störung der visuellen Raumwahrnehmung: Die Betroffene kann Distanzen und das Verhältnis von Objekten zueinander nicht mehr abschätzen (räumlich-perzeptive Fähigkeit). Die Größe von Objekten im Vergleich zu anderen Objekten wird falsch eingeschätzt (räumlich-kognitive Fähigkeit), das Abzeichnen z. B. eines Hauses gelingt nicht (räumlich-konstruktive/visuokonstruktive Fähigkeit). Die Patientin hat Schwierigkeiten, sich zu orientieren und beispielsweise Wege zu finden. Es kann auch sein, dass sie sich in ihrem eigenen Zimmer, in ihrer eigenen Wohnung nicht mehr zurechtfindet, nicht mehr die Küche oder das Bad findet [17].

Okulomotorische Apraxie, optische Ataxie, Simultanagnosie und Störung der visuellen Raumwahrnehmung können auch einzeln auftreten, ohne das Vollbild des Bálint-Holmes-Syndroms zu ergeben.

2.3 Neuroorthoptische Diagnostik

Wie sich aus den oben genannten Störungen ableiten lässt, ist eine Vielzahl von Untersuchungen notwendig, um die Beschwerden ein-/abzugrenzen und eine Behandlungsmöglichkeit zu erarbeiten. Die hierfür benötigten Untersuchungstechniken sind in der Ausbildung zur Orthoptistin enthalten und können daher von allen Orthoptistinnen angewendet werden. Allerdings können in der Kürze der Zeit, die oft für die Patientinnen in Praxen zur Verfügung steht, komplexe Zusammenhänge nicht erfasst werden. Für Patientinnen mit Hirnschäden muss sich Zeit genommen werden, da die Beschwerden oft nicht auf den ersten Blick zu verifizieren sind. Hierfür bietet es sich gerade für Orthoptistinnen in Praxen/MVZ (Medizinisches Versorgungszentrum) an, eine Spezialsprechstunde einzurichten, in welcher der Patientin (und den untersuchenden Orthoptistinnen) mehr Zeit eingeräumt wird. Gegebenenfalls müssen mehrere Termine anberaumt werden. Ein im Vorfeld gestalteter neuroorthoptischer Untersuchungsablauf kann helfen, nichts zu übersehen.

Die neuroorthoptische Diagnostik zeichnet aus, dass vielfältige spezielle Untersuchungen durchgeführt, diverse Befundergebnisse zusammengeführt und somit ein komplexes Gesamtbild der betroffenen Gebiete/der zentralen Störung erstellt wird. Um ein Gesamtbild zu erfassen, müssen Basisuntersuchungen im Detail weiter ausgearbeitet und vertieft werden. Dazu gehören:

2.3.1 Prüfung des Visus

Je nach kognitiven Fähigkeiten der Patientin muss die Sehschärfenprüfung angepasst werden. Hierfür steht eine Vielzahl von Tests sowohl für die sitzende als auch liegende Patientin in Praxis und Klinik zur Verfügung.

2.3.2 Refraktionsbestimmung

Die Patientin sollte optisch bestmöglich sowohl für die Ferne als auch für die Nähe korrigiert sein. Viele Patientinnen sollten aufgrund ihrer Gesichtsfelddefekte oder Doppelbilder von einer Gleitsichtbrille auf eine getrennte Fern- und Nahbrille umsteigen. Zusätzlich wird möglicherweise auch eine Brille für die Arbeitsplatz-/Bildschirmdistanz benötigt. Insbesondere bei jüngeren Patientinnen sollte auch an eine objektive Refraktionsbestimmung in Zykloplegie gedacht werden, um exakte Refraktionswerte zu erhalten.

2.3.3 Untersuchung der Akkommodationsfähigkeit

Die Untersuchung der Akkommodationsfähigkeit ist insbesondere bei Patientinnen mit Schädel-Hirn-Trauma wichtig (siehe auch Abschn. 4.5). Durch ein meist schweres Schädel-Hirn-Trauma wird die Akkommodationsfähigkeit eingeschränkt. Jungen Patientinnen fällt dann ein Unscharfsehen in der Nähe auf. Es kann aber auch sein, dass eine vorher kompensierte Hyperopie seit dem Trauma nicht mehr ausgeglichen werden kann. Wichtig ist hierbei auch, bei presbyopen Patientinnen an eine verloren gegangene Restakkommodation zu denken. Plötzlich muss die ohnehin vorhandene Lesebrille/Gleitsichtbrille verstärkt werden.

Die Akkommodation sollte mehrmals hintereinander (ca. 3x) getestet werden, am besten im leichten Abblick, da dieser die physiologische Blickrichtung beim Lesen darstellt. Hierbei muss darauf geachtet werden, dass ggf. eine Augenbewegungsstörung das Einnehmen des Abblick behindern kann. In solch einem Fall muss die Akkommodation bei Geradeausblick getestet werden. Beim Menschen beginnen die für die Akkommodation verantwortlichen parasympathischen Fasern in einem Gebiet direkt dorsal des Edinger-Westphal-Kerns, dem präganglionären Edinger-Westphal-Kern. Die Fasern verlaufen entsprechend der für die Pupillenkonstriktion verantwortlichen Fasern oberflächlich mit dem N. oculomotorius und sind deshalb für Traumata und Druck empfindlich [20]. Erfreulicherweise bildet sich die Akkommodationsstörung oft wieder zurück. Eine vorübergehende Nutzung einer Lesebrille ist dennoch zur Beschwerdeminderung/-beseitigung zu empfehlen.

2.3.4 Untersuchung des Kontrastsehens

Zur Prüfung des Kontrastsehens stehen verschiedene Kontrastsehtafeln sowohl für Bildschirme als auch mobil zur Verfügung. Eine gute Kombination aus Sehschärfenprüfung und Prüfung des Kontrastsehen bietet der Freiburg Vision Test „FrACT" von Michael Bach [21].

Für die Fahrtauglichkeit empfiehlt die Verkehrskommission der Deutschen Ophthalmologischen Gesellschaft einen Mindestkontrast von 10–20 % bei einer Visusanforderung von 0,4. Die Kontrastsehschärfe sollte unter mesopischen Bedingungen (Dämmerungs- und Blendungsbedingungen) geprüft werden [22].

2.3.5 Untersuchung des Farbensehens

Für die Testung des Farbensehens stehen ebenfalls verschiedene Farbsehtests zu Verfügung. Jedoch kann es je nach Einschränkung der Patientin zu falsch-negativen Ergebnissen kommen (Abschn. 2.2.4).

2.3.6 Untersuchung der Augenstellung

Die Augenstellung sollte in mindestens 9 Blickrichtungen und bei Kopfneigung mit dem alternierenden Abdecktest und/oder Dunkelrotglas am Maddox-Kreuz, an der Tangententafel nach Harms, am Hess-Schirm o.Ä. untersucht und dokumentiert werden. Auch ist die Augenstellung für Ferne (möglichst 5 m) und Nähe (ca. 30-40 cm) mit dem einseitigen und alternierenden Abdecktest zu beurteilen. Kleine Abweichungen zeigen sich erst beim alternierenden und bei längerem Abdecken; sie werden ansonsten oft übersehen.

▶ **Tipp** Die modernen und neuen Praxisräume sind oft kurz (kürzer als 5 m, oft nur 2,5 m). Daher ist die Messung der Augenstellung in der Ferne mit Blick aus dem Fenster (Straßenschild oder Kirchturmspitze) zu empfehlen, ansonsten besteht das Risiko, kleine Abweichungen in der Augenstellung für die Ferne zu übersehen.

2.3.7 Untersuchung der Augenbeweglichkeit

Die Augenbeweglichkeit muss in Hinblick auf verschiedene Arten der Augenbeweglichkeit untersucht werden:

Horizontale und vertikale Folgebewegungen (langsame Augenbewegungen) Es sollte ein möglichst homogener Hintergrund gewählt werden, um die Folgebewegungen zu beurteilen. Die Patientin wird aufgefordert, ein vorgegebenes Fixierobjekt, das langsam bewegt wird, zu verfolgen. Folgebewegungen können ausgelöst werden oder nicht. Sie können gleichmäßig folgend oder sakkadiert sein. Bestehen binokulare Doppelbilder, sollte monokular geprüft werden, damit nicht Fixationssprünge der Patientin zwischen den Bildern die Beurteilung der Folgebewegungen erschweren.

Horizontale und vertikale Sakkaden (schnelle Augenbewegungen) Es empfiehlt sich, Sakkaden in ca. 50 cm Abstand mit einem Teleskopstab von ca. 30 cm Länge mit zwei farbigen Enden zu prüfen. Der Stab kann horizontal und vertikal gehalten werden. So wird verhindert, dass die Untersucherin schräge Sakkaden provoziert, die eine gute Beurteilung erschweren. Der Stab wird von der Untersucherin mittig gehalten. Auf Kommando schaut die Patientin nun auf das rechte oder linke bzw. auf das obere oder untere Ende. Es soll kein visueller Reiz mit Fingerwackeln gesetzt werden. Die Patientin soll selbst ihr Ziel finden. Sakkaden können zu langsam, hyper- (überschießend) oder hypometrisch (zu kurz) sein. Bestehen binokulare Doppelbilder, sollte monokular getestet werden. Eine verlangsamte Adduktionssakkade des einen Auges ist aber sehr gut im Vergleich mit der Abduktionssakkade des anderen Auges zu sehen, wenn beide Augen der Patientin offen sind und die Untersucherin die Nasenwurzel der Patientin fixiert.

Optokinetischer Nystagmus (OKN) Der optokinetische Nystagmus kann mit OKN-Band, -Trommel oder geeigneter Handy-App geprüft werden. Hierbei wird beurteilt, ob der OKN in eine Richtung schlechter als in die andere ausgelöst werden kann. Für die Dokumentation hat es sich als am einfachsten herausgestellt, die Bewegungsrichtung des optokinetischen Reizes anzugeben, auch wenn der sakkadische Anteil beurteilt wird. Beispiel: Bei Streifenmusterbewegung nach links (für die Patientin) kein OKN auslösbar. Dies bedeutet, dass, wenn das OKN-Muster zur linken Seite der Patientin bewegt wird, dieses Muster verfolgt wird, aber keine Rückstellsakkade nach rechts zur Erfassung des neuen Streifens/Objektes erfolgt.

Fixations-/VOR-Suppression Die Patientin wird zusammen mit einem Objekt bewegt. Ein Drehstuhl ist hierfür erforderlich (möglichst so, dass die Füße der Patientin nicht am Boden bleiben, sondern mit dem ganzen Körper mitbewegt werden). Es wird beurteilt, ob die Fixation gehalten werden kann. Hierfür bietet sich wieder der Teleskopstab an, der lang ausgezogen wird. Das eine Ende wird auf den Kopf der Patientin gelegt. Die Patientin wird aufgefordert, das andere Ende des Teleskopstabes vor sich zu fixieren. Nun wird der Kopf der Patientin (bzw. die ganze Patientin bei horizontaler Bewegung) zusammen mit dem Teleskopstab nach rechts, nach links, nach oben, nach unten bewegt. Durch den vestibulookulären Reflex (VOR) Abschn. 1.6.1 führen die Augen eigentlich eine Gegenbewegung entgegengesetzt zur Kopfbewegung aus. Über die Fixation kann die Gegenbewegung unterdrückt werden. Ist dies nicht der Fall, erfolgen Nachstellsakkaden; dies spricht für eine Kleinhirn- oder Medulla-oblongata-Störung.

Head-Impulse-Test (HIT) Beim HIT wird getestet, ob bei schneller Kopfbewegung über den VOR die Augen die Fixation eines vorgegebenen Objekts halten können. Die Patientin wird aufgefordert, der gegenüber sitzenden Untersucherin auf die Nasenwurzel/den Brillennasensteg zu schauen. Die Untersucherin hält den Kopf der Patientin zwischen ihren Händen und bewegt den Kopf der Patientin locker und langsam nach rechts und links. Ohne Vorwarnung wird der Kopf der Patientin schnell in einer kurzen Bewegung nach rechts/links bewegt, immer unterbrochen durch langsame Hin- und Herbewegungen. Zum Fixationserhalt wird normalerweise der VOR eingesetzt. Ist dieser gestört, erfolgt eine Nachstell-/Korrektursakkade zur Aufrechterhaltung der Fixation. Dies spricht für eine vestibuläre Störung auf der Seite, zu welcher der Kopf gedreht wurde. Beispiel: Bei schneller Kopfbewegung nach rechts kann die Patientin die Fixation nicht halten, die Augen werden gering mit in die Richtung des Kopfes bewegt. Um die geforderte Fixation wieder zu erreichen, muss eine Korrektursakkade nach links erfolgen. Es besteht also eine Vestibularisstörung auf der rechten Seite.

Konvergenz Ein Objekt wird zur Nase der Patientin geführt. Es wird beobachtet, ab welcher Entfernung nicht mehr beide Augen gleichzeitig auf das Fixierobjekt gerichtet werden können und es zu einem Auswärtsschielen kommt. Die monokulare Bewegungsstrecke in die Adduktion beider Augen ist hierbei normal. Eine Konvergenzinsuffizienz tritt nach Schädel-Hirn-Trauma oder beim dorsalen Mittelhirnsyndrom (Parinaud-Syndrom) auf.

Die Testung der Konvergenz kann aber auch Aufschluss geben, ob eine internukleäre Ophthalmoplegie (INO) vorliegt. Ist die Adduktion eines Auges nicht möglich, kann dieses Auge ggf. über die Konvergenz adduziert werden; dann ist eine internukleäre Störung bewiesen. Am besten erfolgt die Überprüfung im Seitblick. Beispiel: Das linke Auge kann nicht adduziert werden. Im Rechtsblick besteht eine divergente Augenstellung. Nun wird im Rechtsblick die Konvergenz ausgelöst. Ist eine Adduktion des linken Auges nun möglich (die divergente Schielstellung wird kleiner oder verschwindet), ist die INO bewiesen.

Die Vielzahl der verschiedenen Augenbewegungen, Richtungen und Auslösemechanismen zeigt, wie anspruchsvoll eine neuroorthoptische Diagnostik ist. Die Zusammenführung aller Befunde führt zur Erfassung des Störungsbildes und einer vollständigen Diagnosestellung.

Für die Lokalisation der Störung ist das Wissen um die anatomischen Strukturen (Strukturen von Thalamus bis Medulla oblongata) notwendig. Die einzelnen Strukturen sind über MLF und Formatio reticularis miteinander verbunden. Zu beachten ist, dass über MLF jeweils Kerngebiete der einen Seite mit der anderen verbunden sind. Dies führt dazu, dass bei Läsionen auf der rechten Seite die Beweglichkeit auf der anderen Seite eingeschränkt sein kann und umgekehrt. Alle Strukturen sind symmetrisch zur Mittellinie angelegt (Abb. 2.2, Tab. 2.1). Anmerkung: Für die bessere Lesbarkeit wurde manches nur einseitig dargestellt.

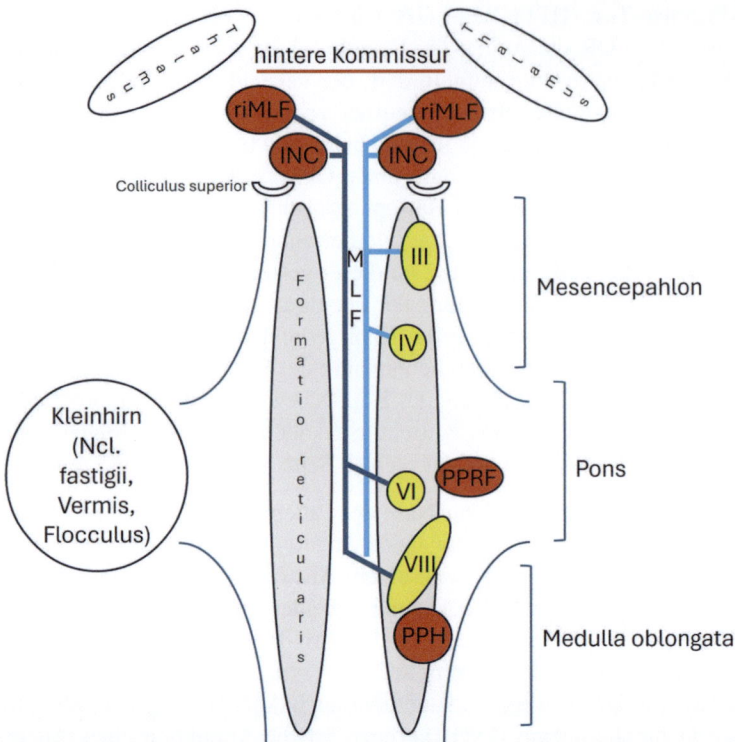

Abb. 2.2 Schematischen Darstellung des Hirnstamms mit allen für die Okulomotorik wichtigen Strukturen (nach Frenzel/Lieb-Ullrich).
In Gelb die Hirnnervenkerngebiete: III: Oculomotorius; IV: Trochlearis; VI: Abducens; VIII: Vestibulocochlearis.
In Rot die Kerngebiete zur Steuerung von Augenbewegungen: riMLF: rostral interstitieller Kern des medialen longitudinalen Faszikels; INC: interstitieller Nucleus Cajal, PPRF: paramediane pontine retikuläre Formation; PPH: Nucleus prepositus hypoglossi.
Verbindungsbahn in Blautönen: MLF: medialer longitudinaler Faszikel

2.3.8 Prüfung der subjektiven visuellen Vertikalen (SVV)

Die visuelle Vertikale wird oft nach Schlaganfall im Rahmen einer Ocular-tilt-reaction verkippt angegeben.

Die Prüfung der subjektiven visuellen Vertikalen sollte bei Symptomen wie vermehrtem Anstoßen und schrägem Laufen der Patientin durchgeführt werden. Hierfür bietet sich in der Praxis der „Eimertest" an. Es handelt sich dabei um einen Eimer, bei dem auf dem Boden im Inneren eine gerade Linie zu sehen ist. Der Eimer wird so dicht an das Gesicht der Patientin geführt, dass diese keine weitere Raumwahrnehmung hat. Dann dreht die Untersuchende den Eimer. Die Patientin muss sagen, wann sie die Linie senkrecht sieht. Von außen kann die Untersuchende über eine Skala ablesen, ob die Patientin die Linie genau vertikal einstellt oder ver-

2 Neuroorthoptik und neurovisuelle Rehabilitation

Tab. 2.1 Überblick über den Läsionsort und die entsprechende okulomotorische Störung

Hirnregion	Läsionsort	Okulomotorikstörung
Mesenzephalon	riMLF lateral beidseits, Thalamusinfarkt	Vertikale Sakkadenparese (Blickparese), Sakkadenverlangsamung nach unten
	riMLF medial, beidseits	Vertikale Sakkadenparese (Blickparese), Sakkadenverlangsamung nach oben
	Beidseitig, mittelliniennah, Mesencephalon	Upbeatnystagmus
	Faszikel oder Kerngebiet des N. III	Okulomotoriusparese
	Faszikel oder Kerngebiet des N. IV	Trochlearisparese
	MLF, INC, kontraversiv	Ocular-tilt-reaction
	Hintere Kommissur	Konvergenz-Retraktionsnystagmus
	MLF, riMLF, INC u. a.	Blickfolgestörung, Sakkadendysmetrie, Blickrichtungsnystagmus (eher vertikal)
Pons	N. VI Kern, PPRF ipsiversiv	Horizonantale Sakkadenparese (Blickparese), Sakkadenverlangsamung
	MLF ipsiversiv	INO
	MLF kontraversiv	Ocular-tilt-reaction
	N. VI – Faszikel	Abduzensparese
	N. VI – Kern, PPRF und MLF ipsiversiv	1 ½ Syndrom
	PPRF, MLF, Nucleus praepositus hypoglossus u.a.	Blickfolgestörung, Sakkadendysmetrie, Blickrichtungsnystagmus (eher horizontal)
Medulla oblongata	Verbindung von Kleinhirn und Verstibulariskerne	Störung der Fixationssuppression
	Nucleus praepositus hypoglossus, Vestibulariskerngebiet, Verbindungsbahnen zum Kleinhirn u. a.	Blickfolgestörung, Sakkadendysmetrie, Blickrichtungsnystagmus (eher horizontal)
Cerebellum	Verbindungsbahnen zum Vestibulariskerngebiet, Flocculus, Paraflocculus	Störung der Fixationssuppression
	Flocculus, Paraflocculus	Blickfolgestörung, Blickrichtungsnystagmus (oft horizontal und vertikal), ipsiversiv

INC: interstitieller Nucleus Cajal, INO: internukleäre Ophthalmoplegie, MLF: medialer longitudinaler Faszikel, N. III: N. oculomotorius, N. IV: N. trochlearis, N. VI: N. abducens, riMLF: rostraler interstitieller Kern des medialen longitudinalen Faszikels, PPRF: paramediane pontine retikuläre Formation

kippt. Abweichungen ab ca. 2° Verkippung sind als krankhaft zu werten. Die Messungen sollten monokular und binokular durchgeführt werden [23] (Abb. 2.3).

In spezialisierten Zentren steht zur Messung der subjektiven visuellen Vertikalen ein Drehdom zur Verfügung. Vergleichende Messungen der Abweichung der subjektiven visuellen Vertikalen zwischen Eimertest und Drehdom ergaben keinen signifikanten Unterschied [23] (Abb. 2.4).

Hintergrundinformation: Prüfung auf Myasthenie
Bei allen zerebral bedingten Sehstörungen sollte auch an eine ggf. durch Medikamente induzierte oder zusätzlich aufgetretene Myasthenie gedacht werden. Wenn Befunde nicht zusammenpassen oder nicht reproduziert werden können, ist dieser Verdacht gegeben. Der Simpson-Belastungstest und/oder der Ice-on-Eyes-Test sind bei Patientinnen mit Ptosis hierfür wegweisend.

Simpson-Belastungstest: Die Patientin wird aufgefordert, ca. 2 min nach oben zu schauen. Es bietet sich an, der Patientin im Aufblick ein Fixationsobjekt anzubieten. Die Patientin sollte möglichst nicht blinzeln und nicht nach unten schauen. Es wird beobachtet, ob die Lider nach unten sinken. Anschließend lässt man die Patientin nach unten und wieder in die Primärposition schauen. Ist beim intendierten Aufblick ein Herabsinken der Lider zu beobachten oder kein Herabsinken der Lider, aber dafür beim Blick in Primärposition nach erfolgtem Abblick ein Zucken der Lider („lid twitches") zu sehen, kann dies zielführend für die Diagnose Myasthenie sein.

Ice-on-ice-Test: Die Lidspaltenweite wird in Primärposition auf beiden Seiten gemessen. Anschließend werden Kühlpacks auf die geschlossenen Lider gelegt und sanft angedrückt. Nach 1–2 min Kühlung wird erneut in Primärposition auf beiden Seiten die Lidspaltenweite gemessen. Eine Differenz von 2 mm oder mehr (nach Kühlung weitere Lidspalte als vor Kühlung) auf einer oder beiden Seiten ist hinweisend für eine Myasthenie.

Sind Augenbewegungsstörungen wechselhaft oder gibt die Patientin wechselnde Doppelbilder an, kann die Sakkadenprüfung Hinweise auf eine Myasthenie geben. Hypermetrische Sakkaden bei kleinen Blickauslenkungen und hypometrische Sakkaden bei größeren Blicksprüngen können bei Myasthenie zu sehen sein.

Pupillenstörungen sind bei einer Myasthenie nicht zu finden [24].

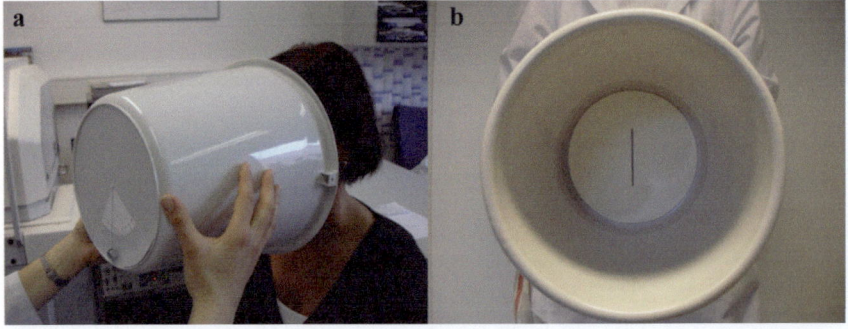

Abb. 2.3 Messung der SVV mit dem Eimertest:
a: Der Eimer wird ganz dicht an das Gesicht der Patientin gehalten, sodass keine Raumwahrnehmung möglich ist. Dabei wird der Eimer von der Untersucherin willkürlich nach rechts oder links verdreht und nach Angaben der Patientin wieder gerade eingestellt.
b: Sicht der Patientin; Strich am Boden des Eimers. (Mit freundlicher Genehmigung des Berufsverbandes Orthoptik Deutschland e. V.)

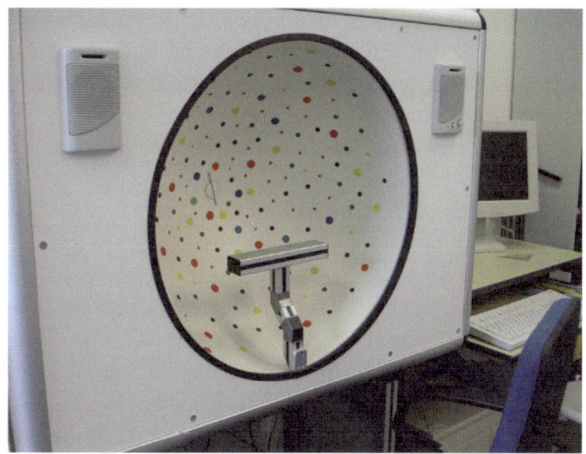

Abb. 2.4 Drehdom zur Messung der SVV unter statischen und dynamischen Bedingungen. Der Stab wird vom Computer nach rechts oder links verstellt. Die Patientin stellt bei fixiertem Kinn den Strich wieder in die für sie wahrgenommene senkrechte Position. (Mit freundlicher Genehmigung des Berufsverbandes Orthoptik Deutschland e. V.)

2.3.9 Untersuchung der Pupillen

Eine komplette Beschreibung einer vollständigen Pupillomotorik und der Prüfung würde an dieser Stelle zu weit führen. Dennoch ist es wichtig, die Reaktion der Pupillen zu beurteilen. Wichtig sind der Swinging-Flashlight-Test zum Ausschluss/Auffinden einer afferenten Pupillenstörung. Außerdem ist bei Anisokorie zu beurteilen, ob das Ausmaß der Anisokorie im Dunkeln oder Hellen größer ist.

▶ Weiterführende Literatur zum Thema Pupillenstörungen: Kelbsch, C. (2023). Pupillenstörungen. In: Steffen, H., Kelbsch, C., Tonagel, F., Job, O. (eds) Neuroophthalmologie. Springer, Berlin, Heidelberg. https://doi.org/10.1007/978-3-662-64.261-0_16.

2.3.10 Untersuchung des Binokularsehens und der Fusion

Die Güte der Zusammenarbeit beider Augen wird in Suppression eines Auges, Simultansehen und stereoskopisches Sehen unterteilt. Dies kann unter anderem über den Bagolini-Lichtschweif-Test, Lang-Test, Titmus-Test, TNO-Test ermittelt werden.

Ebenso sollte das Fusionsvermögen einer Patientin ermittelt werden, obwohl eine schlechte Fusionsbreite nicht automatisch mit Beschwerden einhergehen muss. Gibt die Patientin bei geringer Abweichung der Augen zueinander Doppelbilder an, kann eine schlechte Fusion dafür verantwortlich sein. Fusion und

Fusionsbreite können mit Prismen und Synoptophor/-meter untersucht werden. Die Störung der sensorischen Fusion liegt in der hinteren Sehbahn/im primärem visuellen Kortex. Eine Störung der motorischen Fusion ist in der Augenbeweglichkeit und den dafür zuständigen Zentren zu suchen.

2.3.11 Prüfung des Gesichtsfeldes

Unter dem Gesichtsfeld wird verstanden, was bei gerade gehaltenem Kopf und geradeaus fixierendem Auge nach oben, unten, rechts und links wahrgenommen wird. Sind beide Augen offen und liegt kein Schielen vor, überlappen sich die Gesichtsfelder des rechten und linken Auges. Das binokulare Gesichtsfeld ist etwas größer als das monokulare. Das monokulare Gesichtsfeld wird in 4 Quadranten unterteilt. Das nasale Gesichtsfeld wird ebenso wie das temporale in einen oberen und unteren Quadranten unterteilt. Das nasale Gesichtsfeld ist etwas kleiner als das temporale (Abb. 2.5).

Individuell sind die Gesichtsfelder etwas unterschiedlich je nach Größe/Höhe des Nasenrückens und wie tief die Augen in der Orbita liegen und diese selbst im Schädel liegt. An der Lage des blinden Fleckes kann erkannt werden, ob es sich um das Gesichtsfeld des rechten oder linken Auges handelt. Im Gesichtsfeld des rechten Auges liegt der blinde Fleck rechts von dem zentralen Fixierpunkt, am linken Auge links davon. Beim blinden Fleck handelt es sich um ein physiologisches Skotom, da der blinde Fleck die Projektion der Papille im Gesichtsfeld ist. Die Papille hat keine Sinneszellen. An dieser Stelle kann im Gesichtsfeld nichts angegeben werden. Bei der binokularen Gesichtsfeldprüfung kann kein blinder Fleck dargestellt werden, da sich am jeweils anderen Auge an den korrespondierenden Netzhautstellen keine Papille, sondern Sinneszellen befinden, über die Angaben im Gesichtsfeld gemacht werden können.

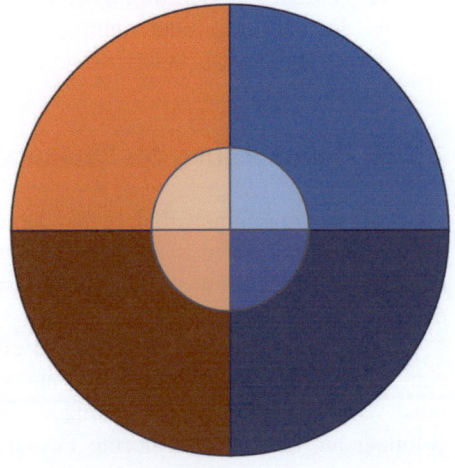

Abb. 2.5 Schematische Darstellung der Gesichtsfeldquadranten: Die rötlichen Teile zeigen das nasale Gesichtsfeld, die bläulichen das temporale Gesichtsfeld eines rechten Auges. Die inneren Quadranten stellen den Bereich der zentralen 10° des Gesichtsfeldes dar

Die binokulare Gesichtsfeldprüfung ist wichtig, um das Ausmaß der Beeinträchtigung für die von einem Gesichtsfeldausfall betroffenen Patientin einschätzen zu können. Insbesondere für die Fahreignung einer Patientin ist die Beurteilung des binokularen Gesichtsfeldes mit der Goldmann-Gesichtsfelduntersuchung mit der Marke III/4e für die Außengrenze und ggf. vorhandene Skotome wichtig.

> Für die Führerscheinklassen A, A1, A2, B, BE, AM, L und T muss der horizontale Durchmesser eines oder des binokularen Gesichtsfeldes 120° betragen. Das zentrale Gesichtsfeld muss innerhalb 20° mit der Marke III/4e des manuellen Goldmann-Perimeters ohne Skotome sein. Hierbei ist vom zentralen Fixiermittelpunkt ein Radius von 20° gemeint. Für die Klassen C, C1, CE, C1E, D, D1, DE, D1E und die Fahrerlaubnis zur Fahrgastbeförderung muss der horizontale Durchmesser 140° betragen und das zentrale Gesichtsfeld von 30° frei von Skotomen sein [25].

Die nasale Netzhaut repräsentiert das temporale Gesichtsfeld. Die Fasern der nasalen Netzhaut kreuzen im Chiasma zur Gegenseite. Die temporale Netzhaut repräsentiert das nasale Gesichtsfeld. Die Fasern der temporalen Netzhaut ziehen gleichseitig durchs Chiasma zum Corpus geniculatum laterale.

Bei Schäden des Auges selbst bis zum Chiasma ist nur das Gesichtsfeld eines Auges betroffen. Bei Störungen ab dem Chiasma sind die Gesichtsfelder beider Augen betroffen. Je kongruenter die Gesichtsfeldausfälle sind, desto weiter hinten in der Sehbahn liegt die Schädigung.

Binasale Gesichtsfeldausfälle können durch einen von unten an das Chiasma wachsenden Tumor (z. B. Hypophysentumor) erzeugt werden. Auch bitemporale Defekte können so entstehen, je nachdem, wie das Tumorwachstum sich gestaltet.

Ab dem Corpus geniculatum laterale kommt es zu einer weiten Auffächerung der Sehbahn (Sehstrahlung). Dabei verlaufen die vorderen Fasern der Sehstrahlung nach anterior und lateral um die vordere Spitze des seitlichen Horns (Cornu temporale) des seitlichen Ventrikels (Ventriculus lateralis). Dies nennt man die Meyer'sche Schleife = „Meyer loop". Diese Fasern ziehen im Temporallappen zum Okzipitallappen (Abschn. 1.2).

Das mittlere Faserbündel verlässt nach oben das Corpus geniculatum laterale und zieht oberhalb des vorderen Horns des seitlichen Ventrikels zum Okzipitallappen. Das hintere Faserbündel zieht im Parietallappen seitlich des hinteren (okzipitalen) Horns des seitlichen Ventrikels zum primären visuellen Kortex [20].

Die meisten Fasern der Sehstrahlung enden im primären visuellen Kortex. Manche Fasern zweigen jedoch zu Assoziationsarealen des dorsalen Pfades der Wahrnehmung ab. Es wird diskutiert, ob dies die Ursache für die sogenannte Blindsicht („blindsight") ist [26].

Meist orientieren sich die Gesichtsfelddefekte der Sehbahn an der vertikalen Mittellinie. Bei beidseitigen Läsionen ober- oder unterhalb des Sulcus calcarinus kann es jedoch auch zu Orientierung der Defekte an der horizontalen Mittellinie kommen.

Läsionen oberhalb der Fissura calcarina führen zu Ausfällen im unteren Gesichtsfeld, Läsionen unterhalb der Fissura calcarina führen zu Ausfällen im oberen Gesichtsfeld. (Abb. 2.6)

▶ Bei der Gesichtsfeldprüfung ist an das Riddoch-Phänomen, auch statokinetische Dissoziation genannt, zu denken. Hierbei können Patientinnen statische Objekte nicht/schlecht wahrnehmen, bewegte Objekte aber sehr wohl. Betroffene Patientinnen geben bei einer statischen Perimetrie größere Gesichtsfeldausfälle als bei der kinetischen Perimetrie an. Die Ursache hierfür wird diskutiert. Wahrscheinlich gibt es einen direkten Informationsfluss vom Corpus geniculatum laterale zum visuellen Kortex 5 (V5) unter Aussparung des primären visuellen Kortex [7].

Für die Prüfung des Gesichtsfeldes stehen statische und kinetische Methoden zur Verfügung. Je nach Ausstattung von Klinik, MVZ oder Praxis kommen verschiedene Methoden zum Einsatz. Computergestützte Methoden bieten statische und kinetische Methoden an. Das kinetische Hand-Goldmann-Perimeter kommt nur noch selten zum Einsatz, wobei gerade Patientinnen mit Mehrfachbeeinträchtigungen und Kinder sich dort sehr gut untersuchen lassen. Für diese Patientinnen kann gut der Tangent-Screen oder der Nef-Trichter benutzt werden. Auch können Ausfälle grob mit der Konfrontationsmethode oder mit dem Amsler-Netz abgeklärt werden.

Wird ein kleiner Defekt innerhalb des zentralen 10°-Bereichs vermutet, muss ein Makulaprogramm des jeweiligen Gerätes benutzt werden, das in sehr engen Abständen Prüfpunkte setzt. Sonst werden kleine Defekte übersehen.

Um zusätzlich auf einen Neglect zu testen, kann man Patientinnen eine Linie halbieren lassen. Patientinnen mit Gesichtsfeldeinschränkung teilen die Linie eher in Richtung der erkrankten Seite (in Richtung des Gesichtsfelddefektes), Neglectpatientinnen eher in Richtung der gesunden (wahrgenommenen) Seite.

2.3.12 Prüfung der Lesefähigkeit und -geschwindigkeit

Die Prüfung der Lesefähigkeit und -geschwindigkeit erfolgt über standardisierte Tests. Hierfür eignet sich der International Reading Speed Text (IReST). Darin stehen mehrere Texte gleicher Art in 19 Sprachen zu Verfügung. Die Lesegeschwindigkeit kann auch ohne IReST getestet werden, indem die Fehler von der Anzahl der gelesenen Wörter subtrahiert werden, diese Zahl durch die für den Text benötigte Zeit in Sekunden dividiert und mit 60 multipliziert wird. Das Ergebnis ergibt die Wörter pro Minute (WpM), das im gesunden Fall bei ca. 175 Wörtern pro Minute liegt. Unter 45 WpM besteht der Verdacht auf eine Alexie. Dies muss durch eine neuroradiologische Befundung bestätigt werden.

Formel zur Berechnung der Lesegeschwindigkeit

$$\frac{\text{Gelesene Wörter-Fehler}}{\text{benötigte Zeit (sec)}} \times 60 = \text{Wpm}$$

Der Lesevorgang unterteilt sich in einen äußeren und inneren Vorgang.

Äußerer Vorgang

Für Lesestörungen nach zerebralen Schäden kommen verschiedene Ursachen infrage. Da es hier um zerebral bedingte Lesestörungen gehen soll, wird von organisch gesunden oder zumindest organisch lesefähigen Augen ausgegangen. Für das Erkennen von Buch- oder Zeitungstexten ist eine Sehschärfe von mindestens 0,4 erforderlich. Durch die Weiterleitung über Nervus und Tractus opticus an das Corpus geniculatum laterale und dann weiter über die Sehstrahlung in den primären visuellen Kortex, können bei Schäden in diesen Bereichen Gesichtsfeldausfälle auftreten, die das Lesen beeinflussen können (siehe unten).

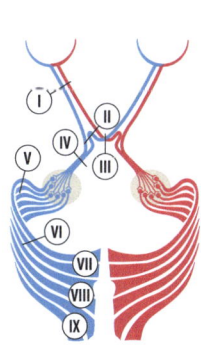

Abb. 2.6 Haupttypen der Gesichtsfeldausfälle bei Störungen der Sehbahn. (Quelle: Grehn 2019, S. 406 [27])

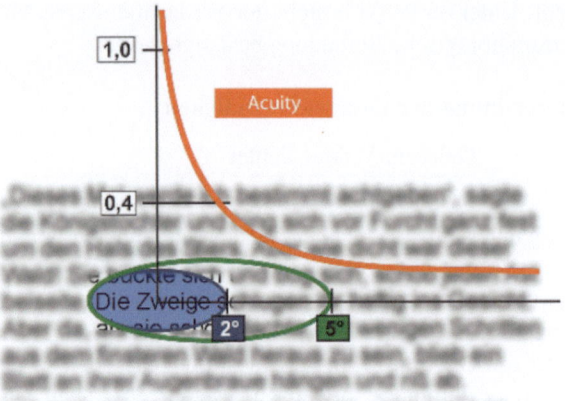

Abb. 2.7 Physiologische Grundlage des Lesevorgangs. (Quelle: Trauzettel-Klosinski 2007, S. 303 [28])

Im Unterschied zur Sehschärfenprüfung, bei der meist nur ein Sehzeichen angeboten wird, müssen beim Lesen mehrere Buchstaben erfasst werden. Dafür benötigen wir bei Fixation auf ein Objekt ein minimales Gesichtsfeld von jeweils 2° nach links und rechts und jeweils 1° nach oben und unten. Außerdem werden in Leserichtung Informationen über Perzeptionsareale von 5° oder 15 Buchstaben aufgenommen. Nach links ist dieses Areal nur 1–2° groß. S. Abb. 2.7.

In Abb. 2.7 wird der Zusammenhang zwischen Sehschärfe (nimmt mit zunehmender Exzentrizität stark ab, orange Linie), Lesegesichtsfeld und Wahrnehmungsspanne während des Lesevorganges dargestellt.Um Zeitungsdruck lesen zu können, ist eine Sehschärfe von 0,4 (20/50) erforderlich; die Mindestgröße des Lesesichtfeldes (blau dargestellt) beträgt 2° links und rechts vom Fixationspunkt und 1° oberhalb und unterhalb des Fixationspunkts. Nur in diesem Bereich ist der Text klar lesbar. Die gesamte Wahrnehmungsbreite während eines Fixationsmoments (grün dargestellt) beträgt in Leserichtung bis zu 5° [6].

Innerer Vorgang

Die visuelle Information einer Buchstabengruppe wird vom primären visuellen Kortex an den Gyrus angularis weitergeleitet. Der Gyrus angularis ist ein Areal, das das Seh- und Hörzentrum mit anderen Arealen vernetzt. Der linke Gyrus angularis ist dafür verantwortlich, geschriebene in gesprochene Sprache umzusetzen. Rechter und linker Gyrus angularis sind über das Splenium des Corpus callosum miteinander verbunden. Bei Hirnschäden in diesen Bereichen kann es zu verschiedenen Störungen kommen:

Alexie (Wortblindheit, Verlust der Lesefähigkeit) ohne Agraphie (Verlust der Schreibfähigkeit): Die Patientinnen können nicht lesen, aber sie können schreiben, sprechen, verstehen und wiederholen. Sie haben keinen Zugang zu ihrem Lexikon visueller Informationsprozesse (rechter okzipitaler Hirnlappen) bei erhaltenen Sprachschlüsselarealen. Hinzu kommt eine homonyme Hemianopsie nach rechts. Leider können diese Patientinnen nicht lesen, was sie selbst geschrieben haben. In seltenen Fällen sind die Gesichtsfelder intakt oder die Patientinnen lesen bei intakten Gesichtsfeldern nur die linke Hälfte eines Wortes.

Alexie mit Agraphie: Die Patientinnen können weder lesen noch schreiben, haben aber kein Sprachdefizit [7].

2.3.13 Prüfung der visuell-räumlichen Wahrnehmung

Um einen Überblick zu bekommen, ob eine räumlich-visuelle Wahrnehmungsstörung vorliegt, bietet es sich an, eine orientierende Testung durchzuführen (siehe Abschn. 4.3.5):

- Distanzen abschätzen, z. B. „Wie lang ist dieses Untersuchungszimmer?
- Ausstreichübungen: in Zeilen voller Dreiecke, Quadrate und Kreise müssen alle Kreise gefunden werden.
- Objekte abzeichnen, Bilder auf Vorgabe malen: „Zeichnen Sie bitte eine Blume."
- Name und Adresse in ein vorgegebenes Feld schreiben.
- Linie halbieren lassen.

Eine genauere Diagnostik ist bei Neuropsychologinnen, spezialisierten Ergotherapeutinnen oder Orthoptistinnen möglich.

2.3.14 Prüfung auf Simultanagnosie

Eine Patientin mit Simultanagnosie wird in der Abbildung (Abb. 2.8) nur mehrere "P" sehen. Der Gesamteindruck eines "F" wird nicht wahrgenommen.

▶ Störungen der komplexen Sehfunktionen sollten durch spezialisierte Orthoptistinnen, Ergotherapeutinnen oder Neuropsychologinnen erfolgen.

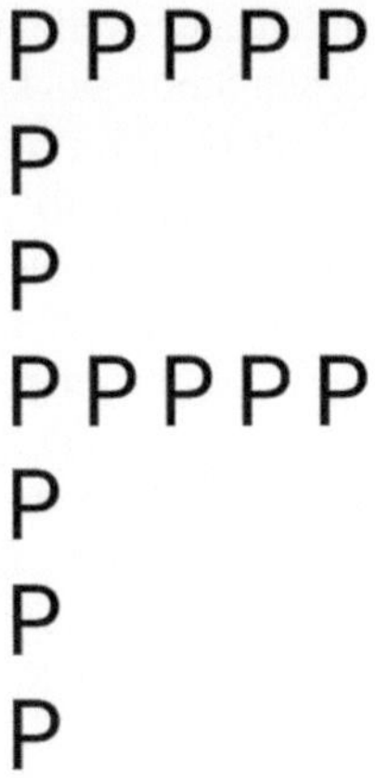

Abb. 2.8 Beispiel für eine Navon-Figur zur Testung von Simultanagnosie

```
P P P P P
    P
    P
P P P P P
    P
    P
    P
```

2.4 Neuroorthoptische Therapie und neurovisuelle Rehabilitation

Die neuroorthoptische Therapie und Rehabilitation kann sowohl direkt in der Klinik erfolgen als auch ambulant in einer Praxis. Je nach Schwere der Einschränkung kann ggf. direkt am Bett eine erste Diagnostik erfolgen und dann auch, soweit der Allgemeinzustand der Patientin es zulässt, mit einer Therapie/Rehabilitation begonnen werden. Die Anzahl der Patientinnen, die sich nach erfolgter Rehabilitation in einer neurologischen Klinik später wegen Sehstörungen in einer ambulanten Augenarztpraxis vorstellen, nimmt zu.

2.4.1 Neuroorthoptische Therapie

Eine ambulante neuroorthoptische Therapie sollte mit bestmöglichem Brillenausgleich und komplett erhobenem Organbefund erfolgen. Die Patientinnen können durch einen grauen Star eine schlechte Sehschärfe haben. In solch einem Fall sollte der graue Star je nach Grad der Trübung und Allgemeinzustand der Patientin ggf. operativ versorgt werden, bevor eine neurovisuelle Rehabilitation angegangen wird. Es gibt Patientinnen, die nach stattgefundener Kataraktoperation mit den zerebral bedingten Sehstörungen wieder besser zurechtkommen. Außerdem lässt sich eine Therapie besser durchführen, wenn durch die Entfernung der Trübung wieder schärferes und farbenfroheres/kontrastreiches Sehen möglich ist. Ebenso sollte Wert auf eine Befundung des Glaskörpers, der Netzhaut und des Sehnervs gelegt werden. 10–37 % der Patientinnen mit einer Subarachnoidalblutung entwickeln ein Terson-Syndrom [29], eine Einblutung in das Augeninnere. Diese Einblutung muss je nach Schwere und Persistenz operativ versorgt werden.

Die Therapie richtet sich gemäß ICF nach den Symptomen und der Relevanz für die Patientin.

Brillenversorgung Bei der Wahl der Brille oder der Brillen ist darauf zu achten, welche Einschränkung vorliegt. Es muss geklärt werden, ob die Patientin ihre vor der Hirnschädigung getragene Gleitsichtbrille (fließender Übergang von Fern- zu Nahfokus) überhaupt noch sinnvoll nutzen kann. Bei Gesichtsfeldausfällen ist es meistens besser, eine monofokale Fern- und Nahbrille zu verordnen. Ebenso ist dies bei unterschiedlichen Doppelbilderangaben für Ferne und Nähe der Fall, da die benötigte Prismenstärke für die verschiedenen Entfernungen differieren kann. Diese Versorgung ist durch eine Gleitsichtbrille nicht möglich, da hier nur eine Prismenstärke verwendet werden kann. Arbeitet die Patientin viel am Computerbildschirm, muss auch für diese Entfernung eine geeignete Brille vorhanden sein.

Da Patientinnen nach Hirnschädigung oft über ein erhöhtes Blendempfinden berichten und dies beklagen, sollte an **Lichtschutzgläser** für den Aufenthalt im Freien und gutes, nicht blendendes Licht für die Innenräume gesorgt werden.

Diplopie und Fusionsstörung Bestehende Doppelbilder sollten durch eine Prismenbrille und/oder Augenmuskeloperation reduziert oder beseitigt werden. Eine Fusionsschulung bei geringer Abweichung der Augen zueinander und schlechtem Fusionsvermögen kann in Erwägung gezogen werden. Hierfür stehen Prismen und Synoptophor/-meter zur Verfügung.

Können die Doppelbilder durch die genannten Therapiemöglichkeiten nicht beseitigt werden, muss bei störenden Doppelbildern über die Okklusion eines Auges nachgedacht werden. Dies kann entweder durch eine Augenklappe oder das Abdecken eines Brillenglases erfolgen. Es gibt verschiedene Folien für Brillengläser von vollständigen Mattfolien, die einen Durchblick komplett verhindern, bis zu Folien, welche die Sicht in einem unterschiedlich hohen Ausmaß vernebeln. Hierbei sollte darauf geachtet werden, dass möglichst das schlechter sehende Auge okkludiert wird. Cave: Die Sturzgefahr ist erhöht [2]. Ist das besser sehende Auge jedoch durch eine Augenmuskellähmung, z. B. das rechte Auge in Adduktion (zur Nase hin) nahezu fixiert, müsste die Patientin den Kopf immer sehr weit nach rechts drehen, um fixieren zu können. Dann ist es ggf. besser, das schlechter sehende, aber frei bewegliche Auge zum Sehen zu benutzen und das besser sehende Auge zu okkludieren. Dies muss mit der Patientin zusammen ausprobiert und erklärt werden. Ist das besser sehende Auge von einer Augenmuskelparese betroffen, kann auch über eine Botulinumtoxininjektion in den Antagonisten als Gegenparese nachgedacht werden.

▶ Bei Erwachsenen muss *keine* alternierende Okklusion erfolgen, da die Sehentwicklung abgeschlossen ist. Das okkludierte Auge wird durch die Okklusion bei der erwachsenen Patientin nicht schlechter. Durch alternierende Okklusion muss die Patientin sich immer wieder neu orientieren und ihre subjektive Lokalisation neu einstellen. Dies ist insbesondere bei Augenmuskellähmungen sehr verwirrend und störend und kann zu Schwindel und Orientierungsstörungen führen.

Lesefähigkeit Vielleicht ist für betroffene Patientinnen auch eine Anpassung von vergrößernden Sehhilfen notwendig, um eine Lesefähigkeit zu erreichen. Dies muss, wenn nicht im Haus vorhanden, mit dafür spezialisierten Optikern erarbeitet werden.

Gesichtsfeldausfälle Zerebral bedingte Gesichtsfeldausfälle bessern sich in 30 % der Fälle innerhalb der ersten Wochen. Bestehen die Gesichtsfeldausfälle nach 6 Monaten weiterhin, muss davon ausgegangen werden, dass sie dauerhaft bestehen bleiben [30, 31].

Diese dauerhaften, zerebral bedingten Gesichtsfeldausfälle sind nicht heilbar. Der Patientin kann aber meist sowohl haptisch als auch computergestützt antrainiert werden, besser mit dem Gesichtsfelddefekt zurechtzukommen. Hierbei handelt es sich um ein Kompensationstraining. Studien haben ergeben, dass keine signifikante Vergrößerung der Gesichtsfelder durch ein Restitutionstraining erreicht werden kann [32].

Sonstige mögliche Therapien Durch eine geeignete Beleuchtung können bei herabgesetztem Kontrastsehen die Kontraste zum Lesen verbessert werden. An Bildschirmen können durch Invertieren der Schrift (z. B. anstatt schwarzer Schrift auf weißem Hintergrund besser weiße Schrift auf schwarzem Hintergrund) die Blendung reduziert und das Wohlbefinden beim Lesen verbessert werden.

Immer häufiger stellen sich Patientinnen mit Visual-Snow-Phänomen mit Frage der Therapie vor. Hier gilt es nach erfolgter augenärztlicher und neuroorthoptischer Diagnostik, in enger Zusammenarbeit mit der Neurologin und Radiologin festzustellen, ob es sich allein um ein Visual-Snow-Phänomen, ein Visual-Snow-Syndrom, eine visuelle Migräneaura oder eine „hallucinogen persisting perception disorder" (HPPD) handelt [33]. Eine ggf. durchzuführende medikamentöse Therapie liegt in den Händen der Neurologin. Farbfiltergläser können ggf. die Beschwerden mildern; Binokularschulungen werden diskutiert. Auf jeden Fall sollte eine gute refraktive, binokulare Versorgung sichergestellt sein [34].

2.4.2 Neurovisuelle Rehabilitation

Die Hauptfelder der neurovisuellen Rehabilitation gliedern sich auf in Orientierungs- und Lesestörung. Diese können getrennt oder zusammen auftreten.

2.4.2.1 Neurovisuelle Rehabilitation bei Orientierungsstörung

Orientierungsstörungen treten sowohl bei homonymen und heteronymen Hemianopsien als auch bei homonymen Quadrantenausfällen und visuell-räumlichen Störungen auf. Es besteht häufig die Meinung, dass heteronyme (beide Gesichtsfelder sind nasal oder temporal betroffen) im Gegensatz zu hemianopen Gesichtsfeldausfällen nicht so sehr ins Gewicht fallen, da am Partnerauge ein intaktes korrespondierendes Gesichtsfeld vorliegt. Durch Überlagerung der Gesichtsfelder im Gehirn entsteht ein vollständiges Bild. So wird der Defekt von Betroffenen bei beidäugigem Sehen nicht wahrgenommen. Da aber keine überlappenden Gesichtsfelder existieren, kann es zum Phänomen des Hemifield Sliding kommen. Die Augen driften mangels fusionsfähiger Gesichtsfeldareale – Areale, die von beiden Augen gleichzeitig gesehen werden – auseinander, entweder horizontal oder vertikal. So kann es zu Überlappungen bei Geradesausblick, zu einem leeren Raum zwischen den Gesichtsfeldern oder zu einem vertikalen Versatz der Bilder kommen (Abb. 2.9).

Da Patientinnen mit einer homonymen Hemianopsie einen Teil ihrer Außenwelt nicht sehen, werden Objekte in dem blinden Gesichtsfeldbereich nicht oder zu spät wahrgenommen, oder das Gehirn der Betroffenen füllt den defekten Bereich sinnvoll auf. Beispielsweise berichtete eine Patientin mit homonymem Quadrantenausfall nach links oben, dass in ihrer Küchenhängeschrankzeile, in der alle Türen gleich aussehen, sie immer alle Schranktüren geschlossen sehe, auch die links oben. Dennoch habe sie sich schon oft links die Stirn gestoßen.Die vermeintlich geschlossenen Türen waren vermutlich nicht immer geschlossen und konnten aufgrund des homonymen Quadrantenausfalls von der Patientin nicht wahrgenommen werden.

Auch kann es bei falschen Entfernungseinschätzungen, Doppelbildern und gestörter Raumlage dazu kommen, dass Betroffene nicht mehr wissen, wo sie sind und in welche Richtung der Weg weitergeht. Die Patientinnen sind desorientiert. Hinzu kommt, dass sie durch Anstoßen an Türrahmen oder anderen Personen immer wieder von ihrer gewählten Richtung abweichen.

Um die Orientierung zu verbessern, muss den Patientinnen bewusst gemacht werden, in welchem Bereich ihre Defizite liegen. Die oben genannte Patientin

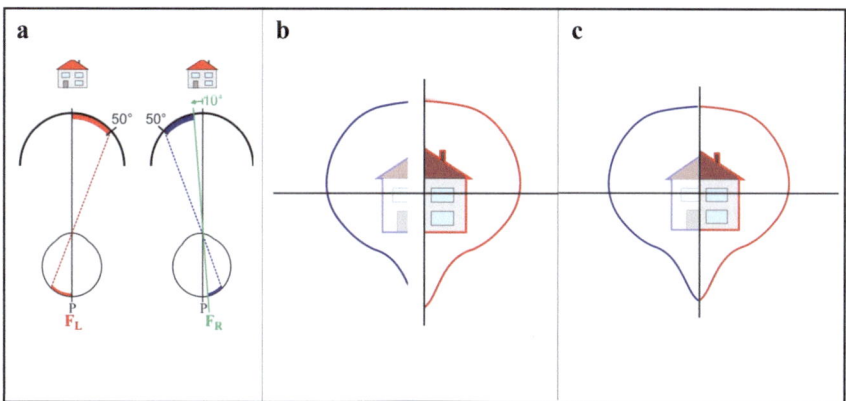

Abb. 2.9 Hemifield Slide. Darstellung eines Falles mit bitemporaler Hemianopsie und Esotropie des linken Auges von 10°: a Schematische Darstellung der Netzhautbereiche und der entsprechenden monokularen Gesichtsfelder beider Augen mit einer nasalen Ausdehnung von bis zu 50°. FL: Fovea linkes Auge. FR: Fovea rechtes Auge. P: Projektion der Hausmitte. b Binokulares Gesichtsfeld mit Aufspaltung und zentraler „blinder Lücke" zwischen den nasalen Hemifeldern. Das Ausmaß des absoluten blinden Bereichs im binokularen Gesichtsfeld entspricht dem Ausmaß der Abweichung des rechten Auges. Durchgehende blaue Linie: nasale äußere Isoptere des rechten Auges. Durchgehende rote Linie: nasale äußere Isoptere linkes Auge. c Wahrnehmungsauffüllung. (Quelle: van Waveren et al. 2012 [35])

musste erst auf ihren Quadrantenausfall nach links oben aufmerksam gemacht werden. Sie selbst hatte ihn nicht entdeckt. Ihr war nur aufgefallen, dass sie sich häufiger stößt. Der Gesichtsfelddefekt war nicht in der Rehabilitationsklinik diagnostiziert worden, sondern beim niedergelassenen Augenarzt.

Das Ergebnis der Gesichtsfelduntersuchung ist bei dieser Patientin sehr eindrücklich. Es hilft der Patientin, ihre Situation besser zu verstehen. Auch kann der Patientin gezeigt werden, welcher Bereich frei sein müsste, um die Fahrerlaubnis zu erhalten (siehe Informationskasten Abschn. 2.3.11).

Betroffene mit Orientierungsstörungen müssen lernen, ihre Umgebung zu scannen. Sie müssen lernen, mehr Augenbewegungen in Richtung des nicht sehenden Gesichtsfeldes zu machen, um somit den blinden Gesichtsfeldbereich zu verschieben und Dinge auf der defekten Seite zu entdecken (Abb. 2.10). Hierfür bietet sich das evidenzbasierte Computerprogramm Visiocoach (ein exploratives Sakkadentraining) an, das in der Praxis mit den Patientinnen geübt und dann verordnet werden kann. Ist die Patientin nicht so computeraffin, kann mit Ausstreichübungen auf Zetteln mit Stift (Rehasehtraining nach Paul) der gleiche Effekt erzielt werden. Viele „Zettel-und-Stift-Übungen" sind auch im Buch „Ergotherapie bei Gesichtsfeldausfällen. Das Praxisbuch zur visuellen Rehabilitation" von Sabine Pauli und Christine Paul, Verlag modernes Lernen, enthalten [36].

Um das Explorationsverhalten zu dokumentieren, bietet der Visiocoach eine Statistik an. Auch mit dem Table-Test und dem Zihlschlachter-Explorationstest kann das Explorationsverhalten dokumentiert werden [13].

Gehen mit Nordic-Walking-Stöcken kann die Körperhaltung verbessern und mehr Sicherheit beim Gehen geben. Oft reicht ein Stock auf der Seite der homonymen Hemianopsie, um sich zu dieser Seite abzusichern. Auch kann bei so einem Spaziergang die Begleitperson Gegenstände ansprechen, welche die Patientin dann finden muss. Für diese Spaziergänge ist eine monofokale Fernbrille zu empfehlen, um die Sturzgefahr durch eine Gleitsichtbrille (Unscharfsehen in Randbereichen und nach unten) zu vermeiden.

Ist die visuelle Einschränkung zu groß, um durch eine neurovisuelle Rehabilitation verbessert zu werden, sollte ein Orientierungs- und Mobilitätstrainer (O&M-Trainer) empfohlen werden [13].

▶ Wichtig bei allem ist, dass die Patientin lernt, zuerst Augen-, dann Kopfbewegungen auszuführen, da unsere Augenbewegungen schneller sind als die Kopfbewegungen. So wird die Patientin schneller und kann besser kompensieren.

Bei dauerhaftem hemianopem Gesichtsfeldausfall, der eine Fahrerlaubnis verhindert, kann diese auch durch ein Sakkadentraining mangels validierter Studien nicht wiedererlangt werden [37].

2 Neuroorthoptik und neurovisuelle Rehabilitation

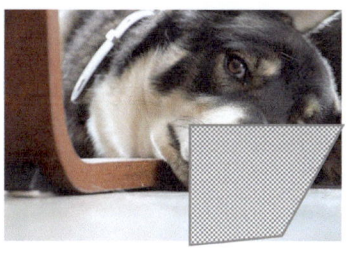 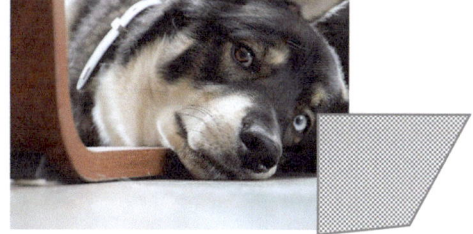

Abb. 2.10 Wahrnehmung eines Bildes bei Patientin mit homonymem Quadratenausfall nach rechts unten, Verschiebung des Defektes durch Sakkade

2.4.2.2 Neurovisuelle Rehabilitation bei Lesestörung

Neben Orientierungsstörungen sind Lesestörungen bei Gesichtsfeldausfällen ein häufiges Problem. Einer Patientin mit Quadrantenausfall nach rechts unten wurde der Text in Abb. 2.11 angeboten.

Eine mögliche Therapiemethode ist, durch Sakkaden den Gesichtsfelddefekt nach rechts zu verschieben. Dadurch werden neue Buchstabengruppen frei. Die Worte können gelesen werden. Eine andere Möglichkeit ist, das Lesegut schräg zu halten, damit die zu lesenden Wörter aus dem Defekt heraus geholt werden (Abb. 2.12).

Kuester-Gruber et al. (2024) [38] untersuchten, wie sich bei Patientinnen mit hemianopen Gesichtsfeldausfällen das Leseverhalten ändert, wenn der Lesestoff vertikal angeboten wird. Es wurde bewiesen, dass die Lesegeschwindigkeit durch vertikales Lesetraining signifikant anstieg. Die Augenbewegungen wurden während des Lesevorgangs aufgezeichnet. Hierbei zeigte sich, dass bei rechtsseitigen hemianopen Gesichtsfelddefekten nach vertikalem Lesetraining weniger Sakkaden in Leserichtung gemacht wurden. Bei linksseitigen hemianopen Gesichtsfelddefekten waren die benötigten Sakkaden gegen die Leserichtung nach horizontalem Lesetraining weniger (Abb. 2.13).

▶ Am besten wird das Lesetraining mit einer Einstärkenlesebrille gestaltet.

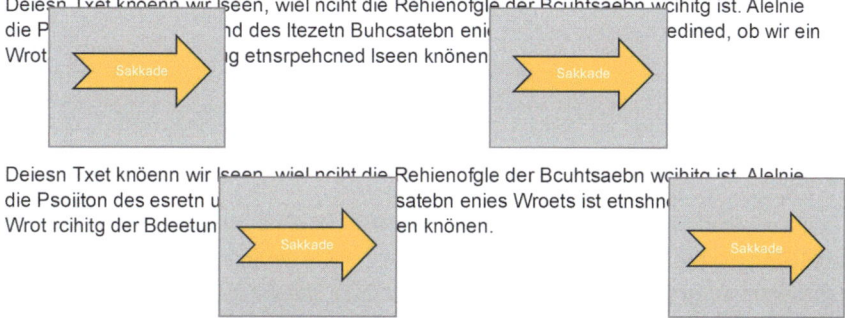

Abb. 2.11 Text bei homonymem Gesichtsfeldausfall

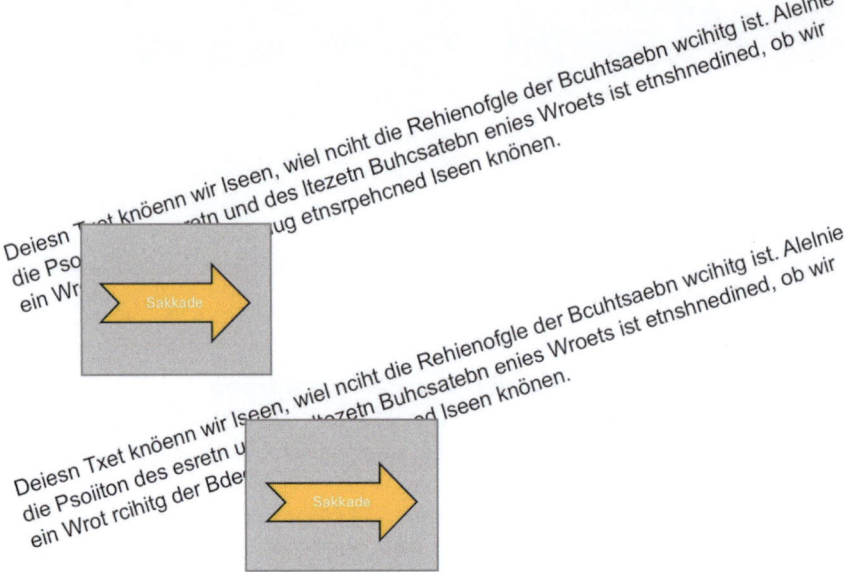

Abb. 2.12 Veränderung des Sichtfeldes bei schräg gehaltenem Lesetext

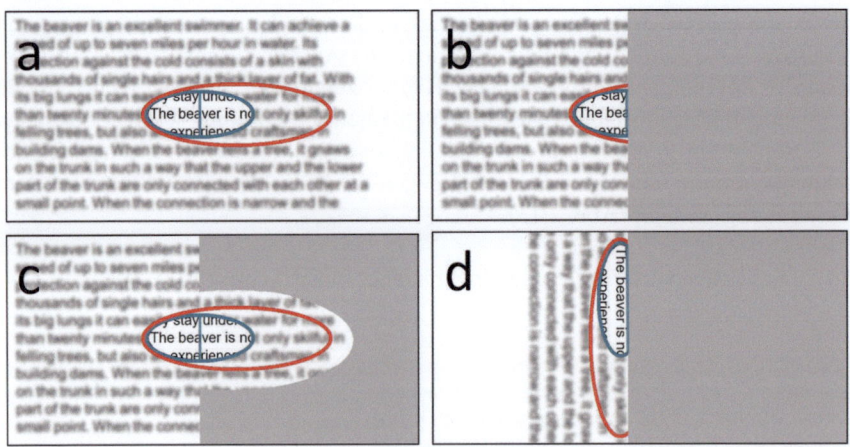

Abb. 2.13 Lesevorgang bei Gesichtsfeldstörungen. (Quelle: Kuester-Gruber et al. 2024 [38], veröffentlicht unter der Creative-Commons-Lizenz BY, https://creativecommons.org/licenses/by/4.0/)

Als Hilfe zur Orientierung beim Lesen können Lineale unter die zu lesende Zeile oder leicht vergrößernde Lesestäbe mit roter Führungslinie (vergrößert nur in der Vertikalen, nicht in der Horizontalen) ausprobiert werden. Kann die Patientin den Abblick nicht nutzen und ist das ständige Hochhalten des Lesegutes zu schwer/

schwierig, bietet sich das Ablegen auf einem Lesepult an. Auch kann durch Schablonen vielleicht nur 1 Zeile oder 1 Wort sichtbar gemacht werden, um die Orientierung zu erleichtern.

E-Books oder Tablets können eine große Hilfe bezüglich der Schriftfarbe, -größe und des guten Kontrasts sein. PC-gestützte Lesetrainings werden an Kliniken angeboten, sind aber für zu Hause oft zu teuer.

In Kliniken stehen auch Programme zur Verfügung, die den Text über den Bildschirm laufen lassen oder nur einzelne Wörter anbieten.

▶ Generell sollte darauf geachtet werden, dass nur so wenig Vergrößerung wie nötig benutzt wird, damit möglichst viele Buchstaben im verbleibenden Gesichtsfeld gesehen werden können.

Eine intensive Auseinandersetzung mit der Diagnose und der dazugehörigen Therapie kann die Patientin motivieren, mit ihrer Einschränkung zu leben und diese zu akzeptieren. Die Patientin merkt, dass die Untersucherin/Therapeutin sie ernst nimmt. Dies fördert die Motivation und hilft, die Therapie durchzustehen [39].

2.5 Interprofessionelle Aspekte der Diagnostik und Therapie

Da die Neuroorthoptik und neurovisuelle Rehabilitation mit Patientinnen arbeiten, die meistens mehr als eine Einschränkung durch Hirnschäden erlitten haben, ist es wichtig, die Patientinnen in ihrer Gesamtheit als Mensch zu sehen. Hier gilt es im Sinne der ICF (Internationale Klassifikation der Funktionsfähigkeit, Behinderung und Gesundheit, Version 2005; Hintergrundinformationen s. Abschn. 4.6), nicht nur die Krankheit und somit Einschränkung der Patientin zu sehen, sondern sie zu fördern und zu fordern. So kann die Patientin an ihrem Leben und ihrem Umfeld wieder (besser) teilnehmen/teilhaben.

Hierfür ist es unbedingt notwendig, dass die verschiedenen Professionen, die eine Patientin behandeln und betreuen, gut zusammenarbeiten.

In der Frührehabilitation ist durch das Zusammenarbeiten von Neurologinnen, Neuropsychologinnen, Physiotherapeutinnen, Ergotherapeutinnen, Logopädinnen und Orthoptistinnen ein schlüssiges Therapiekonzept zu erarbeiten, das je nach Entwicklung der Patientin variiert werden kann und muss.

Schon im eigenen Haus, egal ob Augenklinik, MVZ oder Praxis, ist die Zusammenarbeit mit Augenärztinnen, Optometristinnen und Optikerinnen wichtig, um einen pathologischen Organbefund auszuschließen und eine bestmögliche optische Versorgung zu gewährleisten.

Befunde von Neurologin/Radiologin geben die Idee, um welche Form der Sehbeeinträchtigung es sich handeln könnte. Deswegen ist es ratsam, schon bei Terminvereinbarungen die Patientin darauf hinzuweisen, entsprechende Befunde mitzubringen. MFA müssen geschult sein, um bei Terminvereinbarungen sensibilisiert zu sein, welche Zusatzuntersuchen ggf. durchgeführt werden müssen. „Ich hatte einen Schlaganfall und sehe auf dem linken Auge nichts" kann sehr oft bedeuten, dass eine Hemianopsie nach links vorliegt, also eine Gesichtsfelduntersuchung beider Augen mit eingeplant werden muss. Genauso ist es wichtig, dass den beteiligten Professionen Ergebnisse und Therapien übermittelt werden. Hierfür wird ein ausführlicher Befundbericht mit Therapieplan und Kopien der Gesichtsfelder empfohlen. Je ausführlicher der Befundbericht, desto eher kann eine Profession, die nicht in der Neuroorthoptik/Neuroophthalmologie bewandert ist, den orthoptischen Befund in ihr Diagnose-/Therapieschema einfügen.

Außerdem können so Therapien besser aufeinander abgestimmt werden. Unnötige oder doppelte Therapien werden vermieden und damit Kosten und Aufwand für die Patientin.

Der Hinweis von unserer Seite, dass die Patientin verschiedene Brillen für Ferne und Nähe benötigt, erleichtert in der neuropsychologischen und Ergotherapie den Umgang mit der Patientin, weil sie die dargebotenen Objekte nicht mehr doppelt und schärfer sieht.

Ebenso können Orthoptistinnen von anderen Berufsgruppen lernen und ihr Wissen erweitern. So können alle besser zum Wohle der Patientinnen arbeiten.

Hinsichtlich der Berufstätigkeit sollte in Zusammenarbeit mit der Hausärztin an eine stufenweise Wiedereingliederung, die Beantragung eines Schwerbehindertenausweises oder an einen Gleichstellungsantrag gedacht werden.

▶ **Tipp** Interprofessionelle Zusammenarbeit hat nicht nur für die Betroffenen, sondern auch für die beteiligten Berufsgruppen einem Mehrwert!

Lesestörung bei Gesichtsfelddefekt

Anamnese
Ein 47-jähriger Patient wurde mir 2 Jahre nach Grenzzoneninfarkt links bei Vasokonstriktionssyndrom ohne Provokation vorgestellt. Sein Wunsch war, wieder besser lesen und wieder Auto fahren zu können. Weitere neurologische/neuropsychologische Diagnosen waren nicht bekannt. Eine Augenmuskeloperation war in der Kindheit erfolgt. Eine Okklusionsbehandlung habe nicht stattgefunden. Doppelbilder wurden zu keiner Zeit gesehen.

Befund
Die orthoptische und ophthalmologische Untersuchung ergab einen kleinen zentralen Quadrantenausfall nach rechts unten bei normalen Außengrenzen (Abb. 2.14), eine Exophorie von 10 cm/m in Ferne und Nähe bei freier Augenbeweglichkeit, eine überkorrigierte anisometrope Myopie, die durch Kontaktlinsen versorgt war. Damit bestand eine Sehschärfe von RA/LA 1.0.

Therapieansatz
Zunächst wurden bei dem involvierten Optiker die Kontaktlinsen abgeschwächt. Die überkorrigierenden Kontaktlinsen forderten mehr Akkommodation. Dies

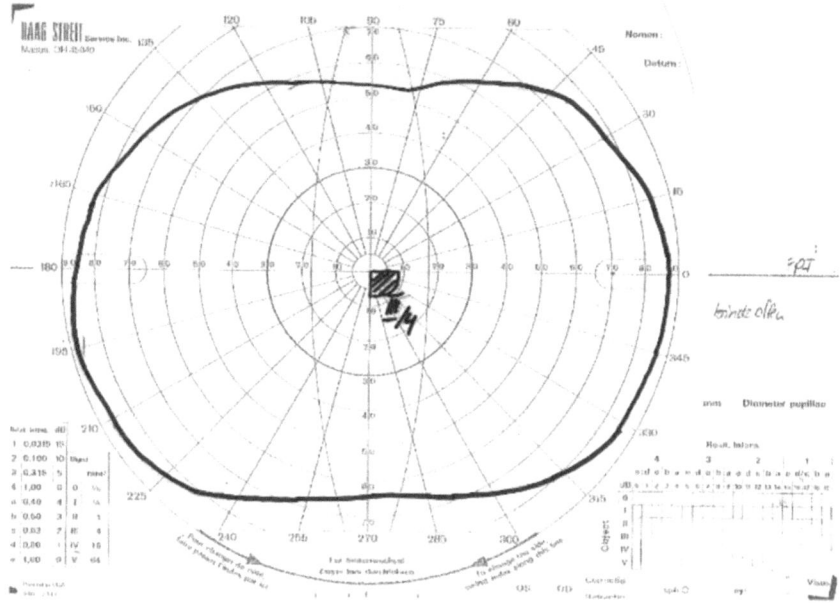

Abb. 2.14 Binokulares Gesichtsfeld III4e

konnte der Patient im Alter von 47 Jahren (altersgerecht) nicht leisten. Zusätzlich wurde eine Lesebrille mit +1,5 dpt RA/LA als angenehm empfunden. Eine Versorgung der Exophorie mit Prismen wurde als unangenehm empfunden. Daher wurde auf die Verordnung von Prismen verzichtet.

Lesetraining
Mit neuen Kontaktlinsen und Lesebrille betrug die Lesegeschwindigkeit 71 Wörter/min. Es wurden in der Praxis 5 Folgetermine/1×wöchentlich/30 min vereinbart. Hausaufgaben/Leseübungen wurden mit nach Hause gegeben. Bei den Terminen wurde mit Lesebrille und Kontaktlinsen das Lesen geübt. Das Lesegut wurde nach links unten gekippt, um die zu lesenden Wörter aus dem Gesichtsfelddefekt herauszuholen. Durch die schräge Verkippung erhöhte sich die Lesegeschwindigkeit auf 107 Wörter/min. Während der Therapiesitzungen kamen verschiedene Probleme des Patienten allgemeiner Natur zur Sprache, sodass der Patient darin bestärkt wurde, sich in begleitende psychologische Betreuung zu begeben. Um beruflich wieder Fuß zu fassen, wurde eine Kontaktaufnahme mit QuikStep (https://www.quikstep.eu/) empfohlen. Dieses Kompetenzzentrum für Menschen mit Behinderungen hilft den Betroffenen, Lebensqualität sowohl in beruflicher als auch in privater Hinsicht zurück zu gewinnen. Wegen des bestehenden Skotoms bei Binokularität konnte das Autofahren nicht gestattet werden. ◄

Literatur

1. Stiftung deutsche Schlaganfallhilfe. https://www.schlaganfall-hilfe.de/de/start. Zugegriffen: 27 Apr 2025
2. Deutsche Gesellschaft für Allgemeinmedizin und Familienmedizin. DEGAM Leitlinie: S3. 053-011 Schlaganfall. https://www.degam.de/leitlinie-s3-053-011. Zugegriffen: 27 Apr 2025
3. Rowe FJ, Hepworth LR, Howard C, Hanna KL, Cheyne CP, Currie J (2019) High incidence and prevalence of visual problems after acute stroke: An epidemiology study with implications for service delivery. PLoS ONE 14(3):e0213035. https://doi.org/10.1371/journal.pone.0213035
4. ZNS Stiftung Hilfe für Menschen mit Schädelhirntrauma. https://www.hannelore-kohl-stiftung.de. Zugegriffen: 27 Apr 2025
5. ICF Internationale Klassifikation der Funktionsfähigkeit, Behinderung und Gesundheit. https://www.bfarm.de/DE/Kodiersysteme/Klassifikationen/ICF/_node.html. Zugegriffen: 27 Apr 2025
6. Wilhelm H, Zrenner E, Burk A (2003) Praktische Neuroophthalmologie. Schiefer U (Hrsg) Kaden, Heidelberg
7. Liu GT, Volpe NJ, Galetta SL (2018) Liu, Volpe, and Galetta's Neuro-Ophthalmology E-Book: Diagnosis and Management. Elsevier Health Sciences
8. Tonagel F (2023) Höhere Sehstörungen. In Steffen H, Kelbsch C, Tonagel F, Job O (Hrsg), Neuroophthalmologie. Springer, Berlin, Heidelberg. https://doi.org/10.1007/978-3-662-64261-0_13
9. Lischka T (2024) Diagnostik bei Diplopie. Die Augenheilkunde: Das Referenzwerk. Berlin, Heidelberg: Springer Berlin Heidelberg, S. 1–12
10. Weiß S, Rohde V, Hautmann X, Schittkowski M (2022) Visual-Snow-Syndrom – Wenn die Augen rauschen. Ophthalmologie 119(6):627–631. https://doi.org/10.1007/s00347-021-01398-1
11. Klein A, Schankin CJ (2021) Visual snow syndrome as a network disorder: a systematic review. Front Neurol 12(2021):724072. https://doi.org/10.3389/fneur.2021.724072
12. Der Beauftrage der Bundesregierung für Sucht- und Drogenfragen. Neue psychoaktive Stoffe (NPS) in Deutschland. https://datenportal.bundesdrogenbeauftragter.de/neue-psychoaktive-stoffe-nps. Zugegriffen: 27 Apr 2025
13. Reckert I (2022) Sehen findet im Gehirn statt: Ein orthoptischer Ratgeber für die Rehabilitation hirnverletzter Erwachsener. Kohlhammer Verlag Stuttgart
14. Eysel U (2019) Höhere visuelle Leistungen. In Brandes R, Lang F, Schmidt RF (Hrsg), Physiologie des Menschen. Springer-Lehrbuch. Springer, Berlin, Heidelberg. https://doi.org/10.1007/978-3-662-56468-4_59
15. Kerkhoff G, Schmidt L (2017) Neglect und assoziierte Störungen. Bd 1. Hogrefe Verlag GmbH & Company KG Göttingen
16. Blom JD, Bastiaan C, Meulen T, Dool J (2021) A century of prosopometamorphopsia studies. Cortex 139:298–308
17. Niedeggen M, Jörgens S (2005) Visuelle Wahrnehmungsstörungen. Hogrefe Verlag GmbH & Company KG Göttingen
18. Holmes GM (1918) Disturbance of visual orientation. Br J Ophthalmol 449–486:506–518
19. Huber A, Kömpf D (1998) Klinische Neuroophthalmologie. Thieme Stuttgart
20. Remington LA, Goodwin D (2021) Clinical Anatomy and Physiology of the Visual System E-Book. Elsevier Health Sciences
21. Bach M, Freiburg Vision Test „FrACT". https://michaelbach.de/fract/. Zugegriffen 27 Apr 2025
22. Berufsverband der Augenärzte Deutschlands e.V. (2022) Stellungnahme der Verkehrskommission der Deutschen Ophthalmologischen Gesellschaft und des Berufsverbandes der Augenärzte Deutschlands zur Prüfung des Kontrastsehens im Rahmen der Fahreignungsbegutachtung für

den Straßenverkehr. https://dog.org/wp-content/uploads/sites/11/2022/12/Kontrastsehen_final. pdf. Zugegriffen: 27 Apr 2025
23. Frenzel C, Rettinger N (2009) Der „Eimertest" - eine einfache Methode zur Bestimmung der subjektiven visuellen Vertikalen. Orthoptik-pleoptik 32/2009
24. Steffen H (2023) Myopathien (Myasthenia gravis, chronisch progressive externe Ophthalmoplegie, Muskeldystrophien). In Steffen H, Kelbsch C, Tonagel F, Job O (Hrsg), Neuroophthalmologie. Springer, Berlin, Heidelberg. https://doi.org/10.1007/978-3-662-64261-0_19
25. Bundesministerium der Justiz. Verordnung über die Zulassung von Personen im Straßenverkehr (Fahrerlaubnis-Verordnung – FeV) Anlage 6 (zu den §§12, 48 Absatz 4 und 5) Anforderungen an das Sehvermögen. https://www.gesetze-im-internet.de/fev_2010/anlage_6.html. Zugegriffen: 27 Apr 2025
26. Kiefer M, (2024) Bewusstsein. In Rieger M, Müsseler J (Hrsg), Allgemeine Psychologie. Springer, Berlin, Heidelberg. https://doi.org/10.1007/978-3-662-68476-4_6
27. Grehn F (2019) Sehbahn. In Augenheilkunde. Springer, Berlin, Heidelberg. https://doi.org/10.1007/978-3-662-59154-3_17
28. Trauzettel-Klosinski S (2007) Reading Disorders. In Schiefer U, Wilhelm H, Hart W (Hrsg), Clinical Neuro-Ophthalmology. Springer, Berlin, Heidelberg. https://doi.org/10.1007/978-3-540-32708-0_24
29. Brunner DR et al Terson-Syndrom – ein vernachlässigtes Problem? Klinische Monatsblätter für Augenheilkunde 230.04(2013):419–422
30. Rowe FJ, Wright D, Brand D, Jackson C, Harrison S, Maan T, Scott C, Vogwell L, Peel S, Akerman N, Dodridge C, Howard C, Shipman T, Sperring U, Macdiarmid S, Freeman C (2013) A prospective profile of visual field loss following stroke: prevalence, type, rehabilitation, and outcome. Biomed Res Int 2013:719096. https://doi.org/10.1155/2013/719096
31. Zhang X, Kedar S, Lynn MJ, Newman NJ, Biousse V (2006) Homonymous hemianopias: clinical-anatomic correlations in 904 cases. Neurology 66(6):906–910. https://doi.org/10.1212/01.wnl.0000203913.12088.93
32. Roth T, Sokolov AN, Messias A, Roth P, Weller M, Trauzettel-Klosinski S (2009) Comparing explorative saccade and flicker training in hemianopia: a randomized controlled study. Neurology 72(4):324–331. https://doi.org/10.1212/01.wnl.0000341276.65721.f2. PMID: 19171828
33. Ciuffreda KJ et al (2024) Visual snow syndrome. Adv Ophthalmol Optometry 9(1):1–23
34. Schatten H, Eter N, Mihailovic N (2020) Visual snow bei Hallucinogen Persisting Perception Disorder. Ophthalmologe 117(11):1112–1115. https://doi.org/10.1007/s00347-020-01056-y
35. van Waveren M, Jägle H, Besch D (2013Feb) Management of strabismus with hemianopic visual field defects. Graefes Arch Clin Exp Ophthalmol 251(2):575–584. https://doi.org/10.1007/s00417-012-2045-1. Epub 2012 May 16 PMID: 22588288
36. Pauli S, Paul C (2023) Ergotherapie bei Gesichtsfeldausfällen: das Praxisbuch zur visuellen Rehabilitation. modernes lernen Borgmann gmbH Co KG Dortmund
37. Deutsche Ophthalmologische Gesellschaft (2015). Stellungnahme der Verkehrskommission der DOG zu homonymen Gesichtsfeldausfällen und Fahreignung. https://dog.org/wp-content/uploads/sites/11/2023/02/homonyme-Gesichtsfeldausfaelle-und-Fahreignung-1.pdf. Zugegriffen: 27 Apr 2025
38. Kuester-Gruber S, Kabisch P, Cordey-Henke A et al (2024) Vertical and horizontal reading training in patients with hemianopia and its effect on reading eye movements. Sci Rep 14:3558. https://doi.org/10.1038/s41598-024-52618-y
39. Klappheck MA (2009) Michalak J (2009) Patientenziele und Therapieerfolg. Z Klin Psychol Psychother 38(1):24–33

Erworbener Nystagmus

Claudia Frenzel

3.1 Einleitung und Übersicht

Verschwommensehen, Bilderwackeln unter bestimmten Sehbedingungen, diffuses Schwindelgefühl, Benommenheit, Leseprobleme, Unverträglichkeit einer Gleitsichtbrille, unsicheres Laufen oder Drehgefühl sind einige Probleme, welche Patientinnen mit erworbenem Nystagmus schildern. Diesen Nystagmus zu erkennen, zielgerichtet zu untersuchen und mithilfe von Anamnese, den charakteristischen Merkmalen und manchmal assoziierten Zusatzsymptomen besser einzuordnen wird Inhalt dieses Kapitels sein.

Der erworbene Nystagmus kann durch seine jeweiligen charakteristischen Merkmale beschrieben werden. Hierzu zählen:

- Schlagform
- Schlagrichtung (die schnelle Nystagmusphase bestimmt die Richtung)
- die Frequenz und Amplitude
- Veränderungen unter anderen Fixationsbedingungen oder Blickrichtungen
- vorliegende Dissoziation oder das Vorliegen assoziierter Okulomotorikstörungen
- die Provozierbarkeit durch bestimmte Untersuchungsbedingungen (Tab. 3.1).

Ein Nystagmus kann dauerhaft, manchmal auch in unterschiedlich lang andauernden Episoden auftreten. Verschiedene Arten von Nystagmus können in Kombination vorhanden sein und die Ausprägung kann so dezent sein, dass der Nystagmus

C. Frenzel (✉)
München, Deutschland
E-Mail: Claudia.Frenzel@med.uni-muenchen.de

© Der/die Autor(en), exklusiv lizenziert an Springer-Verlag GmbH, DE, ein Teil von Springer Nature 2026
M. van Waveren und J. Weis (Hrsg.), *Orthoptik Plus*,
https://doi.org/10.1007/978-3-662-70907-8_3

Tab. 3.1 Übersicht über die Merkmale erworbener Nystagmusformen nach bestimmten Charakteristika

	Schlagform	Schlagrichtung	Veränderbar (durch Blickrichtung Fixation, Konvergenz)	Dissoziiert	Provozierbar
Peripherer Spontannystagmus	Rucknystagmus	Horizontal und/oder rotierend	Ja	Nein	Ja
Zentraler Spontannystagmus	Rucknystagmus	Horizontal und/oder rotierend	Ja	Nein	Ja
Upbeatnystagmus	Rucknystagmus	Vertikal	Ja	Nein	Nein
Downbeatnystagmus	Rucknystagmus	Vertikal	Ja	Nein	Ja
See-Saw-Rucknystagmus	Rucknystagmus	Vertikal und rotierend	Ja	Möglich	Nein
BPPV	Rucknystagmus	Vertikal, rotierend, horizontal (je nach BG)	Nein		Durch Lagerung
Zentraler Lagenystagmus	Rucknystagmus	Meist vertikal	Ja	Nein	Durch Lagerung
Vestibularisparoxysmie	Rucknystagmus	Horizontal und/oder rotierend	Nein	Nein	Möglich
BG-Dehiszenz-Syndrom (SCDS)	Rucknystagmus	Vertikal, rotierend (je nach BG)	Nein	Nein	Ja
BRN	Rucknystagmus	Horizontal oder vertikal	Ja	Möglich	Nein
Blick- und muskelparetischer Nystagmus	Rucknystagmus	Horizontal oder vertikal	Ja	Möglich	Nein
Reboundnystagmus	Rucknystagmus	Horizontal	Ja	Nein	Nein
PAN	Rucknystagmus	Horizontal	Ja	Nein	Nein
Erworbener Fixationsnystagmus	Pendelnystagmus	Vertikal oder/und horizontal (elliptisch)	Ja	Möglich	Nein
See-Saw-Nystagmus	Pendelnystagmus	Vertikal und rotierend	Ja	Möglich	Nein
Konvergenzretraktionsnystagmus	Rucknystagmus	Konvergierend Retrahierend	Ja	Nein	Durch Vertikalsakkaden

(Fortsetzung)

3 Erworbener Nystagmus

Tab. 3.1 (Fortsetzung)

	Schlagform	Schlagrichtung	Veränderbar (durch Blickrichtung Fixation, Konvergenz)	Dissoziiert	Provozierbar
Okulopalatiner Tremor	Pendelnystagmus	Meist vertikal, selten horizontal Rotierend	Nein	Nein	Nein
Konvergenz-, Divergenznystagmus	Ruck- oder Pendelnystagmus	Konvergierend Divergierend	Möglich	Nein	Nein
Obliquus-superior-Myokymie (OSM)	Pendelrucknystagmus	Vertikal und/ oder rotierend	Ncin	Immer monokular	Möglich

BG: Bogengang; BPPV: benigner paroxysmaler „positional vertigo" oder benigner paroxysmaler Lagerungsschwindel; BRN: Blickrichtungsnystagmus; PAN: periodisch alternierender Nystagmus

nicht mit bloßem Auge erkannt werden kann. Zudem gibt es sehr schnelle sakkadische Augenbewegungen, welche wie ein Nystagmus aussehen können.

Es gibt verschiedene Möglichkeiten den erworbenen Nystagmus zu unterteilen. Die naheliegende Einteilung nach Schlagform (Rucknystagmus, Pendelnystagmus) und der Schlagrichtung (rotierend, vertikal, horizontal, vergent, retrahierend) ermöglicht schon eine grobe Zuordnung (Tab. 3.1).

Betrachtet man zusätzlich noch die Pathophysiologie bietet sich folgende Unterteilung an:

1. Vestibuläre Nystagmusformen

Diese Nystagmen (Abschn. 3.3, Tab. 3.3) sind **immer** Rucknystagmen, welche horizontal, horizontal/rotierend, rein rotierend, vertikal oder rotierend/vertikal schlagen können. Sie sind bis auf den See-Saw-Rucknystagmus konjugiert. Zusätzlich schildern betroffene Personen eigentlich immer unterschiedliche Arten von Schwindel. Die Ursache dieser Nystagmen ist ein vestibuläres Ungleichgewicht von Bogengangafferenzen. Die Schlagrichtung weist auf die betroffene Bogengangafferenz hin (horizontal schlagender vestibulärer Spontannystagmus z. B. auf eine vestibuläre Imbalance der Afferenzen des horizontalen Bogengangs).

Innerhalb dieser Gruppe können unterschieden werden:

a) Peripher-vestibuläre Nystagmusformen Hierzu zählen der periphere Spontannystagmus (SPN), der benigne paroxysmale Lagerungsnystagmus, das Bogengangdehiszenzsyndrom und die Vestibularisparoxysmie. Bei diesen Nystagmusformen liegen keine zusätzlichen zentralen Okulomotorikstörungen vor. Sie sind entweder nur unter bestimmten Bedingungen auslösbar (z. B. Körperlageveränderung, Veränderung von Druckverhältnissen im Innenohr) oder veränderbar durch Fixation und Blickrichtung (SPN).

b) Zentral-vestibuläre Nystagmusformen Hierzu zählen der Downbeatnystagmus, der Upbeatnystagmus, der See-Saw-Rucknystagmus, der zentrale Lagenystagmus und der zentrale Spontannystagmus. Typisch ist die unterschiedliche Ausprägung in unterschiedlichen Blickrichtungen oder Körperlagen, und die Kombination mit zusätzlichen Okulomotorikstörungen ist bis auf sehr seltene Ausnahmen obligat.

2. Nicht vestibuläre Nystagmusformen
In dieser Gruppe finden sich sowohl vertikale und horizontale Ruck- als auch Pendelnystagmen. Bis auf den See-Saw-Nystagmus zeigen diese Nystagmen sehr selten rotierende Komponenten, können aber diskonjugiert, dissoziiert oder retrahierend schlagen (Abschn. 3.4, Tab. 3.4). Zusätzlich finden sich, bis auf wenige Ausnahmen, weitere Okulomotorikstörungen oder Einschränkungen der Augenmotilität. Bei dieser Gruppe bietet sich eine Einteilung nach der Pathophysiologie an.

a) Innervatorisch bedingte Nystagmusformen Aufgrund einer Einschränkung der Blick- oder Augenmuskelbewegung ist ein größerer innervatorischer Impuls nötig, um eine exzentrische Blickposition zu erreichen oder die Augen in einer exzentrischen Position zu halten. Diese Nystagmen zeigen sich nur in entsprechender Blickrichtung, können dissoziiert an einem paretischen Auge oder bei der internukleären Opthalmoplegie oder der Myasthenie, konjugiert bei Blickparesen auftreten. Bei der Obliquus-superior-Myokymie kommt es innervatorisch zu spontanen Entladungen des N. trochlearis.

Eine Sonderform stellt der Konvergenzretraktionsnystagmus dar, welcher nur in Kombination mit einer vertikalen Sakkadenparese auftritt. Es entsteht in Kombination mit dem kompletten Sakkadenausfall nach oben eine paradoxe „horizontal-vergente" Muskelinnervation bei gefordertem Aufblick, wahrscheinlich durch fehlende hemmende Wirkung auf Konvergenz- und Divergenzneurone [15].

b) Störungen des neuronalen Integrators oder der Integratorkontrolle Hier kommt es zu Blickrichtungsnystagmen rein horizontal, rein vertikal oder in alle Richtungen. Auch beim Reboundnystagmus wird eine gestörte Integratorfunktion mit zentraler zerebellärer Überkompensation angenommen[21]. Außerdem werden Oszillationen des neuronalen Integrators für vertikale und/oder rotierende Augenbewegung (INC) als mögliche Ursache des See-Saw-Nystagmus vermutet [21].

Liegen keine oder deutlich verminderte visuelle Signale vor, um Fixation sowie Blickhalten zu gewährleisten, resultiert ebenfalls die Annahme einer gestörten Integratorfunktion [21], die zu konjugiertem oder monokularem Nystagmus führen kann (z. B. einseitige Erblindung).

c) Störungen des Geschwindigkeitsspeichers Man geht beim periodisch alternierenden Nystagmus von einer gestörten zerebellären Kontrolle aus [20].

d) Läsion im Guillain-Mollaret-Dreieck Okulopalatiner Tremor entsteht bei Spontanaktivität der Olive und kombinierter falscher Modulation im Kleinhirn [21].

e) Nystagmen mit unklarer Pathophysiologie Bei den folgenden Nystagmusformen ist die Pathophysiologie noch unklar, oder vielmehr bestehen mehrere Entstehungshypothesen: erworbener Pendelnystagmus und okulomastikatorische Myorhythmien bei Morbus Whipple [17].

3. Sakkadische Störungen mit nystagmusartigem Erscheinungsbild
Siehe auch Abschn. 3.5.

a) Opsoklonus und Ocular Flutter Diese schnellen sakkadischen Augenbewegungen ohne intersakkadisches Intervall sehen einem Nystagmus sehr ähnlich. Sie können entweder rein horizontal, vertikal oder omnidirektional auftreten und in Amplitude und Frequenz variieren.

b) Square-Wave Jerks (SWJ) SWJ sind sakkadische Augenbewegungen mit intersakkadischem Intervall und ähneln eher einer Fixationsunruhe, können aber willkürlich nicht kontrolliert werden. Auch hier variiert die Amplitude.

3.2 Besonderheiten bei der Anamneseerhebung und der orthoptischen Diagnostik

Kardinalsymptome eines erworbenen Nystagmus sind eine Vielzahl an unterschiedlichen Sehbeeinträchtigungen und das Empfinden unterschiedlicher Arten von Schwindel. Außer bei akutem Drehschwindel, welcher die Betroffenen in eine Notfallambulanz führt, suchen Patientinnen mit Sehbeschwerden Hilfe bei der Augenärztin oder Orthoptistin. Vestibuläre Nystagmusformen werden hauptsächlich als Schwindel oder Gleichgewichtsstörung wahrgenommen, jedoch können Patientinnen bei Nachfragen auch visuelle Probleme schildern. Zudem treten erworbene Nystagmen oft in Kombination mit weiteren Okulomotorikstörungen auf, die ebenso als visuelles Problem, z. B. Diplopie oder Schwindelgefühl, wahrgenommen werden können. Manche Nystagmen fallen Patientinnen subjektiv überhaupt nicht auf, da eine andere Augenbewegungsstörung im Vordergrund steht, oder sie fallen der Untersucherin nicht auf, da sie sehr diskret ausgeprägt sind oder nur bei bestimmten Untersuchungsbedingungen auftreten.

Die „visuelle Symptomatik" sowie das Schwindelgefühl können recht vielseitig geschildert werden und wirken manchmal wie eine psychosomatische Störung. Eine Patientin mit isoliertem horizontalem Sakkadenausfall schildert z. B. Folgendes: „Ich kann die Autos nicht richtig sehen, ihre Geschwindigkeit nicht mehr beurteilen und fühle große Verunsicherung, ich traue mich nicht mehr, über die

Straße zu gehen." Bei Kindern hingegen fällt oft den Eltern ein Augenzittern auf, das auch mit anderen Verhaltensauffälligkeiten einhergehen kann.

Durch genaues Hinhören und gezieltes Nachfragen in der Anamnese lässt sich oftmals schon eine Verdachtsdiagnose finden und die sich anschließende Untersuchung planen.

> **Mögliche subjektive Beschwerden bei erworbenem Nystagmus**
>
> - Bilderwackeln (Oszillopsie), Ineinanderlaufen der Buchstaben
> - Verschwommensehen, Probleme beim Fokussieren, Doppelbilder
> - Leseprobleme, Unverträglichkeit einer Lese- oder Gleitsichtbrille
> - Benommenheitsgefühl, diffuses Schwindelgefühl, „Schiffsgefühl"
> - Falltendenz in eine bestimmte Richtung
> - Gangunsicherheit, Schwankschwindel
> - Drehschwindel, „Karussellgefühl" dauerhaft, in Attacken, beim Aufstehen/Hinlegen
> - Schwindelgefühl oder Oszillopsien bei Kopfbewegungen
> - Kopfzwangshaltung

3.2.1 Kardinalsymptome bei erworbenem Nystagmus

Übersicht: Siehe Tab. 3.2.

Kardinalsymptom Schwindel

Bei vestibulären Nystagmusformen empfinden Patientinnen Schwindel. Hier lohnt es sich, in der Anamnese näher zu differenzieren, was die Patientinnen genau wahrnehmen und unter welchen Bedingungen. Oft fällt es den Betroffenen schon schwer, z. B. ein dauerhaftes Drehgefühl von einem immer wieder über den Tag in Attacken auftretenden Drehgefühl zu unterscheiden. Folgende richtungsweisende Fragen bieten sich an [19]:

- Wie wird der Schwindel empfunden?
- Liegen Schwanken, Gangunsicherheit, Drehen, Benommenheit, Fallneigung zur Seite oder nach vorn/hinten, Stürze oder Liftgefühl vor?
- Wie lange hält das Schwindelgefühl an (Schwindelattacken über Sekunden, Minuten, Stunden, Tage)?
- Liegt ein Dauerschwindel vor?
- Seit wann bestehen die Beschwerden?
- Unter welchen Bedingungen tritt Schwindel auf (bei Lageänderung, bei Eigenbewegung, bei schnellen Kopfbewegungen, nur in bestimmten Situationen wie Lesen oder Computerarbeit, bei Stress, bei Blickänderung)?
- Gibt es spezifische Schwindelauslöser oder Schwindelverstärker?
- Wann ist der Schwindel nicht vorhanden?

3 Erworbener Nystagmus

Tab. 3.2 Kardinalsymptome bei erworbenem Nystagmus

Symptom	Subjektive Probleme	Hinweis auf
Schwindel	Permanenter Drehschwindel	Zentraler, peripherer vestibulärer Spontannystagmus (SPN)
	Drehschwindel nach Lagerung, maximal über 30 s	BPPN
	Sekundenschwindel	Vestibularisparoxysmie
	Durch Druckveränderung oder Töne ausgelöster Sekundenschwindel	Bogengangsdehiszenzsyndrom
	Gangunsicherheit, Fallneigung nach vorn/hinten Schwankschwindel	Downbeatnystagmus (DBN), Upbeatnystagmus (UBN)
	Benommenheitsschwindel, „betrunkenes Gefühl"	Diskreter DBN, diskreter UBN
	In Rücken- oder Seitenlage	Zentraler Lagenystagmus
	Bei Kopf-, Eigenbewegung	Minderung des vestibulookulären Reflexes (VOR)
	Fallneigung zur Seite	OTR
Diplopie	Fluktuierende horizontale Doppelbilder (DB)	INO, Eineinhalbsyndrom
	Vertikale Doppelbilder	OTR, See-Saw-Nystagmus
	Horizontale DB in der Ferne	Zerebelläre Esotropie mit DBN
	Entsprechend der Augenmuskelparese	Muskelparetischer Nystagmus, blickparetischer Nystagmus
	Vertikale DB in Sekunden-Attacken	OSM
	Schwierigkeiten, zu fokussieren im exzentrischen Blick	Blickrichtungsnystagmus, INO, Sakkadenparesen
Oszillopsie	Permanent	DBN, UBN, SPN See-Saw-Nystagmus PAN, erworbener Pendelnystagmus Okulopalatiner Tremor
	In exzentrischen Blickpositionen	BRN, muskelparetischer Nystagmus, DBN, UBN, INO
	Nur bei Kopf-, Körperbewegung	Minderung des VOR
	In Sekundenattacken	OSM

BPPN: benigner paroxysmaler „positional" Nystagmus; OTR: „ocular tilt reaction"; PAN: periodisch alternierender Nystagmus; INO: internukleäre Ophthalmoplegie]; OSM: Obliquus-superior-Myokymie

Kardinalsymptom Doppelbilder/Probleme, bei Blickbewegung zu fokussieren
Permanente oder fluktuierende Diplopie wird bei Nystagmus manchmal in Kombination geschildert und tritt je nach Krankheitsbild in Kombination auch obligat auf. Horizontale Diplopie findet sich bei der internukleären Opthalmoplegie (INO), beim muskelparetischen Nystagmus, bei horizontalen asymmetrischen Blickparesen und oft beim Downbeatnystagmus, vertikale Diplopie bei der „ocular

tilt reaction", beim See-Saw-Nystagmus und manchmal bei der Obliquus-superior-Myokymie oder dem Downbeatnystagmussyndrom.

Patientinnen mit INO, horizontalen und vertikalen Sakkadenparesen und Blickrichtungsnystagmen schildern oft verzögertes oder nicht mögliches Fokussieren von Blickzielen.

Kardinalsymptom Oszillopsien/Bilderhüpfen
Schildern Patientinnen Oszillopsien oder Bilderhüpfen, muss nicht immer ein Nystagmus die Ursache sein. Liegen die Beschwerden nur bei Eigenbewegung vor, sollte an eine Störung des vestibulookulären Reflexes (VOR) gedacht werden (z. B. eine bilaterale Vestibulopathie). Sind Oszillopsien beständig, nur im Seitblick oder Auf- und Abblick oder attackenartig vorhanden, könnte eher ein Nystagmus vorliegen. Oszillopsien bei Augenbewegung deuten auf eine Sakkadenstörung hin. Oft werden zusätzlich verschwommenes Sehen oder Probleme beim Fokussieren beklagt.

Weitere Zusatzsymptome
Mit Ausnahme des peripher-vestibulären Nystagmus, des muskulär bedingten Nystagmus und der Obliquus-superior-Myokymie sind die Ursachen erworbener Nystagmen im Hirnstamm und im Kleinhirn lokalisiert.

Dementsprechend können bei Nystagmus auch neurologische Symptome geschildert werden. Hypokinese, Hyperkinese, Ataxie, Feinmotorikstörung, Schluck- oder Sprechstörung (z. B. heisere Sprache, Lallen, verwaschene Sprache), Störung des Schmerz- und Temperatursinns (Gesicht, Körper), Sensibilitätsstörung (Gesicht, Körper), Fazialisparese (zentral, peripher) oder Paresen der Gliedmaßen sind einige der möglichen Symptome.

3.2.2 Klinische Untersuchung

▶ Regel: Genau beobachten, definieren, was man sieht, und dokumentieren.

1. Schritt: Fixation Bei Nah- und Fernfixation sollte über einen längeren Zeitraum die Fixation beobachtet werden. Schon hier gelingt es, kleine Amplituden eines Augenzitterns zu erkennen. Zudem können fluktuierende Nystagmen oder solche, welche die Richtung ändern, eher erfasst werden. Schlagrichtung und Schlagform sollten notiert werden, die Abgrenzung zu sakkadischen nystagmusähnlichen Fixationsentgleisungen getroffen werden. Es ist hilfreich, Skleragefäße zu beachten, um eine rotatorische Komponente nicht zu übersehen. Bei Rucknystagmen wird die Richtung immer nach der schnellen Komponente angegeben, und auch bei rotatorischen Nystagmen wird die Richtung immer von der Patientin aus angegeben. (Die Beschreibung „im/gegen den Uhrzeigersinn" ist verwirrend, da hier oft die Angabe aus der Untersucherperspektive erfolgt. Besser ist die Angabe rechts- bzw. linksrotatorisch.) Auf vorliegende Unterschiede zwischen Nah- und Fernfixation und auf Fixationsentgleisungen bei Nah-Fern-Wechsel sollte ebenso geachtet werden wie auf Dissoziation.

▶ **Tipp** Hierzu kann wechselseitig jedes Auge getrennt betrachtet oder auf die Nasenwurzel der Patientin geschaut werden, um beide Augen gleichzeitig wahrzunehmen.

2. Schritt: Blickrichtungen Nun wird der Nystagmus in den geraden Blickrichtungen beobachtet und dokumentiert. Hier ist es wichtig, auf die Zunahme/Abnahme, auf Dissoziation, Veränderung der Schlagrichtung oder der Schlagkomponenten des Nystagmus zu achten. Ein vestibulärer Spontannystagmus kann z. B. von einem Blickrichtungsnystagmus (BRN) überlagert sein oder erst im Seitblick auffallen.

▶ Bei einem horizontalem BRN immer gleich auf Reboundnystagmus untersuchen: Dies ist ein wertvoller Hinweis auf eine zerebelläre Lokalisation.

3. Schritt: Konvergenz Manche diskrete Nystagmen können sich bei Konvergenz verstärken oder bei Konvergenz erst sichtbar werden, viel seltener kommt es zu einer Nystagmusberuhigung bei Konvergenz.

4. Schritt: Fixationsausschluss und Provokationstests Mit der Frenzel-Brille oder starken Plusgläsern wird geprüft, ob eine Zunahme des Nystagmus besteht. In Abhängigkeit der Anamnese sollte bei einem anamnestischen Drehschwindel nach 10 s andauerndem schnellem Kopfschütteln mit Frenzel-Brille auf einen Provokationsnystagmus geachtet werden. Gibt es in der Anamnese weitere Hinweise auf Auslöser, können diese ebenfalls, soweit möglich, provoziert werden (Pressen, Hyperventilation, Kopfhängelage, forcierte Vertikalsakkaden bei v. a. OSM u. a.)

5. Schritt: Okulomotorik Mit Überprüfung der Okulomotorik können Kombinationen mit anderen Augenbewegungsstörungen [8, 11] aufgedeckt und Nystagmusformen genauer eingeordnet werden. Besonderes Augenmerk sollte auf die Überlagerung der Okulomotorik mit dem bestehenden Nystagmus gelegt werden. Sakkaden können „dysmetrisch" erscheinen, Blickfolge ist bei Rucknystagmen in Schlagrichtung sakkadiert (z. B. Sakkadierung nach unten bei Downbeatnystagmus). Minderungen oder eine Dissoziation des optokinetischen Nystagmus (OKN) können durch Überlagerungen vorgetäuscht werden.

Punkte, die bei Prüfung der Okulomotorik beachtet werden sollten

- Prüfung auf zentral bedingte Motilitätseinschränkungen wie INO, faszikuläre Augenmuskelparesen oder Blickparesen einschließlich Motilität über VOR und Konvergenz
- Prüfung auf Fernesotropie vor allem im Seitblick bei Downbeatnystagmus [8]
- Prüfung der Sakkaden auf Verlangsamung, Ausfall und Dysmetrie
- Prüfung des OKN, da auch diskrete, nicht mit bloßem Auge sichtbare Nystagmen eine OKN-Asymmetrie bedingen
- Prüfung auf „ocular tilt reaction" bei vertikalen Doppelbildern ohne entsprechende Motilitätseinschränkung oder bei Schwindel (Messung der subjektiven visuellen Vertikalen mit Eimertest [25] und falls möglich Überprüfung der gleichsinnigen Verrollung der Bulbi)
- Prüfung der Fixationssuppression (Tritt ein vestibulärer Drehnystagmus in Drehrichtung des Kopfes bei Fixation eines mitbewegten Objekts auf?)
- Prüfung der Blickfolgefunktion auf Sakkadierung
- Prüfung der Schnelligkeit des VOR mit dem Head Impulse Test

3.3 Erworbene vestibuläre Nystagmusformen

Der vestibuläre Nystagmus ist ein Nystagmus, der durch eine Stimulation von Bogengangafferenzen des Gleichgewichtsorgans ausgelöst wird. Diese Nystagmen sind immer Rucknystagmen, welche horizontal, horizontal/rotierend, rein rotierend, vertikal oder rotierend/vertikal schlagen können. Sie sind bis auf den See-Saw-Rucknystagmus konjugiert. Entsprechend ihrer Lokalisation können die unterschiedlichen Formen eingeteilt werden:

3.3.1 Vestibulärer Spontannystagmus (SPN)

Vereinfachte Pathophysiologie
Siehe Abb. 3.1.

Vestibuläre Afferenzen von den Bogengängen sorgen bei Kopf- und Körperbewegung für gute Fixation über den vestibulookulären Reflex (VOR). Dabei erkennt unser System eine entsprechende Drehbeschleunigung durch vermittelte Erregung und Hemmung durch die Rezeptoren im Innenohr. Diese wird von Sinneszellen wahrgenommen, deren Sinneshärchen (diese ragen in eine gallertartige „Cupula", welche nach oben im Bogengang angeheftet ist) durch Bewegung der Endolymphe im Bogengang reagieren und je nach Richtung der Bewegung dies als Hemmung oder Erregung werten. Das bei unbewegtem Kopf bestehende Ruhepotenzial ändert sich. Bei einer Kopfdrehung nach rechts kommt es z. B. zu einer Erregung im horizontalen Bogengang rechts und zu einer Hemmung im hori-

3 Erworbener Nystagmus

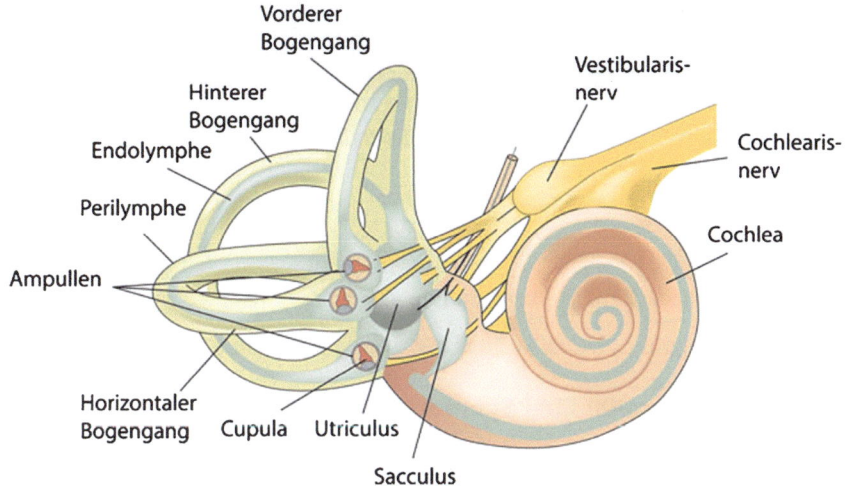

Abb. 3.1 Das Vestibularorgan: Das Bogengangsorgan besteht aus den drei Bogengängen, an deren Beginn jeweils eine Verdickung in Form einer Ampulle liegt. Die im Anschnitt gezeigten Ampullen enthalten die Cupula, die auf Drehbeschleunigungen reagiert. (Quelle: Fröhlich und Löffler 2024 [4])

zontalen Bogengang links. Dieses Ungleichgewicht wird als Drehbewegung nach rechts wahrgenommen, die Augen werden über den VOR nach links gerichtet. Bleibt diese vestibuläre Imbalance bestehen, entsteht ein vestibulärer Drehnystagmus nach rechts. Ein identisches „Muster" entsteht bei einer plötzlichen einseitigen Störung im Verlauf der vestibulären Bogengangafferenzen peripher oder zentral, die zu einer „Pseudohemmung" auf der Läsionsseite und einem vestibulären Spontannystagmus führt.

Ein Reizphänomen kann ebenso zu einem Ungleichgewicht führen mit einer „Pseudohemmung" auf der „gesunden" Seite. Je nachdem, welche Bogengangafferenzen gestört sind, kann der entstehende Spontannystagmus horizontal, rotatorisch (vorderer und hinterer Bogengang) oder vertikal schlagen (vorderer oder hinterer Bogengang beidseits).

3.3.1.1 Peripher vestibulärer Spontannystagmus

Der periphere Spontannystagmus entsteht durch eine Läsion im Labyrinth oder des peripheren N. vestibularis. Anamnestisch schildern die Patientinnen Drehschwindel und Fallneigung zur Seite, oft mit Übelkeit, Erbrechen und Oszillopsien.

Klinik Es liegt ein horizontal-rotierender oder horizontal zur nicht betroffenen (kontralateralen) Seite schlagender Rucknystagmus vor, welcher sich bei Blick zur kontralateralen Seite verstärkt, bei Blick zur ipsilateralen Seite verringert oder sistiert. Ebenso ist eine Verstärkung des Nystagmus im Aufblick, Abblick und bei Konvergenz zu beobachten (die Schlagrichtung ändert sich dabei nicht, es handelt sich also bei Vertikalblick oder Seitblick nicht um einen Blickrichtungsnystagmus!). Fixationsausschluss mit Frenzel-Brille oder starke Plusgläser verstärken den Nystagmus ebenfalls, hingegen führt eine gezielte Fixation zu einer Beruhigung.

Der Head Impulse Test (HIT) ist bei Drehung zur betroffenen Seite meist pathologisch. Hierbei wird die Schnelligkeit des VOR getestet, indem der Kopf bei Fixation geradeaus in schneller Geschwindigkeit ca. 20° nach rechts und links gedreht wird. Dabei wird beobachtet, ob die Fixation ohne Korrektursakkaden gehalten werden kann. Ein länger bestehender Spontannystagmus wird durch Fixation komplett beruhigt, kann aber bei weiterhin vorliegender Läsion durch Kopfschütteln provoziert werden (siehe unten).

Ursachen Neuritis vestibularis, Morbus Menière, traumatischer oder OP-bedingter Vestibularisausfall, Akustikusneurinom.

Differenzialdiagnose Zentral vestibulärer Spontannystagmus.

3.3.1.2 Zentral vestibulärer Spontannystagmus

Läsionen des Vestibularisfaszikels, des Vestibulariskerns oder in der Nähe des Vestibulariskerns sind Ursache eines zentral vestibulären Spontannystagmus. Dieser unterscheidet sich vom klinischen Bild kaum von der peripheren Form, allerdings ist ein rein rotatorischer SPN bei dieser Lokalisation möglich. Sehr oft liegen hier zusätzliche medulläre Okulomotorikstörungen in Kombination vor; so etwa eine „ocular tilt reaction" (OTR) mit „skew deviation", ein Blickrichtungsnystagmus, eine Sakkadenlateropulsion, ein Horner-Syndrom oder eine Störung der Fixationssuppression. Manchmal kommt es gleichzeitig auch zu einem Upbeatnystagmus.

Ursachen Eine Vielzahl an medullären Hirnstammläsionen, z. B. ein Wallenberg-Syndrom oder eine Pseudoneuritis vestibularis, kann Ursache sein.

Checkliste SPN

- Zunahme bei Blick in Richtung der Schlagrichtung?
- Abnahme bei Blick gegen die Schlagrichtung?
- Zunahme im Aufblick, Abblick und Konvergenz?
- Verstärkung unter Fixationsausschluss (Frenzel-Brille)?
- Änderung der Schlagrichtung bei Seitblick oder Vertikalblick? Dies spricht für einen zentralen SPN
- Pathologischer Head Impulse Test? Ist dieser intakt, spricht das für einen zentralen SPN

3.3.2 Benigner paroxysmaler Lagerungsnystagmus (BPPN)

Vereinfachte Pathophysiologie
Siehe Abb. 3.2.

Utrikulus und Sakkulus im Innenohr sind Vestibularorgane zum Erkennen statischer Kopf- und Körperhaltungen sowie vertikaler, seitlicher oder geradliniger Beschleunigungen. Hierzu dienen Rezeptoren, deren Sinneshärchen in eine gallertige

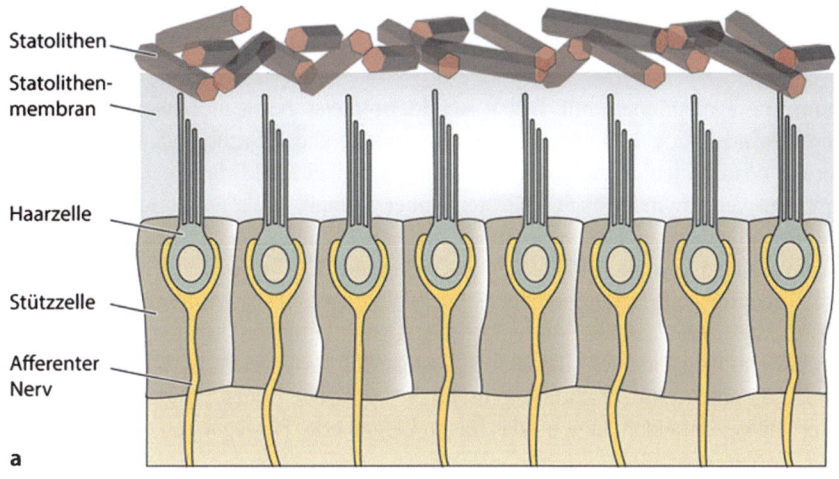

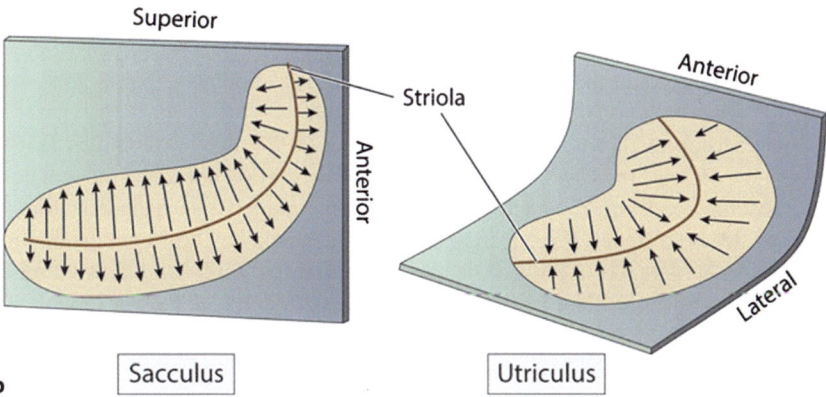

Abb. 3.2 Ausrichtung der Haarzellen im sensorischen Epithel. **a** Schematischer Querschnitt durch die Crista eines Bogengangsorgans. Die Stereovilli der Haarzellen sind der Länge nach zum Kinoziliumhin angeordnet. Eine Bewegung in Pfeilrichtung führt zu einer Depolarisation der Haarzellen. **b** Aufsicht auf die zweidimensionale Anordnung der Haarzellen. Alle Haarzellen besitzen dieselbe Orientierung; die Pfeile geben eine exzitatorische Bewegungsrichtung an. (Quelle: Michel 2023, S. 36 [13])

Otolithenmembran hineinragen, auf welcher Otolithenkristalle (Otokonien) lagern. Diese Membran wird bei Veränderungen der Körperlage durch Schwerkraft oder Beschleunigungen verschoben, und es kommt zu einer entsprechenden Erregung und Hemmung. Otolithenkristalle können spontan oder nach einem Sturz abgesprengt werden und in einen der Bogengänge gelangen (meist ist dies der hintere Bogengang). Nach Körperlageveränderungen kommt es dann zu einer Bewegung dieser Kristalle im Bogengang (Bewegung der Endolymphe), was wiederum von den

Bogengangrezeptoren als Drehbewegung interpretiert wird. Es kommt zum gutartigen paroxysmalen Lagerungsschwindel („benign paroxysmal positional vertigo", BPPV).

Anamnese Patientinnen mit BPPV schildern meist heftigen (seltener geringen) Drehschwindel nach dem Umdrehen im Bett während der Nacht, nach dem Hinlegen oder dem Aufrichten, manchmal begleitet von Übelkeit und Erbrechen. Dieser Drehschwindel verschwindet nach spätestens einer Minute. Viele Patientinnen beschreiben dieses Drehen als Dauerschwindel, und erst gezieltes Nachfragen lässt die auslösbare Attackencharakteristik erkennen. Während des Tages in aufrechter Haltung wird manchmal ein Benommenheits- oder „Wattegefühl" geschildert, was zu Gangunsicherheit führt. Ist der horizontale Bogengang betroffen, können auch vertikale Kopfbewegungen ein meist leichteres Drehgefühl verursachen, z. B. wenn Gegenstände aus einem Hängeschrank genommen oder vom Boden aufgehoben werden. Patientinnen vermeiden dann oft das flache Liegen oder Bewegungen des Kopfes.

Klinik BPPN kann nur durch ein entsprechendes diagnostisches Lagerungsmanöver gesehen werden. Hierbei wird bei Testung des hinteren Bogengangs wie bei Strupp et al. (2023) beschrieben „der Patient im Sitzen um 45° zur Seite gedreht und anschließend in die entgegengesetzte Richtung in Hängelage gebracht" [20]. Durch Reizung im betroffenen Bogengang (Bewegung der Otolithenkristalle) kommt es mit manchmal einer zeitlichen Latenz von einigen Sekunden zu einem zur Stirn schlagenden und zum unten liegenden Ohr rotierenden Nystagmus, welcher sich innerhalb von 60 s komplett wieder beruhigt.

Nach Strupp et al. wird bei Untersuchung auf BPPV des horizontalen Bogengangs „die Person in Rückenlage gebracht und der Kopf um 25° erhöht. Dieser wird anschließend um 45° nach rechts und links gelagert". Je nachdem, ob eine Reizung des betroffenen Bogengangs durch frei bewegliche Otolithenkristalle oder der Cupula anhaftende Otolithenkristalle hervorgerufen wird, kommt es zu einem horizontal zum unten (frei bewegliche Otolithenkristalle) oder oben (anhaftende Otolithenkristalle) liegenden Ohr schlagenden Nystagmus.

Therapie Unterschiedliche Lagerungsmanöver helfen, die frei beweglichen Otokonien wieder aus dem betroffenen Bogengang zu entfernen [20].

Differenzialdiagnose Zentraler Lagenystagmus.

3.3.3 Zentraler Lagenystagmus

Beim zentralen Lagenystagmus handelt es sich in den meisten Fällen um eine „zentrale Verarbeitungsstörung des Otolithensignals" [20]. Hierbei wird ein bestehendes vestibuläres Ungleichgewicht in aufrechter Haltung noch kompensiert, kann aber bei Lageveränderung durch fehlende zerebelläre Verarbeitung statischer vestibulärer Information (Otolithensignale) dekompensieren [21]. Pathophysiologisch geht man davon aus, dass der zentrale Lagenystagmus auf eine fehlerhafte

Integration von Signalen aus dem Vestibularapparat durch Nodulus und Uvula im Kleinhirn zurückzuführen ist, was letztlich zu einer falschen Einschätzung der Koordinaten für die Kopfneigung und die Augenposition führt [12].

Anamnese Anamnestisch wird ein zentraler Lagenystagmus meist nicht geschildert, da nur in sehr seltenen Fällen ein deutliches Drehgefühl empfunden wird. Betroffene Personen können aber in aufrechter Haltung Schwindel und Gleichgewichtsstörungen berichten.

Klinik In verschiedenen Körperlagen, z. B. Kopfhängelage nach hinten, tritt ein meist vertikaler (zum Kinn), aber auch in Seitenlage ein zum oben liegenden Ohr schlagender Nystagmus auf. Dieser erscheint ohne Latenz und ist nicht erschöpfbar. Unabhängig der verschiedenen Lagerungen bleibt der ausgelöste Rucknystagmus unverändert, da der zentrale Lagenystagmus nicht der Ebene eines bestimmten Bogengangs entspricht [20]. Oft findet man in Kombination zerebelläre Okulomotorikstörungen, wie eine sakkadierte Blickfolge, eine Fixationssuppressionsstörung oder einen Blickrichtungsnystagmus.

Ursachen Strukturelle Läsionen des Kleinhirns und/oder des Hirnstamms können Ursache des zentralen Lagenystagmus sein, z. B. Schlaganfall, Tumoren oder Demyelinisierung, aber auch degenerative oder paraneoplastische Erkrankungen. Selten kann er auch bei Patientinnen mit vestibulärer Migräne auftreten [12].

3.3.4 Downbeat- und Upbeatnystagmus

Downbeatnystagmus (DBN) und Upbeatnystagmus (UBN) kann man als Spontannystagmen bezeichnen, welche nicht von Fixation beeinflusst oder unterdrückt werden können. Es sind vertikale Rucknystagmen mit sehr unterschiedlicher Ausprägung. Pathophysiologisch werden verschiedene Entstehungsmechanismen diskutiert. Nach [21] sind dies:

- eine Imbalance im vertikalen vestibulookulären Reflex,
- eine Imbalance im System der langsamen vertikalen Folgebewegungen,
- zusätzlich beim DBN: defekte zerebelläre Kontrolle des vertikalen Stepsignals („Missmatch-Burst-Generator und neuronaler Integrator"),
- zusätzlich beim UBN: fehlerhafte Integration vertikaler Augenbewegungen [3].

3.3.4.1 Downbeatnystagmus (DBN)

Anamnese DBN kann von Patientinnen anamnestisch unterschiedlich geschildert werden. Bei deutlich ausgeprägten Formen wird ein anhaltender oder zunehmender Schwankschwindel, eine zunehmende Gangunsicherheit, Oszillopsien und Verschwommensehen, manchmal Leseprobleme beklagt. Es kann eine Fallneigung nach vorn oder hinten bestehen. Patientinnen schildern auf Nachfragen oft auch homonyme Doppelbilder in der Ferne oder im Seitblick, seltener vertikale

Doppelbilder. Ist ein DBN dezent ausgeprägt, stehen eher leichtere Schwindelsymptome (Benommenheitsschwindel, diffuses Schwindelgefühl) im Vordergrund. Oft sprechen Betroffene von „Schwindel, der von den Augen kommt". Berichtet werden kann auch eine im Tagesverlauf schwankende Symptomatik mit Besserungstendenz im Tagesverlauf [18]. Symptome der Augen werden zwar bei Augenärztinnen angegeben, aber leider oft nicht ernst genommen.

Klinik DBN ist ein nach unten schlagender Rucknystagmus in Primärposition von unterschiedlichster Ausprägung. Er kann mit bloßem Auge manchmal nicht erkannt werden oder erweckt beim Covertest den Eindruck einer fluktuierenden diskreten Vertikaldeviation. Typisch sind die Zunahme des DBN im Seitblick und häufig auch im Abblick; manchmal ist er nur dort zu sehen und darf dann nicht mit einem Blickrichtungsnystagmus (BRN) verwechselt werden. Im Seitblick lohnt es sich, etwas länger zu beobachten, da der DBN verzögert und mit niedriger Frequenz auftreten kann. Ist ein horizontaler BRN überlagert, schlägt der Nystagmus in Blickrichtung nach schräg unten. Die Blickfolge nach unten und die Fixationssuppression nach unten sind gestört. Der vertikale optokinetische Nystagmus (OKN) nach oben ist gemindert oder ausgefallen (durch Überlagerung von DBN und OKN). Dies kann ein wertvolles Indiz für einen sehr diskret ausgeprägten DBN sein.

Bei Konvergenz kann sich ein DBN verstärken, selten verringern, im Aufblick tritt meist eine Beruhigung ein. Nach Provokation durch Kopfschütteln kann ein DBN verstärkt werden oder auch in Primärposition dann erst auffallen.

In Kombination können weitere zerebelläre Okulomotorikstörungen oder neurologische Funktionsstörungen wie Ataxie und Dysarthrie vorliegen. Eine zerebelläre Esotropie oder ein Höherstand des abduzierenden Auges („Pseudoeorsoadduktion") [8], ein Reboundnystagmus, ein BRN und eine Blickfolgesakkadierung sind möglich.

Checkliste Downbeatnystagmus (DBN)

- Zunahme im Seitblick oder nur im Seitblick?
- Zunahme im Abblick, Abnahme im Aufblick?
- Zunahme bei Konvergenz?
- Blickfolgesakkadierung und Fixationssuppressionsstörung nach unten?
- Vertikale OKN-Asymmetrie?
- Esophorie/Esotropie in der Ferne v. a. im Seitblick?
- Liegt eine zusätzliche zentrale zerebelläre Okulomotorikstörung vor?
- DBN an der Spaltlampe/mit Visuskop?

Ursache In den meisten Fällen von DBN geht man von einer Unterfunktion des zerebellären Flocculus infolge einer degenerativen Kleinhirnerkrankungen aus [10]. Eine weitere Ursache ist die Arnold-Chiari-Malformation. Seltener können

u. a. strukturelle Läsionen (Kleinhirntumor, Infarkte, Blutungen), Enzephalitiden, Vitaminmangelerkrankungen (B_1, B_{12}), Intoxikationen, Medikamentennebenwirkungen (z. B. Antikonvulsiva, Alkohol) oder eine paraneoplastische Ursache vorliegen [21]. Selten kann ein DBN auch bei beidseitigen dorsalen paramedianen Läsionen des medullären Hirnstamms auftreten [10].

Therapie Verschiedene Medikamente, welche die inhibitorische Aktivität von Purkinje-Zellen beeinflussen, werden aktuell empfohlen [10]:
4-Aminopyridin (Fampiridin) unter EKG-Kontrollen bei Ersteinnahme (QT-Zeit-Verlängerung möglich!), Acetyl-DL-Leucin oder bei Nichtverträglichkeit Chlorzoxazone.

Orthoptisch kann den Betroffenen geraten werden, die Ruhezone des Nystagmus zu nutzen. Manchmal führt schon eine leichte Kinnsenkung zur Verbesserung des Sehens. Hierbei sind entsprechend angepasste Brillen oder die Nutzung eines Lesepults hilfreich.

3.3.4.2 Upbeatnystagmus (UBN)

Anamnese Da der UBN ebenso in seiner Ausprägung sehr unterschiedlich sein kann, schildern Patientinnen diesen manchmal überhaupt nicht, selten wird auf Nachfragen ein unbestimmtes Schwindelgefühl oder feines Bilderwackeln angegeben. Bei ausgeprägteren Formen werden deutlich störende Oszillopsien, eine Gangunsicherheit mit Falltendenz nach hinten oder vorn und Reduzierung der Sehschärfe beklagt. Meist liegen weitere Beschwerden wie Doppelbilder oder neurologische Symptome vor.

Klinik Der UBN ist ein in Primärposition nach oben schlagender Rucknystagmus. Er verstärkt sich sehr oft bei Konvergenz oder wird bei Konvergenz erst erkennbar. Eine Verstärkung nach oben ist häufig vorhanden und darf nicht mit einem Blickrichtungsnystagmus verwechselt werden. Im Abblick kann sowohl eine Beruhigung als auch eine Verstärkung auftreten. Der vertikale OKN ist nach unten gemindert oder ausgefallen, die Blickfolge und die Fixationssuppression sind nach oben gestört. Ein Upbeatnystagmus kann selten in einen Downbeatnystagmus übergehen[20].

Insgesamt tritt der UBN selten auf und ist dann nicht lange anhaltend. Fast immer ist der UBN mit anderen Okulomotorikstörungen assoziiert. Er kann u. a. zusammen mit einer ein- oder beidseitigen INO, einem vestibulärem SPN, einer OTR, einem Blickrichtungsnystagmus, einer zentralen Augenmuskelparese oder Sakkadenstörungen auftreten (Tab. 3.3).

Ursachen Ursächlich sind durch verschiedene Erkrankungen bedingte Läsionen in der paramedianen Medulla oblongata oder paramedian pontomesenzephal (z. B. Multiple Sklerose, Infarkte, Tumoren, Enzephalitiden, Wernicke-Enzephalopathie). Auch Nikotinkonsum kann einen diskreten UBN auslösen [21].

Therapie Im Vordergrund steht die Behandlung der Grunderkrankung. Nur in den wenigen Fällen eines persistierenden UBN kann die Gabe von 4-Aminopyridin oder Memantin, seltener Baclofen oder Acetyl-DL-Leucin versucht werden [20].

3.3.5 Rotatorischer Nystagmus und See-Saw-Rucknystagmus

3.3.5.1 Rein rotierender Spontannystagmus

Vestibuläre Bogenganginformationen des vorderen und/oder hinteren Bogengangs einer Seite erreichen über den Fasciculus longitudinalis medialis (MLF) kontralateral den im oberen Hirnstamm liegenden neuronalen Integrator (interstitieller Nucleus Cajal, INC) für vertikale und rotatorische Augenbewegungen sowie das supranukleäre Kernareal für die Generierung vertikaler und rotatorischer Sakkaden (riMLF) (siehe Kap. 1.6.1). Durch diese Signale können rotatorische Rückstellsakkaden bei Drehbewegungen um die Y-Achse (Rollebene) sowie das Halten der Augen in einer verrollten Position gewährleistet werden.

Ursache Bei Läsionen dieser Bogengangafferenzen, also ein vestibuläres Ungleichgewicht im pontomesenzephalen oder mesenzephalen Hirnstamm (MLF bis zum INC), fehlt die horizontale Komponente des vestibulären Spontannystagmus regelhaft. Dadurch kommt es zu einem rein rotatorischen SPN. (Die Störung liegt oberhalb des Abduzenskerns, d. h. die Afferenz vom horizontalen Bogengang ist nicht mehr betroffen.) Dieser rotatorische Nystagmus kann sich im Seitblick verstärken oder wird nur dort gesehen und schlägt immer ipsiversiv in Richtung der Läsionsseite (bedingt durch die Kreuzung der vestibulären Afferenzbahn pontomedullär) [2].

Nach Thömke und Helmchen et al. kann eine konjugierte Komponente nach oben oder unten zusätzlich vorliegen [21, 6]. Diese wird durch einen asymmetrischen Ausfall von Afferenzen des vorderen oder des hinteren Bogengangs erklärt. In den sekundären Blickpositionen kann eine durch die veränderte Muskelinnervation bedingte dissoziierte vertikale Komponente hinzukommen. Ein rein rotierender SPN ist sehr oft kombiniert mit einer INO oder einer OTR, mit einem Upbeatnystagmus oder Blickrichtungsnystagmus. Eine typische Symptomkonstellation ist z. B. eine INO am rechten Auge, eine OTR nach links und ein rotierender Spontannystagmus nach rechts bei einer rechtsseitigen Läsion des Fasciculus longitudinalis medialis.

Eine einseitige Läsion der riMLF kann durch plötzliches Ungleichgewicht des Sakkadengenerators ebenfalls zu einem rotatorischen Nystagmus führen [2, 5]. Dieser schlägt jedoch kontraversiv zur Läsionsseite.

Auch bei diesem Nystagmus liegt oft die Kombination mit einer OTR oder einer Sakkadenverlangsamung vor.

Die Schlagrichtung eines rotatorischen Nystagmus kann also bei Mittelhirnläsionen von topodiagnostischem Nutzen sein [7]. Eine OTR nach rechts mit einem rotatorischen Nystagmus nach rechts spricht für eine Beteiligung der riMLF auf der linken Seite, eine OTR nach rechts mit rotatorischem Nystagmus nach links für eine INC-nahe Läsion oder MLF-Läsion linksseitig (Tab. 3.3).

3 Erworbener Nystagmus

Tab. 3.3 Übersicht erworbener vestibulärer Nystagmusformen

	Nystagmusform	Ursache	Lokalisation
Peripher vestibulär	Peripherer Spontannystagmus	Plötzliches vestibuläres Ungleichgewicht durch Defizit oder Reiz	Innenohr, Vestibularisnerv
	BPPN	Vestibulärer Reiz nach Lagerung durch im Bogengang befindliche Otokonien	Innenohr
	Vestibularisparoxysmie	Gefäß-Nerv-Kontakt, vestibulärer Reiz	Vestibularisnerv
	Bogengangdehiszenzsyndrom	Pathologische Druckübertragung auf das Innenohr durch knöchernen Defekt, vestibulärer Reiz	Innenohr
Zentral vestibulär	Zentraler Spontannystagmus Horizontal-rotierend	Plötzliches vestibuläres Ungleichgewicht durch Defizit oder Reiz	Unterer Hirnstamm, selten Zerebellum
	Rein rotierend	Plötzliches vestibuläres Ungleichgewicht von Afferenzen des vorderen/hinteren BG	Pontomesenzephal (MLF, INC)
		Ungleichgewicht des Sakkadengenerators	riMLF
	Zentraler Lagenystagmus	Fehlerhafte Integration vestibulärer Signale	Nodulus und Uvula Kleinhirn
	Upbeatnystagmus	Ungleichgewicht im vertikalen VOR Ungleichgewicht bei der Kontrolle langsamer vertikaler Folgebewegungen, Störung der Integratorfunktion	Hirnstamm (medullär, pontomesenzephal)
	Downbeatnystagmus	Ungleichgewicht im vertikalen VOR Ungleichgewicht bei der Kontrolle langsamer vertikaler Folgebewegungen, Störung der Integratorfunktion	Zerebellum (Flocculus beidseits) Selten Hirnstamm
	See-Saw-Rucknystagmus	Durch vestibuläres Ungleichgewicht gestörte Haltefunktion in der „Rollebene"	Hirnstamm (kaudal des INC)
	Zentraler Lagenystagmus	Fehlende Kontrolle statischer vestibulärer Afferenzen	Hirnstamm Zerebellum Nodulus/Uvula

BPPN: benigner paroxysmaler „positional" Nystagmus; VOR: vestibulookulärer Reflex; INC: interstitieller Nucleus Cajal; riMLF: rostraler interstitieller Nucleus des Fasciculus longitudinalis medialis; BG:Bogengang; MLF: Fasciculus longitudinalis medialis

3.3.5.2 See-Saw-Rucknystagmus

Der See-Saw-Rucknystagmus (oder auch Hemi-See-Saw-Nystagmus) ist ein rotatorischer Rucknystagmus mit einer gleichzeitig vergenten vertikalen Komponente. Das außenrotierende Auge schlägt nach unten, das innenrotierende Auge schlägt nach oben. Die vertikale Komponente kann in den Blickrichtungen dissoziiert erscheinen. Nach Thömke [21] wird die Entstehung zum einen durch eine symmetrische Schädigung von Bogengangafferenzen des vorderen und des hinteren Bogengangs erklärt, zum anderen nimmt man eine zusätzliche Beteiligung von Otolithenafferenzen an, da ein See-Saw-Rucknystagmus eigentlich immer in Kombination mit einer OTR auftritt. Ein intakter INC wird bei der Entstehung eines See-Saw-Rucknystagmus jedoch angenommen [23]. Die oben beschriebene Kombinationsstörung führt zu einer gestörten „Haltefunktion" in der Rollebene.

Ursache Es wird von einer Mittelhirnläsion kaudal des INC ausgegangen.

Therapie Ein Behandlungsversuch mit Memantin oder Gabapentin kann versucht werden [20].

3.3.6 Paroxysmale und provozierbare Nystagmusformen

3.3.6.1 Vestibularisparoxysmie

Ursache Die zugrunde liegende Pathophysiologie der Vestibularisparoxysmie ist eine Gefäßkompression des vestibulären Nervs im Bereich der Hirnstammgefäße (Tab. 3.3), durch welche es zu Spontanentladungen des N. vestibularis kommt.

Anamnese Symptome der Vestibularisparoxysmie sind sehr kurze, meist über Sekunden bis seltener über Minuten anhaltende Dreh- oder Schwankschwindelattacken. Manchmal werden auch Tinnitus und Hörminderung geschildert, während Oszillopsien eher nicht wahrgenommen werden. Die Attacken können gelegentlich durch Hyperventilation oder bestimmte Kopfpositionen ausgelöst werden [19].

Klinik Nur selten kann in der attackenfreien Phase mit Hilfsmitteln (z. B. Frenzel-Brille, Fundusvideografie) bei Hyperventilation oder nach Kopfschütteln ein diskreter Nystagmus gesehen werden. Gelegentlich können in der ergänzenden Funktionsdiagnostik (z. B. Audiogramm, kalorische Testung u. a.) vestibuläre Defizite oder eine Hörminderung gemessen werden. Während der Attacke kommt es zu einem vestibulären Spontannystagmus. Bildgebende Verfahren wie eine Magnetresonanztomografie (MRT) können helfen, vaskuläre Anomalien oder Kompressionen des Vestibularisnervs zu identifizieren.

Therapie Die Behandlung der Vestibularisparoxysmie zielt darauf ab, die Häufigkeit und Schwere der Schwindelattacken zu reduzieren. Antikonvulsiva wie z. B. Carbamazepin oder Lacosamid werden zur Behandlung von Vestibularisparoxysmie eingesetzt, um die Spontanentladungen des vestibulären Nervs zu reduzieren.

Ein gutes Ansprechen auf diese Medikamente kann die Verdachtsdiagnose einer Vestibularisparoxysmie bestätigen.

In seltenen Fällen kann eine chirurgische Intervention (mikrovaskuläre Dekompression) erwogen werden, insbesondere, wenn die konservative Behandlung nicht vertragen wird, allerdings mit Vorsicht, da die Gefahr eines Hirnstamminfarktes besteht [19].

3.3.6.2 Bogengangsdehiszenzsyndrom

Ursache Beim Bogengangdehiszenzsyndrom liegt eine anatomische Anomalie vor, bei der eine dünne Knochenbedeckung des oberen Bogengangs besteht oder diese ganz fehlt. Dies führt zu einer direkten Kommunikation zwischen dem Innenohr und den benachbarten Strukturen, wie dem Mittelohr oder dem intrakraniellen Raum. Es kommt zu einer pathologischen Übertragung von Schall und Druck ins Innenohr, welche zu einer Fehlinnervation des N. vestibularis führt. Diese zusätzliche pathologische „Öffnung" im Labyrinth wird auch als „drittes mobiles Fenster" bezeichnet [24] (Tab. 3.3).

Anamnese Patientinnen berichten über Schwindelattacken mit z. T. Oszillopsie, die durch Druck (z. B. Husten, Pressen, Niesen, Drücken auf den Gehörgang) oder bestimmte Geräusche ausgelöst werden und nach Reizende sistieren. Es kann ein pulssynchroner Tinnitus bestehen oder pulssynchrone Oszillopsien sowie eine Hyperakusis. Manche Betroffene können sogar ihre Augenbewegung oder den Lidschlag „hören".

Klinik Bei Reizung durch Druck oder Schall tritt ein vertikaler und/oder rotatorischer Nystagmus auf.

Die funktionelle Zusatzdiagnostik zeigt veränderte Knochenleitungsschwellen in der Audiometrie und veränderte vestibulär evozierte myogene Potenziale (VEMP). Eine hochauflösende CT-Bildgebung des Schläfenbeins kann die Dehiszenz des oberen Bogengangs belegen [24].

Therapie Bei leichteren Beschwerden sollten auslösende Reize vermieden werden. Das Management der Symptome wird durch gute Patientenaufklärung über die Ursachen erleichtert. Bei starken Beschwerden kann eine operative Therapie in Erwägung gezogen werden. Hierzu gibt es jedoch keine einheitliche Empfehlung; es werden viele Komplikationen und keine guten Langzeitergebnisse berichtet [19].

3.3.6.3 Kopfschüttelnystagmus

Ein durch Fixation unterdrückter Spontannystagmus oder ein „latenter" zentraler vestibulärer Vertikalnystagmus kann manchmal durch horizontales Kopfschütteln über ca. 10 s provoziert werden. Es werden nach dem Schütteln des Kopfes mit Frenzel-Brille oder starken Plusgläsern die Augen beobachtet, während die Patientin starr geradeaus blickt.

Ein nun auftretender horizontaler SPN mit evtl. rotatorischer Komponente ist meist Hinweis auf ein peripher-vestibuläres Defizit, kann aber auch in Kombination mit weiteren Okulomotorikstörungen ein Zeichen für einen zentral-vestibulären SPN sein.

Ein vertikaler Nystagmus deutet immer auf eine zentrale, meist zerebelläre Störung hin [20].

3.4 Nicht vestibuläre erworbene Nystagmusformen

In dieser Gruppe finden sich sowohl vertikale und horizontale Ruck- als auch Pendelnystagmen. Bis auf den See-Saw-Nystagmus zeigen diese Nystagmen sehr selten rotierende Komponenten, können aber diskonjugiert, dissoziiert oder retrahierend schlagen. Zusätzlich finden sich, bis auf wenige Ausnahmen, weitere Okulomotorikstörungen oder Einschränkungen der Augenmotilität. Bei dieser Gruppe bietet sich ebenso eine Einteilung nach der Pathophysiologie an.

3.4.1 See-Saw-Pendelnystagmus

Der pendelförmige Schaukelnystagmus geht mit deutlicher visueller Beeinträchtigung einher. Einerseits nehmen die Patientinnen starke Oszillationen der Augen mit Oszillopsie und beständig wechselnde Doppelbilder wahr, und andererseits liegen in Kombination häufig Läsionen im visuellen System vor, wie z. B. eine bitemporale Hemianopsie bei Chiasmaläsion [10].

Klinik Der See-Saw-Nystagmus ist ein Pendelnystagmus mit wechselnder Rotation der Augen nach rechts und links in Kombination mit einer wechselnden vertikalen Deviation. Das jeweils nach außen rotierende Auge bewegt sich nach unten, das jeweils nach innen rotierende Auge bewegt sich nach oben. Oft erscheint der Nystagmus dissoziiert, am fixierenden Auge geringer. Der See-Saw-Pendelnystagmus kann kongenital vorkommen und ist insgesamt sehr selten.

Ursache Genaue Entstehungsmechanismen sind nicht bekannt. Angenommen werden, begründet durch das Erscheinungsbild des Nystagmus, „oszillierende Erregungen im INC selbst oder der zum INC führenden Bahnen". Ebenfalls wird bei hochgradigem Visusverlust der Wegfall des visuellen Inputs für das Kleinhirn diskutiert, was zu einem Kontrollverlust von visuell-vestibulären Regelkreisen führt [21].

Mesodienzephale Läsionen, wie Infarkte, Tumoren der Sellaregion, Traumata und Visusverlust werden u. a. als Ursache genannt.

Therapieversuch Ein Therapieversuch mit Clonazepam kann durchgeführt werden [20]. Filterbrillen helfen manchmal, die störenden Oszillationen weniger wahrzunehmen.

3.4.2 Blickrichtungsnystagmus (BRN) und Reboundnystagmus

3.4.2.1 Blickrichtungsnystagmus

Der Blickrichtungsnystagmus ist ein in die Blickrichtung schlagender Rucknystagmus, der bei Seitblick, Blick nach oben und/oder unten auftritt. Er kann in Amplitude und Frequenz unterschiedlich ausgeprägt sein, und er kann schon bei 10° Blick in die Sekundärblickrichtungen, aber auch erst in Endstellung auftreten (als Endstellung gilt der Blick zur Seite, bei welchem gerade noch beide Augen das Fixierobjekt betrachten können). Er ist, außer in Kombination mit einem Reboundnystagmus (siehe unten), nicht erschöpfbar, kann im Sekundärblick jedoch mechanisch gedämpft werden. Von den Betroffenen wird der BRN meist nicht wahrgenommen. Der BRN muss von einem Upbeatnystagmus, Downbeatnystagmus (siehe Abschn. 3.3.4), einem vestibulären Spontannystagmus (siehe Abschn. 3.3.1) sowie von einem physiologischen Endstellnystagmus unterschieden werden. Dies gelingt nicht immer leicht und führt immer wieder zu Unsicherheiten bei der Beurteilung.

Differenzialdiagnose Der physiologische Endstellnystagmus ist im Seitblick innerhalb einer Minute ermüdbar, besitzt eine geringe Intensität, d. h. einen niedrigen Drift, und ist nicht mit weiteren Okulomotorikstörungen kombiniert. Die Schlagform eines Blickrichtungsnystagmus kann eher als „frisch" schlagend bezeichnet werden und verändert sich, solange der Betroffene fixiert, kaum.

Ursache Als Ursache wird eine Störung entweder der neuronalen Integratoren und deren Afferenzen angenommen, welche für das nötige tonische Haltesignal nach Augenbewegung sorgen, oder eine Störung der Integratorenregulation, welche im Kleinhirn erfolgt. Ein horizontaler BRN kann durch eine Läsion des Nucleus praepositus hypoglossi und des Vestibulariskerns entstehen, der vertikale BRN durch eine Läsion des interstitiellen Nucleus Cajal (INC) im Mittelhirn.

Im Kleinhirn ist eine Läsion von Flocculus und Paraflocculus für einen BRN verantwortlich (Abschn. 1.6.1).

Ein omnidirektionaler BRN spricht eher für eine zerebelläre Läsion, kann aber auch durch Alkohol und verschiedene Medikamente (z. B. Antikonvulsiva und Sedativa) hervorgerufen werden. Ein alleiniger BRN kann folglich nicht genau lokalisiert werden. In Kombination mit weiteren Okulomotorikstörungen ist aber oft eine Zuordnung möglich.

3.4.2.2 Reboundnystagmus

Ein Reboundnystagmus tritt immer in Kombination mit einem BRN auf, und es lohnt sich, bei diesem auch auf Reboundnystagmus zu untersuchen. Dafür lässt man die Patientin über einen längeren Zeitraum von ca. einer Minute zur Seite fixieren und beobachtet den vorhandenen BRN. Im Fall eines Reboundnystagmus wird sich dieser beruhigen und schließlich sistieren. Es kann auch ein Downbeatnystagmus an die Stelle des BRN treten oder eine vorhandene Downbeatkomponente deutlicher werden durch den Wegfall der horizontalen BRN-Komponente. Nach einem nun durchgeführten sakkadischen Sprung zurück in die Primärposition sieht man einen Nystagmus in Gegenrichtung zum zuvor beobachteten BRN, welcher sich nach ca. 5–20 s wieder beruhigt.

Ein Reboundnystagmus ist immer mit weiteren zerebellären Okulomotorikstörungen vergesellschaftet (Tab. 3.4).

Tab. 3.4 Übersicht nicht vestibulärer erworbener Nystagmusformen

	Nystagmusform	Angenommene Ursache	Lokalisation
Innervatorisch	Blickparetischer Nystagmus	Verstärkter innervatorischer Impuls, um Defizit auszugleichen	Hirnstamm, muskulär
	Dissoziierter Blickrichtungsnystagmus bei INO	Kompensatorisch erhöhte Innervation, um Seitblick zu gewährleisten	Fasciculus longitudinalis medialis (MLF)
	Dissoziierter Blickrichtungsnystagmus bei Myasthenie	Kompensatorisch erhöhte Innervation, um Seitblick zu gewährleisten	Muskulär
	Muskelparetischer Nystagmus	Verstärkter innervatorischer Impuls, um Defizit auszugleichen	Augenmuskelparese
	Konvergenzretraktionsnystagmus	Paradoxe supranukleäre Innervation bei geforderten Vertikalsakkaden und Blickhalten nach oben	Hintere Kommissur mesenzephal
	Obliquus-superior-Myokymie	Spontanentladungen Trochlearisnerv	Trochlearisnerv an Austrittsstelle
Integratorfunktion	Blickrichtungsnystagmus (BRN)	Gestörte Haltefunktion in exzentrischer Blickposition	NPH, INC, Zerebellum
	Reboundnystagmus	Kombination aus gestörter Haltefunktion und kompensatorischer Überkontrolle	Zerebellum
	See-Saw-Nystagmus	Unklar: Oszillationen im INC? Instabilität im Kontrollsystem des VOR bei fehlendem visuellen Input?	Meso-/dienzephal
	Nystagmus nach deutlichem Visusverlust	Gestörte Integratorfunktion durch fehlende Kontrollmechanismen	Augen- und Optikuserkrankungen
Geschwindigkeitsspeicher	Periodisch alternierender Nystagmus (PAN)	Zerebelläre Kontrolle gestört	Zerebellum
Blickstabilisation	Okulomastikatorische Myorhythmien	Unklar	Unklar, wahrscheinlich mesenzephal
	Erworbener Fixationspendelnystagmus	Nicht einheitlich	Verschieden
Guillain-Mollaret-Dreieck	Okulopalatiner Tremor	Spontanentladungen Olive Falsche Modulation im Kleinhirn	Hypertrophie der Olive

INC: interstitieller Nucleus Cajal; NPH: Nucleus praepositus hypoglossi; VOR: vestibulookulärer Reflex

Tab. 3.5 Unterscheidungshilfe von pathologischem Blickrichtungsnystagmus (BRN) und physiologischem Endstellnystagmus (ESN)

Pathologischer Blickrichtungsnystagmus (BRN)	Physiologischer Endstellnystagmus (ESN)
„Frischer" Schlagcharakter	„Müder" Schlagcharakter
Nicht erschöpfbar Ausnahme Reboundnystagmus	Normalerweise erschöpfbar, kann aber bis zu einer Minute schlagen!
Vor und in Endstellung möglich	Nur in Endstellung
In Kombination mit Okulomotorikstörung möglich	Keine Okulomotorikstörung

Ursache Es liegt eine „Kombination einer gestörten Integratorfunktion und der zentralen Kompensation des Rückdrifts der Augen" [21] vor. Das Kleinhirn kodiert eine erhöhte tonische Innervation in Richtung der gestörten Integratorfunktion, welche nach Seitblick noch eine gewisse Zeit erhalten bleibt. Dadurch driften die Augen bei Geradeausblick in die vorherige Blickrichtung mit entsprechenden Rückstellsakkaden ab.

Ein Reboundnystagmus ist ein Zeichen einer zerebellären Läsion im Bereich des Flocculus (Tab. 3.5).

3.4.3 Nystagmus bei Einschränkungen der Motilität

Unterschiedliche Einschränkungen der Motilität führen durch einen verstärkten innervatorischen Impuls bei Blick in Richtung der Bewegungseinschränkung zu einem Rucknystagmus, welcher häufig dissoziiert auftritt.

Blickparetischer Nystagmus
Bei einer Blickeinschränkung kann in Richtung der eingeschränkten Motilität die Innervation nicht ausreichen, um den Blick zu halten. Es kommt immer wieder zum Abdriften der Augen zur Gegenseite sowie versuchter Refixation, wodurch ein Rucknystagmus entsteht. Dieser Nystagmus kann je nach Parese vertikal und horizontal auftreten und hat meist einen „müden" Schlagcharakter.

Dissoziierter muskelparetischer Nystagmus
Augenmuskelparesen gehen nicht selten mit einem dissoziierten, überwiegend am paretischen Muskel auftretenden muskelparetischen Nystagmus einher, welcher ebenfalls Ausdruck einer verstärkten Innervation ist, um Defizite zu korrigieren. In Kombination zeigt sich zumeist eine Hypermetrie der Sakkade am Antagonisten in Richtung der Einschränkung (Tab. 3.4).

Dissoziierter Nystagmus bei internukleärer Ophthalmoplegie (INO)
Auch im Falle der INO geht man von einer verstärkten Blickhalteinnervation bei Seitblick aus, welche am betroffenen Auge mit der Adduktionseinschränkung

durch die eingeschränkte Sakkadenfunktion deutlich weniger ausgeprägt ist [21]. Dieser dissoziierte Nystagmus zeigt sich auch deutlich bei Prüfung des horizontalen OKN, welcher in Richtung der Adduktionseinschränkung dissoziiert ist (das abduzierende Auge schlägt deutlicher). Diese Dissoziation findet sich, im Gegensatz zu einer Augenmuskelparese, sogar bei Abduktion des betroffenen Auges (bei INO links im Linksblick). Es lohnt sich ebenso, bei diskreten Störungen den OKN bei Seitblick in Richtung der INO zu testen, da eine geringe Sakkadenverlangsamung anhand der Dissoziation gut erkannt werden kann (Tab. 3.4).

(Dissoziierter) Nystagmus bei Myasthenie
Okuläre Myasthenie kann durch die Ermüdungsreaktion, welche in unterschiedlichem Ausmaß an den verschiedenen Augenmuskeln auftreten kann und mit einer wechselnden Sakkadengeschwindigkeit einhergeht, ebenfalls zu Nystagmus im Seitblick führen. Dieser kann auch, sehr ähnlich wie bei der INO, bei einer Adduktionseinschränkung dissoziiert sein (Tab. 3.4).

3.4.4 Periodisch alternierender Nystagmus (PAN)

Der PAN kann erworben oder kongenital vorkommen. Er ist ein horizontaler Rucknystagmus, welcher in zyklischen Phasen von bis zu 2 min seine Richtung ändert. Ein rechtsschlägiger Nystagmus geht nach einer kurzen Ruhephase in einen linksschlägigen Nystagmus über und umgekehrt. In den Ruhephasen können manchmal Vertikalnystagmen (UBN, DBN) oder Square-Wave Jerks (siehe unten) auftreten. Da sich der PAN nach dem Alexander-Gesetz jeweils bei Blick in Schlagrichtung verstärkt und bei Blick in die entgegengesetzte Richtung verringert, nehmen betroffene Patienten oft eine kompensatorische wechselnde Kopfwendung ein, vor allem bei der kongenitalen Form. Oszillopsien (nur beim erworbenen PAN) und Verschwommensehen werden wahrgenommen, Schwindel jedoch eher nicht (im Gegensatz zum vestibulären Spontannystagmus!). Man sollte die Fixation über einen längeren Zeitraum betrachten, um den Nystagmusumschlag nicht zu verpassen. Manchmal tritt Verwirrung während der Untersuchung auf, da ein zunächst rechtsschlägiger Nystagmus später als linksschlägig gesehen wird.

Bei der erworbenen Form können zusätzlich zerebelläre Okulomotorikstörungen auftreten.

Ursache Ursächlich geht man von einem Verlust der zerebellären Hemmung (Kontrolle durch Nodulus und Uvula) des Geschwindigkeitsspeichers im unteren Hirnstamm aus [20].

Unterschiedliche Erkrankungen können zu einem PAN führen. Hierzu zählen u. a. die Multiple Sklerose, die Arnold-Chiari-Malformation, entzündliche Kleinhirnerkrankungen sowie Lithium- und Phenytoinintoxikationen [21].

Therapie Es wird eine medikamentöse Behandlung mit Baclofen, evtl. in Kombination mit Memantin, empfohlen [10].

3.4.5 Erworbener Fixationspendelnystagmus (FPN)

Unterschiedliche Netzwerke mit zerebellären Rückkopplungsschleifen ermöglichen durch Integration verschiedenster Signale des visuellen, vestibulären, propriorezeptiven Systems und der neuronalen Ansteuerung von Augenbewegungen eine konstante Blickstabilisation (siehe auch Kap. 1). Störungen innerhalb dieser Netzwerke führen zu Instabilitäten der neuronalen Integration und damit zu Beeinträchtigung der Fixation. In der Folge können Fixationspendelnystagmen verursacht werden. Eine einheitliche ursächliche Entstehung von FPN gibt es nicht.

Ein FPN kann horizontal und/oder vertikal konjugiert, vergent oder dissoziiert auftreten. Oszillopsien und Visusbeeinträchtigungen werden wahrgenommen und als störend empfunden. Bei vergenten Formen bestehen zusätzlich Doppelbilder. Die häufigste ursächliche Erkrankung ist die Multiple Sklerose. Seltenere Ursachen sind andere demyelinisierende vererbte Erkrankungen wie das Cockayne-Syndrom oder die Pelizaeus-Merzbacher-Krankheit, Hirnstammtumoren oder Hirnstammblutungen, Hirnstamminfarkte oder der Morbus Whipple (siehe unten) [9].

Erworbener Fixationspendelnystagmus bei MS
Der FPN ist ein konjugierter klein- bis mittelamplitudiger Nystagmus mit meist sowohl horizontalen als auch vertikalen Komponenten. Dadurch wirkt der Nystagmus elliptisch oder „rührend". Er verändert sich in den Blickrichtungen kaum.

Ursächlich geht man von einer Schädigung v. a. der paramedianen Trakte im Hirnstamm aus.

Therapeutisch kann versuchsweise Gabapentin oder Memantin, evtl. in Kombination mit Acetyl-DL-Leucin, gegeben werden [20].

Fixationspendelnystagmus bei Sehverlust
Ein einseitiger Sehverlust kann am betroffenen Auge zu einem monokularen oder dissoziierten, meist niedrigfrequenten und kleinamplitudigen, vorwiegend vertikalen Nystagmus führen. Vermutet wird ein Verlust der Kalibrierung neuronaler Integratoren.

Ein monokularer Nystagmus, welcher bei Kleinkindern gesehen wird, kann ein Anzeichen für ein chiasmales Gliom sein [22].

Auch ein beidseitiger Visusverlust kann einen Nystagmus bedingen. Dieser ist dann aber konjugiert horizontal/vertikal und besitzt ruckende Komponenten, die Schlagrichtung kann sich ändern [21].

Okulopalataler Tremor
Ursache des okulopalatalen Tremors ist eine Schädigung innerhalb des Guillain-Mollaret-Dreieckes (Verbindungen des Nucleus ruber zur Olivia inferior und vom Nucleus dentatus im Kleinhirn zum Nucleus ruber (siehe Kap. 1). Diese Läsion führt innerhalb von 6 Monaten durch Unterbrechung der afferenten Bahnen zur Olive zu einem Verlust von hemmenden Einflüssen und in der Folge zu einer

Olivenhypertrophie. Diese geht später in eine Atrophie über [1]. Die daraus resultierenden rhythmischen Entladungen manifestieren sich klinisch als okulopalataler Tremor [14]. Dabei kommt es zu einer Kombination von Pendelnystagmus und einem Myoklonus des weichen Gaumens. Der Nystagmus kann dissoziiert sein, schlägt meist vertikal, kann aber horizontale Komponenten aufweisen.

3.4.6 Konvergenzretraktionsnystagmus (KRN)

Klinik Der Konvergenzretraktionsnystagmus tritt immer in Kombination mit einer Sakkadenparese nach oben, meist im Rahmen eines dorsalen Mittelhirnsyndroms („Parinaud-Syndrom"), auf. Er ist gekennzeichnet durch einen konvergent schlagenden Rucknystagmus mit gleichzeitiger Retraktion beider Bulbi. Er ist an die Sakkadenfunktion (Puls- und Stepsignal) gebunden und ist deshalb bei Prüfung des OKN nach oben, bei Sakkaden nach oben, beim Versuch, den Aufblick zu halten, am Ende einer Blickfolgebewegung oder am Ende des vertikalen VOR nach oben auslösbar. In ausgeprägter Form kann bei einer langsamen Blickfolgebewegung nach oben der Konvergenzretraktionsnystagmus schnell einsetzen, sobald das vertikale Haltesignal des neuronalen Integrators INC gefordert ist. Dies vermittelt den Eindruck einer deutlichen Blickparese nach oben. Die Betroffenen können dem Objekt mit einer Blickbewegung zwar noch folgen, aber schon bei versuchtem Blickhalten driften die Augen nach unten ab, und der Konvergenzretraktionsnystagmus setzt ein. Ein KRN kann auch gelegentlich bei Prüfung des Seitblicks oder bei horizontalen Sakkaden gesehen werden, da auch hier ein vertikales Stepsignal gefordert ist. Gut auslösbar ist der KRN bei Prüfung des OKN nach oben (statt Sakkaden nach oben setzt der Nystagmus ein), und ein horizontaler OKN kann dissoziiert erscheinen (das adduzierende Auge schlägt deutlicher als das abduzierende Auge), da sich der Konvergenzretraktionsnystagmus und der OKN überlagern.

> **Checkliste Konvergenzretraktionsnystagmus**
>
> - Blickfolge und VOR nach oben vorhanden?
> - Blickhaltefunktion oben/unten, horizontal?
> - KRN bei vertikalem OKN, bei vertikalen (und evtl. horizontalen) Sakkaden?
> - Weitere Hinweise für ein Parinaud-Syndrom (supranukleäre Pupillenstörung)?
> - Zentrale Lidretraktion beidseits?
> - Sakkadenausfall vertikal, Sakkadenverlangsamung vertikal?

Ursache Ursächlich geht man von einer Schädigung der hinteren Kommissur oder kommissurnahen Strukturen aus in Kombination mit einer beidseitigen Läsion des rostralen interstitiellen Kerns des Fasciculus longitudinalis medialis (riMLF) [15]. Eine Störung von supranukleären hemmenden Bahnen zu Neuronen für Konvergenz/Divergenz wird dabei diskutiert [16]. Zudem kann bei dorsalen Läsionen die Area praetectalis mit geschädigt sein, was eine supranukleäre Pupillenstörung bedingt (z. B. Parinaud-Syndrom bei Pinealistumor).

3.4.7 Obliquus-superior-Myokymie (OSM)

Die OSM wird durch spontane Entladungen des N. trochlearis ausgelöst, bedingt durch eine neurovaskuläre Kompression des N. trochlearis im Bereich seiner Austrittsstelle aus dem Hirnstamm.

Anamnese und Klinik Patientinnen schildern monokulare Oszillopsien und Augenzittern, welche in Attacken über Sekunden in täglich unterschiedlicher Anzahl auftreten können. Manchmal werden gleichzeitig vertikale und/oder verkippte Doppelbilder angegeben. Auslöser werden verneint, und die Einseitigkeit wird subjektiv wahrgenommen. Viele Patientinnen behelfen sich in der Attacke mit Zukneifen eines Auges.

Während der Spontanentladung kommt es zu einem rotatorischen und vertikalen Nystagmus, welcher selten mit einer tonischen Abwärtsbewegung und Innenrotation des betroffenen Auges einhergeht. Attacken können manchmal durch forcierten Abblick, Seitblick oder durch vertikale Sakkadensprünge provoziert werden. Gelegentlich sind die Oszillationen mit bloßem Auge nicht erkennbar, und man benötigt für die Bestätigung der Verdachtsdiagnose die Spaltlampe oder die Fundusvideografie.

Therapie Antikonvulsiva, wie Carbamazepin oder Lacosamid, helfen, die Spontanentladungen durch Membranstabilisation zu verringern. Besteht längere Beschwerdefreiheit, sollte ein langsames Ausschleichen der Medikamente versucht werden. Auch die Gabe von Betablockern oder Betablockeraugentropfen (Timolol) kann eine Besserung der Beschwerden ermöglichen [10].

3.4.8 Konvergenznystagmus und Divergenznystagmus

Ein vergent schlagender oder vergent pendelnder Nystagmus ist sehr selten. Der Konvergenznystagmus kann im Rahmen eines dorsalen mesenzephalen Syndroms auftreten. Der Divergenznystagmus wird nur in wenigen Einzelfällen beschrieben und weist keine einheitliche Ätiologie oder Läsion auf [21]. Die Autorin selbst beobachtete nur einmal einen Divergenzrucknystagmus bei einem komplexen Mittelhirnsyndrom.

Okulomastikatorische Myorhythmie bei Morbus Whipple
Der Morbus Whipple ist eine durch das Bakterium Tropheryma whipplei ausgelöste seltene Infektionskrankheit des Dünndarms. Neben vielfältigen Organmani-

festationen kann auch das Nervensystem in bis zu 50 % der Fälle mit betroffen sein.

Die okulomastikatorische Myorhythmie ist die nur bei Morbus Whipple auftretende Kombination von einem konvergent-divergent pendelnden Nystagmus und gleichzeitig auftretenden Kontraktionen der Kaumuskulatur, was als ständiges Kauen oder Klappern der Zähne imponiert. Auch Myorhythmien der Extremitätenmuskulatur können assoziiert sein. Begleitend besteht immer eine vertikale Blickparese [17].

3.5 Sakkadische Störungen der Blickstabilisation

Sakkadische Störungen der Fixation können mit einem Nystagmus verwechselt werden. Allerdings zeigen sie videookulografisch keine nystagmische Ruck- oder Pendelform, sondern eine Aneinanderreihung von sakkadischen Augenbewegungen. Diese treten mit oder ohne intersakkadisches Intervall auf. Bei Vorliegen eines intersakkadischen Intervalls gleicht die Störung einer Fixationsunruhe. Beim Covertest ist man deshalb versucht, eine aufmerksame Fixation bei den Betroffenen anzumahnen.

Die Störungen treten in Attacken mit sehr unterschiedlichem attackenfreiem Zeitintervall auf. In ausgeprägten Fällen kann dieses sehr kurz sein, sodass der Eindruck einer dauerhaften Störung entsteht. Patientinnen berichten von unterschiedlichen Sehproblemen wie Verschwommensehen, Leseproblemen oder Schwierigkeiten zu fokussieren bis hin zur Unfähigkeit zu fixieren oder nach einer Sakkade zu refixieren. Bei seltenen Attacken oder bei Vorhandensein eines intersakkadischen Intervalls wird die Störung auch manchmal gar nicht wahrgenommen bzw. als Sakkade „interpretiert".

3.5.1 „Ocular Flutter" und Opsoklonus

Bei beiden Störungen handelt es sich um unwillkürlich auftretende, sehr schnelle, konjugierte sakkadische Augenbewegungen ohne intersakkadisches Intervall. Die Fixationsentgleisung tritt in Serien auf, die Frequenz liegt bei 10–25 Hz [20]. Der „ocular flutter" zeigt eher seltenere Attacken mit größerem Fixationsintervall dazwischen. Hier ist die Amplitude meist kleiner und die Augenbewegung immer horizontal. Der „ocular flutter" kann spontan bei Fixation auftreten oder durch Nah-Fern-Wechsel ausgelöst werden. Er kann bei Durchführung von Sakkaden oder bei Prüfung der Blickfolge auffallen.

Der Opsoklonus tritt meist spontan auf, die Attacken sind oft häufiger, die Amplitude meist größer, und die Augenbewegungen können in alle Richtungen erfolgen. Bei ausgeprägten Formen kann man kompensatorische Kopfbewegungen beobachten. Der Opsoklonus kann mit dem Myoklonus assoziiert sein (Tab. 3.6).

Tab. 3.6 Unterscheidungshilfe bei sakkadischen Oszillationen

Opsoklonus	Ocular flutter	Willkürnystagmus
Stark störend, plötzlicher Beginn	Wird von Patientinnen nicht immer wahrgenommen	Wird zufällig entdeckt, kein Leidensdruck, da kontrollierbar
Omnidirektional	Nur horizontal	Nur horizontal
Nicht auslösbar	Manchmal durch Nah-Fern-Wechsel oder Sakkaden auslösbar	Triggerbar oder auslösbar durch Akkommodation, Nahfixation, bei konzentrierter Fixation willkürlich auslösbar
Nicht ablenkbar	Nicht ablenkbar	Ablenkbar
Meist größere Amplitude und längere Dauer	Meist kleinere Amplitude und oft nur 1–2 s	Unterschiedliche Dauer, willkürlich nicht immer zu stoppen, aber ablenkbar
Kombinierte Okulomotorikstörung möglich, Myoklonus möglich	Kombinierte Okulomotorikstörung möglich	Keine Okulomotorikstörung
Manchmal mit kompensatorischen Kopfbewegungen	Keine Kopfbewegung	Keine Kopfbewegung

Ursache Verschiedene auslösende Mechanismen im neuronalen sakkadischen Netzwerk des Hirnstamms und Kleinhirns führen zu pathologischen Entladungen von Burst-Neuronen. Angenommen werden Membraninstabilitäten und eine veränderte Rezeptorsensitivität der beteiligten Neurone, welche zu einer verzögerten Aktivierung des Nucleus fastigii im Kleinhirn und der Omnipauseneuronen in der Pons führt [20].

Meist liegen schwerwiegende Erkrankungen zugrunde. Hierzu zählen paraneoplastische Erkrankungen, postinfektiöse Enzephalitiden, Multiple Sklerose, Stoffwechselstörungen oder Intoxikationen und bei Kindern ein Neuroblastom.

3.5.2 Willkürnystagmus

Ebenso wie beim Opsoklonus und „ocular flutter" kommt es beim Willkürnystagmus zu sehr schnellen, konjugierten, horizontalen sakkadischen Augenbewegungen ohne intersakkadisches Intervall. Diese sind jedoch willkürlich auslösbar, wobei die Betroffenen oft nicht erklären können, wie sie das Augenzittern genau auslösen, und in manchen Fällen ein bewusstes Auslösen auch verneint wird. Angegeben werden fast immer Verschwommensehen, selten Oszillopsie. Die Störung wird meist zufällig beim Fixieren entdeckt und Freunden oder Eltern präsentiert.

Die Dauer und Amplitude der Oszillationen können nicht willkürlich beeinflusst werden, jedoch kann die Attacke durch „Entspannung des Sehens",

Augenschluss oder einen Blicksprung unterbrochen werden. Vor oder mit Einsetzen des Augenzitterns ist sehr oft eine Pupillenverengung zu erkennen, was für Akkommodation als einen möglichen Auslöser spricht. Auch bei Nahfixation, also bei Konvergenz, sind Attacken auslösbar, und die Patientinnen haben häufig während der Attacke einen konzentrierten starren Gesichtsausdruck. Manchmal tritt zeitgleich ein Lidzucken auf.

Ein Willkürnystagmus lässt sich durch Ablenkung unterbrechen oder verhindern. Bei einem Verdacht können etwa Fragen oder Rechenaufgaben gestellt, eine visuelle Suchaufgabe oder das laute Vorlesen eines Textes gefordert werden. Es liegen keinerlei andere Auffälligkeiten vor.

Das frühzeitige Erkennen eines Willkürnystagmus ist wichtig, um eine weitere für die Patientin belastende Diagnostik zu verhindern. Der Willkürnystagmus ist ohne pathologische Bedeutung.

3.5.3 Square-Wave Jerks (SWJ)

Bei SWJ handelt es sich um horizontale Sakkaden mit intersakkadischem Intervall von einem Fixierpunkt zur Seite und wieder zurück. Man unterscheidet Mikro-Square-Wave Jerks mit einer Amplitude von 1–5° und Makro-Square-Wave Jerks mit einer Amplitude von 5–40°. SWJ können vereinzelt auftreten oder in Serien, manchmal auch dauerhaft. Sie können vermehrt bei Prüfung der Sakkaden auffallen. **Ursächlich** angenommen werden nach Thömke [21] unterschiedliche Störungen im okulomotorischen Fixationssystem (Netzwerk: frontales Augenfeld, Colliculus superior, Omnipauseneurone und Nucleus fastigii), welche zu unwillkürlichen Sakkaden führen.

SWJ treten bei Kleinhirnerkrankung, Morbus Parkinson, der progressiven supranukleären Parese und Demenzerkrankungen auf. Mikro-SWJ findet man auch ohne Pathologie bei älteren Personen oder bei Patientinnen mit Strabismus.

Differenzialdiagnose: makrosakkadische Oszillationen Von den SWJ sollten die makrosakkadischen Oszillationen unterschieden werden. Diese können bei Prüfung von Blicksprüngen beobachtet werden. Der Sakkadensprung wird zu groß angelegt, und die Augen führen mehrere hypermetrische Sakkaden um den Fixierpunkt aus, bis dieser schließlich angesehen werden kann. Diese Form der „Sakkadenhypermetrie" ist Hinweis auf eine zerebelläre Störung und mit weiteren zerebellären Okulomotorikstörungen kombiniert.

3.6 Therapeutische Überlegungen

Mit Ausnahme des Willkürnystagmus und des Augenzitterns bei Visusminderung zeigen erworbene Nystagmen entweder eine Erkrankung des Gleichgewichtsorgans im Innenohr, des N. vestibularis oder eine neurologische Erkrankung bzw. Ursache an. Zusätzlich benötigte Diagnostik und Therapie obliegt der Neurologin oder HNO-Ärztin. Diese wird mögliche Ursachen weiter eingrenzen und die Behandlung der auslösenden Faktoren bzw. der Grunderkrankung einleiten. Bekannte medikamentöse Therapieoptionen zur möglichen Nystagmusberuhigung wurden jeweils bei den einzelnen Nystagmusformen aufgelistet.

Nur in wenigen Fällen ist eine Verbesserung des Sehens durch orthoptische Maßnahmen möglich, z. B. das Weglassen einer Gleitsichtbrille, Lesehilfen, Prismen, das Nutzen von Beruhigungsbereichen, das Üben des gezielten Einsetzens des VOR (Ersatzstrategien) oder das Ausprobieren von Filterbrillen zur Verringerung von Oszillopsien.

Hingegen nimmt die Orthoptistin eine zentrale Stellung in der Nystagmusdiagnostik ein. Sie ist die Spezialistin für Augenbewegungen und kann auch diskrete Störungen erkennen, welche anderen Fachbereichen manchmal verborgen bleiben. Zudem kann die Orthoptistin Nystagmen zuordnen, Patientinnen mit spezifischer Fragestellung weiterüberweisen sowie während einer Therapie begleiten und den Verlauf kontrollieren.

Die oben angeführten Kardinalsymptome Oszillopsien, Schwindel und Doppelbilder werden von Betroffenen als visuelles Problem wahrgenommen. „Ich meine immer, dass der Schwindel vom Auge kommt" ist eine in der Anamnese häufig geäußerte Aussage. Da jedoch erworbene Nystagmen nur selten in ausgeprägter Form auftreten, kann eine weniger auffällige oder seltenere Augenbewegungsstörung leicht übersehen werden. Es lohnt sich deshalb durchaus, bei unklaren Beschwerden mehr Zeit der Anamnese und dem aufmerksamen Beobachten zu widmen, denn hier wird der rote Faden zur Diagnosefindung geknüpft, zielorientierte Untersuchungen können geplant und dann entsprechend durchgeführt werden. So ist es möglich, die vorliegenden Beschwerden zu objektivieren, was den Leidensdruck von Betroffenen nimmt, welche oft schon viele Arztbesuche hinter sich haben und gar nicht selten meinen, sich die Beschwerden „nur einzubilden".

▶ **Tipp** Hast du wenig Zeit, so nimm dir viel davon am Anfang.

Erworbener Nystagmus

Patientin: M.J., 81 Jahre.

Aufnahme über den Rettungsdienst und Notfallambulanz auf die Stroke Unit der Neurologischen Klinik mit akuten Sprech- und Leseproblemen über 20 min.

Bei Aufnahme wurden außerdem eine Makuladegeneration beidseits, länger bestehender zunehmender Schwankschwindel, beidseitige Hypakusis und ein chronisches Schmerzsyndrom des Rückens beschrieben.

Bei der klinisch-neurologischen Aufnahmeuntersuchung bestand die akute Symptomatik nicht mehr. Es fand sich eine Hüftbeugerschwäche beidseits mit Schmerzen, eine allseits sakkadierte Blickfolge und in den Gang- und Standproben eine ungerichtete Fallneigung bei Augenschluss mit deutlich phobischer Komponente und Sturzangst.

Es erfolgte eine Vorstellung in der Orthoptik bei V.a. transitorisch ischämische Attacke mit passagerer Dysarthrie und Objektivierung des Okulomotorikbefundes.

Orthoptische Anamnese
Seit mehreren Jahren Probleme mit Schwindel bei Eigenbewegung, Oszillopsien im Tagesverlauf schwankend, zeitweilige vertikale Diplopie, Verschwommensehen und Fallneigung nach hinten. Mehrere Arztbesuche konnten diese Symptomatik nicht klären.

Die Angabe von Schwindel und Oszillopsien lassen einen chronischen vestibulären Nystagmus vermuten, Verstärkung bei Eigenbewegung könnte auf eine VOR-Minderung hindeuten.

Stellung und Motilität
Diskrete -VD (negative Vertikaldivergenz) in Ferne und Nähe mit Zunahme in Linksblick und Linksabblick.
Deorsoadduktion des rechten Auges.

Okulomotorik
Geringer Downbeatnystagmus mit Zunahme im Seitblick und bei Konvergenz.
Blickrichtungsnystagmus horizontal und nach oben.
Reboundnystagmus.
Allseits sakkadierte Blickfolge und gestörte Fixationssuppression des VOR.
Head Impulse Test pathologisch bei Rechts- und Linksdrehung.

Bei Fixation zeigte sich ein Downbeatnystagmus, welcher sich, wie erwartet, im Seitblick und bei Konvergenz verstärkte. Häufigste Ursache ist eine zerebelläre Flocculusläsion, hierzu passen der untersuchte Reboundnystagmus, der Blickrichtungsnystagmus, die sakkadierte Blickfolge und die gestörte Fixationssuppression. Zerebellär können auch Fernesotropie und „Pseudodeorsoadduktion" auftreten. Der pathologische Head-Impulse-Test spricht für eine beidseitige Minderung des VOR.

Beurteilung
Downbeatnystagmussyndrom mit zerebellärer Okulomotorikstörung (die -VD könnte Ausdruck eines zerebellären Strabismus sein) sowie v. a. bilaterale Vestibulopathie.

Wir erklärten der Patientin die mögliche Ursache ihrer Beschwerden, was zu großer Erleichterung führte. Wir rieten zu einer reinen Lesebrille und dem Lesen in leichter Kinnsenkung, um die ruhigste Zone des Nystagmus zu nutzen. Die Bereitschaft zur Therapie war groß.

Bei Entlassung wurde eine Vorstellung in unserer Schwindelambulanz angebahnt. Nach ambulanter Untersuchung dort konnte sowohl das Downbeatnystagmussyndrom als auch die bilaterale Vestibulopathie bestätigt und folgendes Procedere veranlasst werden:

1. Tägliche Gleichgewichtsübungen und Blickstabilisationsübungen zur Verbesserung der zentral-vestibulären Kompensation mit Unterstützung der Physiotherapie.
2. Anpassung einer Prismenfolie und Lesebrille in einer Orthoptiksprechstunde einer niedergelassenen Augenarztpraxis.
3. Blutentnahme zum Ausschluss behandelbarer Ursachen der bilateralen Vestibulopathie und des Downbeatnystagmus.
4. Bei fehlender Besserung Behandlungsversuch mit Acetylleucin (Tanganil) über 3 Wochen. ◄

Literatur

1. Bulleid L, Hughes T, Leach P (2021) Mollaret's triangle: An important neuroanatomical territory for all clinicians. *Surgical Neurology International.* 12, 94. https://doi.org/10.25259/sni_625_2020
2. Büttner U, Büuttner-ennever JA, Rambold H, Helmchen C (2002) The Contribution of Midbrain Circuits in the Control of Gaze. Ann N Y Acad Sci 956(1):99 110. https://doi.org/10.1111/j.1749-6632.2002.tb02812.x
3. Comacchio F, Talenti G, Manara R, Briani C (2023) Acute isolated vertigo with vertical up-beating nystagmus: A rare case of nucleus intercalatus of Staderini ischemia. Journal of Otology 18(4):246–249. https://doi.org/10.1016/j.joto.2023.09.001
4. Fröhlich L, Löffler LB (2024) Praktische Hinweise zur Messung vestibulär evozierter myogener Potenziale. HNO 72:377–388. https://doi.org/10.1007/s00106-024-01446-7
5. Helmchen C, Glasauer S, Bartl K, Buttner U (1996) Contralesionally beating torsional nystagmus in a unilateral rostral midbrain lesion. Neurology 47(2):482–486. https://doi.org/10.1212/wnl.47.2.482
6. Helmchen C, Rambold H, Fuhry L, Büttner U (1998) Deficits in vertical and torsional eye movements after uni- and bilateral muscimol inactivation of the interstitial nucleus of Cajal of the alert monkey. Exp Brain Res 119(4):436–452. https://doi.org/10.1007/s002210050359
7. Helmchen C, Rambold H, Kempermann U, Büttner-Ennever J, Büttner U (2002) Localizing value of torsional nystagmus in small midbrain lesions. Neurology 59(12):1956–1964. https://doi.org/10.1212/01.wnl.0000038387.90128.8d
8. Hüfner K, Frenzel C, Kremmyda O, Adrion C, Bardins S, Glasauer S, Brandt T, Strupp M (2014) Esophoria or esotropia in adulthood: a sign of cerebellar dysfunction? J Neurol 262(3):585–592. https://doi.org/10.1007/s00415-014-7614-2
9. Kang S, Shaikh AG (2017) Acquired pendular nystagmus. J Neurol Sci 375:8–17. https://doi.org/10.1016/j.jns.2017.01.033

10. Kommission Leitlinien der Deutschen Gesellschaft für Neurologie (eds) (2021) Leitlinien für Diagnostik und Therapie in der Neurologie: Augenbewegungsstörungen inkl. Nystagmus. https://register.awmf.org/assets/guidelines/030-137l_S1_Augenmotilitaetsst%C3%B6rung-inklusive-Nystagmus_2021-11.pdf. Accessed 26 April 2025
11. Kremmyda O, Frenzel C, Hüfner K, Goldschagg N, Brem C, Linn J, Strupp M (2020) Acute binocular diplopia: peripheral or central? J Neurol 267(S1):136–142. https://doi.org/10.1007/s00415-020-10088-y
12. Lemos J, Strupp M (2022) Central positional nystagmus: an update. J Neurol 269(4):1851–1860. https://doi.org/10.1007/s00415-021-10852-8
13. Michel O (2023). Einführung in Anatomie und Physiologie. In: Gutachten in der HNO. Springer, Berlin, Heidelberg. https://doi.org/10.1007/978-3-662-65434-7_2
14. Murdoch S, Shah P, Jampana R (2016) The Guillain-Mollaret triangle in action. Pract Neurol 16(3):243–246. https://doi.org/10.1136/practneurol-2015-001142
15. Ortiz JF, Eissa-Garces A, Ruxmohan S, Cuenca V, Kaur M, Fabara SP, Khurana M, Parwani J, Paez M, Anwar F, Tamton H, Cueva W (o.D.). Understanding Parinaud's Syndrome. *Brain Sciences 11*(11):1469. https://doi.org/10.3390/brainsci11111469
16. Rambold H, Kömpf D, Helmchen C (2001) Convergence retraction nystagmus: A disorder of vergence? Ann Neurol 50(5):677–681. https://doi.org/10.1002/ana.1263
17. Ratnaike RN (2000) Whipple's disease. Postgrad Med J 76(902):760–766. https://doi.org/10.1136/pmj.76.902.760
18. Spiegel R, Kalla R, Rettinger N, Schneider E, Straumann D, Marti S, Glasauer S, Brandt T, Strupp M (2010) Head position during resting modifies spontaneous daytime decrease of downbeat nystagmus. Neurology 75(21):1928–1932. https://doi.org/10.1212/wnl.0b013e-3181feb22f
19. Strupp M, Brandt T, Dieterich M (2022) Vertigo – Leitsymptom Schwindel (3. Auflage). Springer eBooks. https://doi.org/10.1007/978-3-662-61397-9
20. Strupp M, Straumann D, Helmchen C (2023). Erworbener Nystagmus und sakkadische Intrusionen. In *Springer Reference Medizin* (S. 1–9). https://doi.org/10.1007/978-3-662-65929-8_87-1
21. Thömke F (2016) *Augenbewegungsstörungen* (3. Auflage). Hippocampus Verlag
22. Toledano H, Muhsinoglu O, Luckman J, Goldenberg-Cohen N, Michowiz S (2015) Acquired nystagmus as the initial presenting sign of chiasmal glioma in young children. Eur J Paediatr Neurol 19(6):694–700. https://doi.org/10.1016/j.ejpn.2015.06.007
23. Vallabh E, Leigh RJ, Swann M, Thurtell MJ (2010) Muscimol inactivation caudal to the interstitial nucleus of Cajal induces hemi-seesaw nystagmus. Exp Brain Res 205(3):405–413. https://doi.org/10.1007/s00221-010-2376-2
24. Ward BK, Van De Berg R, Van Rompaey V, Bisdorff A, Hullar TE, Welgampola MS, Carey JP (2021) Superior semicircular canal dehiscence syndrome: Diagnostic criteria consensus document of the committee for the classification of vestibular disorders of the Bárány Society. J Vestib Res 31(3):131–141. https://doi.org/10.3233/ves-200004
25. Zwergal A, Rettinger N, Frenzel C, Dieterich M, Brandt T, Strupp M (2009) A bucket of static vestibular function. Neurology 72(19):1689–1692. https://doi.org/10.1212/wnl.0b013e-3181a55ecf

Visuelle Verarbeitungs- und Wahrnehmungsstörung

4

Brigitte Ruple und Melanie van Waveren

4.1 Einleitung

Visuelle Wahrnehmung ist die zerebrale Fähigkeit, visuelle Reize zu einem Ganzen zusammenzufügen und in einen Kontext mit anderen Wahrnehmungen aus der Umwelt und dem Gedächtnis einzubinden und auf sie zu reagieren. Die Entwicklung der visuellen Verarbeitung und Wahrnehmung ist abhängig von den Fähigkeiten des Auges, der Funktion der Sehbahn sowie den weiteren visuellen Zentren im visuellen Kortex [4, 18]. Man unterscheidet dabei zwischen elementaren und komplexen Sehfunktionen.

Zu den elementaren Sehfunktionen zählen:

- Visus
- Gesichtsfeld
- Kontrast- und Farbsehen
- Okulomotorik

Diese Informationen werden in weiteren visuell-zerebralen Assoziationsfeldern (ventraler und dorsaler Parietallappen, präfrontale Felder und Kleinhirn) zu einer visuellen Wahrnehmung verarbeitet (Abschn. 1.3).

B. Ruple (✉)
Beuren, Deutschland
E-Mail: ruple-orthoptik@t-online.de

M. van Waveren
Kaiserslautern, Deutschland
E-Mail: 3v-vanwaveren@posteo.de

Zu den komplexen Sehfunktionen gehören:

- Visuelle Exploration und visuelle Suche
- Form- und Objektwahrnehmung
- Gesichtserkennung
- Visuelle Raumwahrnehmung

Eine weitere Basisleistung, die für die visuelle Verarbeitung und Wahrnehmung benötigt wird, ist die Aufmerksamkeit und das visuelle Gedächtnis.

Aus den vielen visuell-zerebralen Verarbeitungswegen ergibt sich eine sehr große Bandbreite der visuellen Verarbeitungs- und Wahrnehmungsstörungen (VVWS) oder englisch „cerebral visual impairment" (CVI) [20]. Da die visuelle Verarbeitung und Wahrnehmung ein wichtiges Element der allgemeinen Entwicklung eines Kindes ist, können Störungen (verzögerte visuelle Entwicklung/ DVM = „delayed visual maturation") abhängig vom Zeitpunkt und der Plastizität des kindlichen Gehirns die Gesamtentwicklung (exekutive Funktionen) beeinflussen und somit die Teilhabe am sozialen Leben stark beeinträchtigen.

In diesem Beitrag werden die typischen Entwicklungsauffälligkeiten aufgeführt, es wird auf die elementaren und komplexen Sehfähigkeiten und deren Entwicklungsauffälligkeiten eingegangen und schließlich werden die spezielle Diagnostik und Therapiemöglichkeiten der Orthoptik erläutert.

4.1.1 Definition und Begrifflichkeiten

Es gibt bis jetzt keine einheitliche Definition bezüglich visueller Verarbeitungs- und Wahrnehmungsstörungen. Im interprofessionellen Zusammenhang werden folgende Bezeichnungen verwendet:

- Visuelle Verarbeitungs- und Wahrnehmungsstörungen (VVWS)
- „Cerebral visual impairment" – zerebrale visuelle Informationsverarbeitungsstörungen (CVI)
- Zerebrale/zentrale visuelle Wahrnehmungs-/Verarbeitungsstörungen
- Zerebrale/zentrale Sehstörungen

Da es bis jetzt noch keine Repräsentation in den internationalen Krankheitsklassifikationssystemen gibt, sehr wohl aber die auditive Verarbeitungs- und Wahrnehmungsstörungen (AVWS), präferieren die Autorinnen die Bezeichnung VVWS.

Aktuell erfolgt die Kodierung in der ICD-10 meist unter „F-88 – andere Entwicklungsstörungen", „H47.6 –Affektionen der Sehrinde", „H47.7 – Affektionen der Sehbahn nicht näher bezeichnet". In der ICD-11 wurden erstmals die visuellen Wahrnehmungsstörungen mit der Kodierung „9D7Y – 'other specifies impairment of functions' (Sonstige spezifizierte Beeinträchtigung der Sehfunktionen)" aufgenommen. Zum Zeitpunkt der Erstellung des Buches war die ICD-11 in Deutschland noch nicht eingeführt.

4 Visuelle Verarbeitungs- und Wahrnehmungsstörung

Hinweise auf visuelle Verarbeitungs- und Wahrnehmungsstörungen (VVWS) sind gegeben:

- bei auffälligen komplexen Sehfunktionen,
- wenn Sehfunktionen nicht über einen altersentsprechenden Zeitraum unter Alltagsanforderungen aufrecht erhalten werden können,
- wenn visuell auffälliges Verhalten nicht durch kognitive oder psychische Beeinträchtigungen überlagert wird.

4.1.2 Ätiologie und Prävalenz

Ursachen von VVWS sind prä-, peri- oder postnatale Hirnschädigungen.
Die häufigsten Ursachen sind in Tab. 4.1 zusammengefasst.

Die genaue Prävalenz von VVWS konnte bis heute noch nicht herausgefunden werden. Dies liegt zum einen am Fehlen der allgemeinen Diagnosekriterien und einheitlichen diagnostischen Untersuchungsstandards, und zum anderen ist die Vergleichbarkeit einzelner Studien aufgrund verschieden angewandter Untersuchungsverfahren deutlich erschwert [50].

Es wird davon ausgegangen, dass VVWS bei ca. 20 % bis 40 % die Hauptursache für kindliche Sehstörungen in Industrieländern ist [20, 46]. Dies liegt an der immer besser werdenden medizinischen Versorgung von Früh- und Risikoneugeborenen, aber auch daran, dass Sehstörungen durch Schädigung des zentralen Nervensystems heutzutage besser nachgewiesen werden können [11, 18, 24].

▶ Weitere Informationen: siehe Sk2 Leitlinie Visuelle Wahrnehmungsstörungen [3].

Tab. 4.1 Ursachen von visuellen Verarbeitungs- und Wahrnehmungsstörungen (VVWS) [42, 50]

Prä-, peri- oder postnatale Hirnschädigungen	Neurologische Hirnentwicklungs-/-funktionsstörungen	Genetische Defekte mit/ohne Stoffwechselstörung	Assoziationen mit allgemeinen oder spezifischen Entwicklungsstörungen
• Frühgeburtlichkeit • Hypoxische-ischämische Enzephalopathie • Hämorrhagisch-ischämischer Infarkt • Geburtstraumen mit Sauerstoffmangel (oft als „harmlos" wahrgenommen) • Zustand nach (Herz-)Operation	• Zerebralparese • Epilepsie (mit/ohne pathologisches EEG) • Hydrozephalus • Hirntumor • Schädel-Hirn-Trauma • Periventrikuläre Leukomalazie • Hirnblutungen • Enzephalopathien (Meningitis, fetales Alkoholsyndrom, Intoxikationen)	• Williams-Beuren-Syndrom • Fragiles-X-Syndrom • Apert-Syndrom • Down-Syndrom • Laurence-Moon-Bardet-Biedl (LMB-B)-Syndrom • Neurofibromatose Typ I	• Autismusspektrumstörung (ASS) • Aufmerksamkeitsdefizitsyndrom (AD[H]S) • Dyslexie (LRS) • Dyskalkulie (Rechenstörung) • Dyspraxie (Entwicklungsstörung motorischer Funktionen)

4.2 Elementare Sehfunktionen

Grundvoraussetzung für eine gute Entwicklung der komplexen Sehfunktionen sind intakte elementare Sehfunktionen. Beide Sehfunktionen wiederum beeinflussen die Gesamtentwicklung eines Kindes [26].

Um Diagnostikergebnisse zu VVWS nicht zu verfälschen, sollten vor neuropsychologischen Untersuchungen Störungen der elementaren Sehfunktionen ausgeschlossen werden.

4.2.1 Visus (ICF b2100)

Die Visusprüfung ist nach der DIN EN ISO 8596 [54] in Europa festgelegt.

Das Auflösungsvermögen der Netzhaut und die Verarbeitung der visuellen Informationen ermöglicht eine Wahrnehmung von Größe, Formen und Konturen im Nah- und Fernbereich. Neuronale Kontureninteraktionen, das Ineinanderverschwimmen von Linien/Optotypen führt zu Trennschwierigkeiten (Crowding) von Formen und Konturen.

Bis zu einem Alter von 12 Jahren sind Trennschwierigkeiten physiologisch. Bei Kindern/Jugendlichen mit VVWS entwickelt sich diese Fähigkeit aber langsamer bzw. erst in einem deutlich höheren Alter als in gleichaltrigen Vergleichsgruppen [43].

Pathologisch treten Trennschwierigkeiten bei exzentrischer Fixation, Erkrankung der Makula oder Nystagmus auf.

Bei VVWS wird der Visus wie sonst auch entsprechend dem Alter und der Entwicklung des Kindes/Jugendlichen mit den üblichen altersentsprechend genormten Optotypentafeln durchgeführt. Der Unterschied besteht nur darin, dass es bei VVWS wichtig ist, auch den binokularen Visus in Ferne und Nähe zu bestimmen, sowohl mit Einzel- als auch mit Reihenoptotypen. Zum Ausschluss von Trennschwierigkeiten sollte ein Reihenoptotypentest, z. B. Landolt-Ringe 2,6' oder „crowded line test" (25 %/12 %) von Lea Hyvärinnen, verwendet werden.

Können Optotypen nicht genannt, gezeigt oder zugeordnet werden, kann der Visus über das Preferential-Looking-System überprüft werden.

Ist die Fähigkeit der Formerkennung beeinträchtigt oder nicht vorhanden, kann das Visusäquivalent über eine Punktesehschärfe (Objekterkennung: Objektentfernung/Objektgröße × 0,00145) ermittelt werden.

4.2.2 Gesichtsfeld (ICF b2101)

Das Gesichtsfeld ist sehr eng mit der Aufmerksamkeit verzahnt. Aufmerksamkeitsstörungen sind ein Symptom bei VVWS. Daher kann es bei der Gesichtsfeldprüfung bei VVWS zu einer pseudokonzentrischen Gesichtsfeldeinengung <10° führen, obwohl das Gesichtsfeld vollständig zur Verfügung steht [61].

4 Visuelle Verarbeitungs- und Wahrnehmungsstörung

Ebenso führt eine Simultanagnosie zu einer pseudokonzentrischen Gesichtsfeldeinengung. Denn in diesem Fall ist es zerebral nicht möglich, einen zentralen Punkt zu fixieren und gleichzeitig einen peripher auftretenden Stimulus wahrzunehmen [37].

▶ Bei Epilepsiemedikamenten mit dem Wirkstoff Vigabatrin kommt es nach Monaten oder Jahren in 1/3 der Fälle zu irreversiblen Gesichtsfeldausfällen unabhängig vom Organbefund [13].

Orientierungsprobleme (beim Treppensteigen, häufiges Anstoßen/Stolpern, Danebengreifen, reduzierter Überblick) und Leseprobleme können bei Kindern/Jugendlichen mit VVWS mit und ohne Gesichtsfeldausfälle auftreten. Umso wichtiger ist eine gute Differenzialdiagnose.

▶ **Tipp** Die Gesichtsfelduntersuchung bei VVWS kann, wenn keine monokulare organische Abklärung notwendig ist, in der Regel binokular durchgeführt werden.

4.2.3 Kontrastsehen (ICF b21022)

Kontrastsehen ist die Fähigkeit, Helligkeitsunterschiede wahrnehmen zu können. Diese Fähigkeit ermöglicht das Erkennen eines Objektes mit geringem Leuchtdichteunterschied zum Hintergrund. Das bedeutet: Liegt ein gutes Kontrasehen vor, können sehr kleine Objekte/Details mit geringen Kontrastunterschieden wahrgenommen werden. Je schlechter das Kontrastsehen ist, umso größer müssen die Objekte/Optotypen sein, um erkannt zu werden.

Zur Überprüfung werden genormte Kontrastsehtafeln mit Optotypen in Ferne und Nähe entsprechend der Visusprüfung eingesetzt. Wenn eine Optotypenerkennung nicht möglich ist, können der Acuity Test, Hiding Heidi Test oder Objekte und Hintergrundvorlagen mit unterschiedlichen Kontrast-/Leuchtdichteunterschieden verwendet werden. **Bei VVWS kann die Überprüfung binokular durchgeführt werden.** Bei der Untersuchung des Kontrastsehens muss auf die Raum-/Testbeleuchtung (mit einem Luxmeter kontrollieren) geachtet werden!

▶ Weitere Informationen: siehe Prüfung Kontrastsehen [38].

Für die Erkennung von Mimik ist ein Kontrastunterschied zwischen 1 % und 5 % notwendig. Eine Kontrastsensitivitätsstörung erschwert im Alltag bei VVWS daher die nonverbale Kommunikation. Zusätzlich haben Betroffene z. B. Probleme bei Bodenunebenheiten, beim Greifen nach Gegenständen oder bei Lese-/Schreibvorlagen, wenn zwischen Schrift und Hintergrund der Leuchtdichteunterschied zu gering ist.

Indirekte Kontraststörungen zeigen sich im Alltag besonders in der Kombination der Hell-/Dunkeladaptation. Denn zur Fähigkeit der Helligkeitsunterscheidung gehört auch die Fähigkeit des Auges, sich an verschiedene Lichtverhältnisse anpassen zu können. Ursachen für Adaptationsprobleme können organisch und/oder zerebral sein [57].

Helladaptionsstörungen verursachen erhöhte Blendung (direktes Licht, Reflexion von Oberflächen) und Dunkeladaptationsstörungen Unsicherheiten bei schwachen dunklen Leuchtdichteunterschieden (Nachtsehprobleme). Im Alltag zeigen sich Verhaltensauffälligkeiten (die Person bleibt stehen, wirkt ängstlich) und Orientierungsprobleme.

▶ Epilepsiemedikamente können Pupillenstörungen sowie Adaptationszeiten erhöhen. Dadurch ist die Sensibilität auf wechselnde Lichtreize erhöht, und es tritt oft eine extreme Blendempfindlichkeit auf [41].

4.2.4 Farbsehen (ICF b21021)

Farbsehen ist die Fähigkeit, Farben unterscheiden und vergleichen zu können. Entsprechend der Reifung der Zapfens in der Netzhaut können Farben im Kleinkindalter erkannt, aber abhängig von der Entwicklungsreife des Kindes erst im Einschulalter sicher benannt werden.

Zur Überprüfung des Farbsehvermögens können z. B. folgende Tests verwendet werden: Ishihara, Fransworth, Lea Panel 16, Waggoner Farbtest.

Bei einer Überprüfung der Grundfarben mit Objekten muss darauf geachtet werden, dass das Zuordnen von Farben bei einer Farbsinnstörung auch über Graustufen möglich ist und bei Vorhandensein einer Kontrastsehschwäche das Erkennen von Pastelltönen nicht möglich ist.

▶ Bei Kindern/Jugendlichen mit VVWS können bei der Überprüfung mit pseudoisochromatischen Tafeln falsch-negative Ergebnisse auftreten, wenn sie Probleme mit den komplexen Sehfunktionen (der zerebralen Fähigkeit Gestaltschließen; siehe Abschn. 4.3.3) haben. Das Nachfahren der Punkte kann helfen, ist jedoch nicht immer mit einem sicheren Ergebnis verbunden. Zielführender ist in diesen Fällen bzw. zur Differenzialdiagnose die Testung mit Farbfleckverfahren.

4.2.5 Okulomotorische Funktionen (ICF b2152)

Funktionen der Okulomotorik sind die gleichzeitige und gleichsinnige Bewegung der Augen in horizontaler, vertikaler und rotatorischer Richtung. Sie sind abhängig von Wachheit, Neugierde, Aufmerksamkeit und Reizangebot. Die Okulomotorik und das Bewegungssehen stellen den Übergang zu den komplexen Sehfunktionen dar. Die afferenten Inputs müssen in entsprechende efferente, blickmotorische Reaktionen für die weitere Wahrnehmung umgewandelt werden [53].

Zielgenaue Sakkaden sind für die Distanz-/Raumwahrnehmung wichtig, z. B. Blickwechsel von der Tafel ins Heft, Zeilensprünge beim Lesen, Orientierung auf einem Blatt, visuelle Suche/Exploration.

Die Diagnostik der Okulomotorik bei VVWS sollte folgende Punkte umfassen:

Fixationsverhalten Kann die Fixation bei stabiler fovealer Fixation auf ein Objekt stabil gehalten und auch wieder gelöst werden? Bei unsteter/exzentrischer Fixation: Liegt ein organisches oder zerebrales Zentralskotom vor?

Konvergenz Kann die Zusammenführung beider Augen bei Annäherung eines Objektes gehalten werden?

Folgebewegungen Können die Augen einem bewegten Objekt horizontal, vertikal und schräg in glatten Bewegungen folgen, werden zusätzlich Kopf-/Körperbewegungen eingesetzt?

Sakkaden Sind die Blicksprünge/Blickzielbewegungen (25–30 cm) horizontal wie vertikal exakt oder sind sie hypo- oder hypermetrisch (Sakkadendysmetrie)?

Optokinetischer Nystagmus Ist der OKN horizontal und vertikal auslösbar? Zur Durchführung können visuelle Reize wie Streifen, Gesichter, farbige Muster verwendet werden.

Vestibulookulärer Reflex Kann die Fixation bei Kopf- und Körperbewegung stabil gehalten werden?

▶ Kinder/Jugendliche mit VVWS zeigen häufig eine unruhige oder „klebende" Fixation. Die Folgebewegungen können zwar glatt, aber wie auch bei den Sakkaden hypo-/hypermetrisch sein. Oft zeigen Betroffene anstatt Folgebewegungen oder Sakkaden der Augen eine Kopfbewegung.

▶ **Tipp** Bei auffälliger Okulomotorik stellt sich die Frage, ob eine akut neurologische Ursache ausgeschlossen werden muss. Hierbei muss die aktuelle Anamnese bei der Abwägung unbedingt mit einfließen.

Hintergrundinformation
Die Entwicklung der Fovea bei Frühgeborenen ist abhängig von Gestationsalter, Geburtsgewicht und einer auftretenden Frühgeborenenretinopathie (ROP) [44].

Die aktuellen Fortschritte in der Netzhaut- und Augenforschung zeigen, dass mit der optischen Kohärenztomografie (OCT) und der OCT-Angiografie (OCT-A) die In-vivo-Visualisierung der sich entwickelnden Netzhaut möglich geworden ist. Diese Anomalien, die mit einem teilweisen Stillstand der fovealen Entwicklung einhergehen, bestehen bei Frühgeborenen bis ins spätere Kindes- und Erwachsenenalter [48, 16]. Es wird dann von einer verzögerten oder inkompletten fovealen Entwicklung bzw. einem Entwicklungsstillstand (MDA = „macular developmental arrest") gesprochen. Daher sollte bei auffälligen elementaren Sehfunktionen ohne sonstiges Korrelat an einen fovealen Entwicklungsstillstand gedacht werden.

4.3 Komplexe Sehfunktionen

Zur Entwicklung der komplexen Sehfunktionen werden visuelle Informationen der elementaren Sehfunktionen, ein visuelles Interesse, Aufmerksamkeitsfunktionen, eine visuelle Handlung (Prinzip: Ursache vs. Wirkung) und Gedächtnisleistungen gebraucht.

Das **visuelle Interesse** ist die Fähigkeit, auf einen visuellen Reiz reagieren zu können. Damit dies optimal möglich ist, sind gute elementare Sehfunktionen Voraussetzung.

Unter der **visuellen Aufmerksamkeit** versteht man die Fähigkeit, sich auf einen spezifischen visuellen Reiz zu fokussieren. Kinder zwischen dem 5. und 12. Lebensmonat können, solange ein Reiz neu ist, ihre Aufmerksamkeit darauf lenken und für 2–3 min aufrechterhalten. Die Konzentrationsfähigkeit auf einen visuellen Reiz steigert sich mit dem Entwicklungsalter und ist abhängig von der Motivation. Damit diese Fähigkeit möglich ist, entwickelt sich bei Kindern zuerst das investigative System, d. h. die visuelle Aufmerksamkeit wird durch einen externen Reiz angeregt [50].

▶ Eine optimale Therapie und Testung ist nur bei optimaler Brillenversorgung möglich. Auch kleine Refraktionsfehler sollten ausgeglichen werden.

▶ Aufgrund des Zusammenhangs zwischen Intelligenzquotient (IQ) und dem Lösen von Aufgaben ist neben der Abklärung der elementaren Sehfunktion auch ein IQ-Test im Vorfeld der Testung von komplexen Sehfunktionen notwendig [58].

4.3.1 Visuelle Exploration und visuelle Suche

Unter **visueller Exploration** versteht man die Fähigkeit, die Umgebung oder eine Szene frei von Instruktionen über Augenbewegungen zu erforschen. Sie bildet zusammen mit dem visuellen Interesse und der Aufmerksamkeit den Grundstein für die **visuelle Suche**. Darunter versteht man, einen einzelnen visuellen Reiz ohne Handlungsanweisung unter anderen Störfaktoren wahrzunehmen und zu finden. Über die visuelle Suche erlangen wir einen visuellen Überblick einer Szene [59].

Testung In einem Testverfahren zur visuellen Suche wird den Versuchspersonen ein Display mit verschiedenen Items präsentiert. Ihre Aufgabe besteht darin, ein zuvor definiertes Zielitem so schnell wie möglich zwischen anderen Items zu iden-

4 Visuelle Verarbeitungs- und Wahrnehmungsstörung

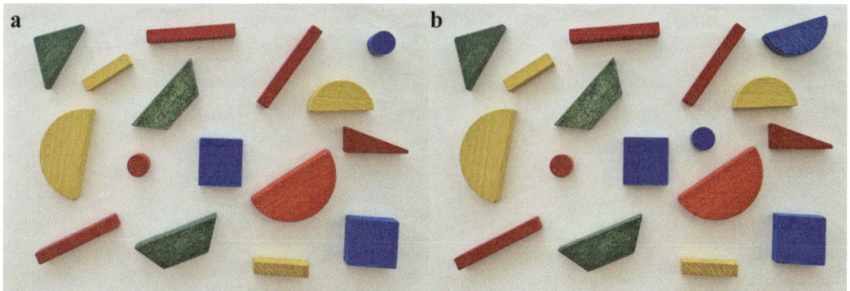

Abb. 4.1 Orientierende Testung der visuellen Suche mit Bausteinen. a zeigt das Ausgangsdisplay, b das Display mit dem versetzten Zielitem, in diesem Fall der blaue Zylinder/blauer Kreis)

tifizieren. Ein Beispiel für eine solche Aufgabe könnte wie in Abb. 4.1 dargestellt aussehen.

▶ Bei einer Einschränkung der Such-Explorations-Bewegungen auf eine Seite im Raum, des eigenen Körpers und einzelner Objekte kann eine Störung der visuellen Aufmerksamkeit vorliegen, der sogenannte visuelle Neglect [33, 33]. Auch ein Gesichtsfeldausfall, eine Einschränkung der Augenmotorik und ein blickrichtungsabhängiger Nystagmus können Such-Explorations-Bewegungen beeinträchtigen.

4.3.2 Formwahrnehmung

Die Formwahrnehmung bezeichnet die Fähigkeit des visuellen Systems, die Konturen, Strukturen und räumlichen Eigenschaften von Objekten zu erkennen und zu interpretieren. Sie ermöglicht es, Formen unabhängig von Variationen wie Größe, Orientierung oder Beleuchtung zu identifizieren und voneinander zu unterscheiden.

Dieser Prozess basiert auf der Verarbeitung visueller Reize, die über die Netzhaut aufgenommen, nach einer ersten Verarbeitung in der Makula über die Sehbahn in den entsprechenden Arealen des Gehirns, dem ventralen Pfad und insbesondere im visuellen Kortex (V2), weiter analysiert werden. Die Formwahrnehmung ist essenziell für die Objekterkennung, das Lesen und die Navigation in der Umgebung (Abschn. 1.2 und 1.3).

Die Formwahrnehmung besteht aus 3 Komponenten:

1. Die Fähigkeit Punkte, Streifen, Ecken, Rundungen und Größe einer Form unterscheiden zu können.
2. Über die Fähigkeit der **Formkonstanz** können Formen/Figuren anhand Gestalt- und Detailunterscheidung erkannt bzw. abstrakte Formen/Figuren anhand ihrer räumlichen Eigenschaften als gleiche Form wiedererkannt werden.
3. Die Abgrenzung von Formen zum Hintergrund. In diesem Fall liegt die Fähigkeit der **Figur-(Hinter-)Grundwahrnehmung** vor.

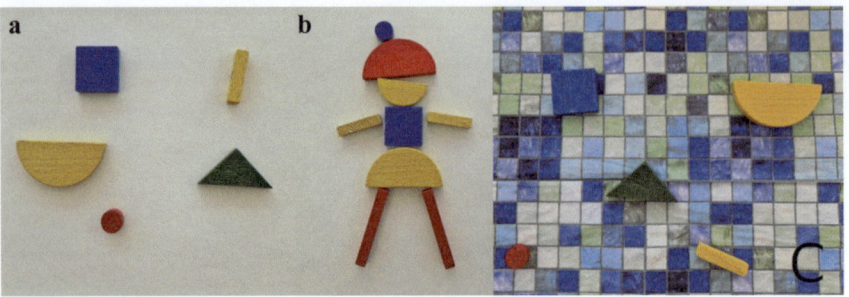

Abb. 4.2 Orientierende Testung zur Formwahrnehmung mit Bausteinen

Testung Die Testverfahren sind gestaffelt. In unserem Beispiel (Abb. 4.2) wird die Testperson bei a (1. Komponente) gebeten, das Quadrat zu zeigen. Dann soll sie in der Konstellation in Abb. 4.2b das Quadrat finden (2. Komponente) und dann in der Konstellation in Abb. 4.2c (3. Komponente).

4.3.3 Objektwahrnehmung

Die Objektwahrnehmung ist die Fähigkeit, dreidimensionale Objekte und Abbildungen aus unterschiedlichen Perspektiven zu erkennen. Sie ist abhängig von Form, Farbe, Konturen, Schatten und Bewegung eines Objektes.

Nach einer Analyse der visuellen Information im semantischen Gedächtnis, abhängig von den elementaren Sehfunktionen, kann über das Wissen eines Objektes (**Objektkonstanz**) dieses Objekt benannt und in seiner Funktion erkannt werden [23].

Testung Alle 3 Objekte in Abb. 4.3 zeigen eine Darstellung eines Apfels. Die Testperson sollte in der Lage sein, den Apfel zu erkennen, egal welches Objekt präsentiert wird.

Können Formen/Objekte/Gestalten auch erkannt werden, wenn einige Teile des Ganzen fehlen, spricht man von der **Fähigkeit des Gestaltschließens**.

4.3.4 Gesichtserkennung

Gesichter können rein visuell wahrgenommen werden, wenn die Fähigkeit der Unterscheidung von Gesichtern anhand von isolierten Merkmalen möglich ist. Dabei spielen Merkmale wie Augen- oder Haarfarbe und rationale Merkmale eine große Rolle.

Unter rationalen Merkmalen versteht man die Beziehung von mehreren Elementen des Gesichtes: z. B. Abstand zwischen Augen, Nase und Mund. Dabei kommt dem fusiformen Gyrus im Temporallappen eine Schlüsselrolle zu. Die Extraktion

4 Visuelle Verarbeitungs- und Wahrnehmungsstörung

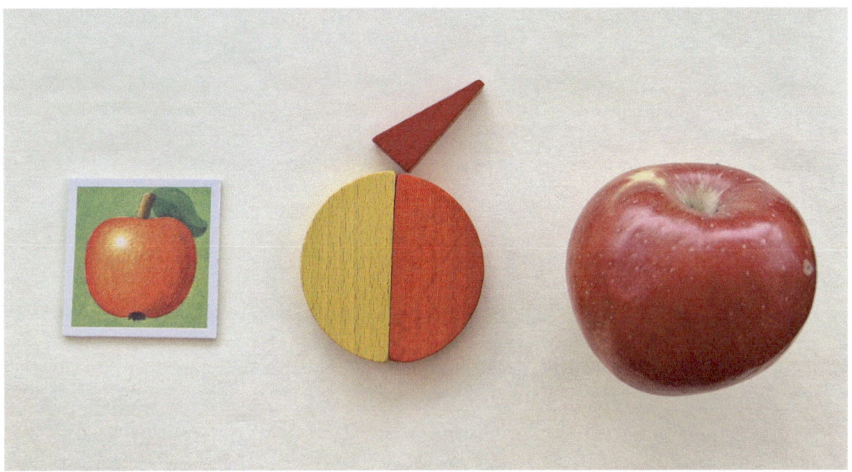

Abb. 4.3 Orientierende Testung der Objektwahrnehmung

von geometrischen Merkmalen (Mustererkennung), wie geometrischen Lagemerkmalen aus dem Profil und der Frontansicht eines Gesichtes, ermöglicht die Klassifizierung von Gesichtern. Diese Fähigkeit sowie das Erkennen von Bewegung der Gesichtsmuskeln und ein gutes Kontrastsehvermögen sind wichtig für die Erkennung von Gesichtsausdrücken und Mimik, z. B.: Freude, Trauer, Ekel, Zorn [47].

Zum Erkennen von Personen und/oder Gesichtern auf einem Foto wird gespeichertes Wissen von Gesichtern unter verschiedenen Beleuchtungsverhältnissen und Ansichten anhand ihrer Ähnlichkeitsmerkmale verglichen [22] (Abb. 4.4).

Testung Bei der Testung wird die Testperson gefragt, welches Gesicht fröhlich ist.

▶ Beeinträchtigungen der Gesichtserkennung (**Prosopagnosie**, Abschn. 2.2.15) können in der prä-, peri- oder frühen postnatalen Phase entstehen oder genetisch bedingt sein [47, 56]. Oft werden genetisch bedingte Beeinträchtigungen spät bis nie erkannt bzw. fallen höchstens durch verminderten Blickkontakt auf.

4.3.5 Visuelle Raumwahrnehmung

Die Fähigkeit der visuellen Raumwahrnehmung ist unabhängig vom Stereosehen zu verstehen. Für die Raumwahrnehmung (Nah-/Fernraum, Abb. 4.5) werden neben der visuellen Aufmerksamkeit und dem Arbeitsgedächtnis verschiedene visuell räumliche Fähigkeiten benötigt. Diese visuell räumlichen Fähigkeiten beeinflussen verschiedene Raumbereiche im Alltag.

Nach Kerkhoff (2006) [34] werden verschiedene visuelle Raumwahrnehmungen unterschieden:

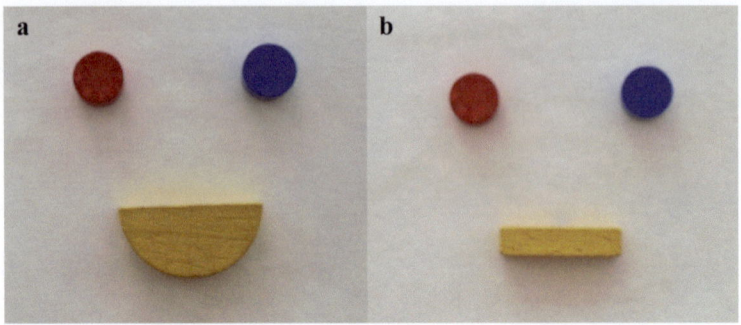

Abb. 4.4 Orientierte Testung der Gesichtserkennung (a fröhliches Gesicht, b trauriges Gesicht).

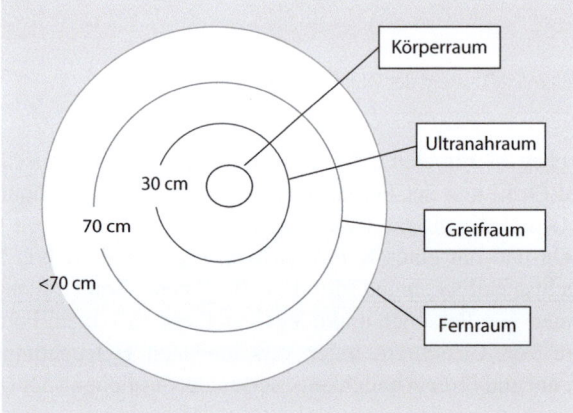

Abb. 4.5 Darstellung von Raumbereichen. (Quelle: Krönert et al. S. 29 [35])

Visuell-räumlich-perzeptive Wahrnehmung
Dies ist die Fähigkeit der visuellen horizontalen bzw. vertikalen Geradeausrichtung, die Längen-, Größen-, Distanz-, Positions- und Winkelerkennung. Sie dient auch zur zwei- und dreidimensionalen Körperraumwahrnehmung von oben/unten, rechts/links sowie vorn/hinten (Abb. 4.6).

Testung Die Testperson wird zum Beispiel aufgefordert das Bild a und b nachzubauen.

▶ Die Kombination der Fähigkeiten **Formkonstanz und räumlich-perzeptive Wahrnehmung** ermöglicht die Erkennung der Ausrichtung eines Striches zu einem Winkel oder Bogen. Diese Fähigkeit ermöglicht das Erkennen und Unterscheiden von Buchstaben und Zahlen, z. B.: b, d, p, q, 6, 9, 8. Zusammen mit der Fähigkeit der Lautanalyse (gesprochene Laute den einzelnen Buchstaben/Zahlen zuzuordnen) und der Fähigkeit der Lautsynthese (einzelne Laute zu Buchstaben/Zahlen zusammenzufügen) ist das Erlernen von Schriftsprache bzw. Lesen möglich.

4 Visuelle Verarbeitungs- und Wahrnehmungsstörung

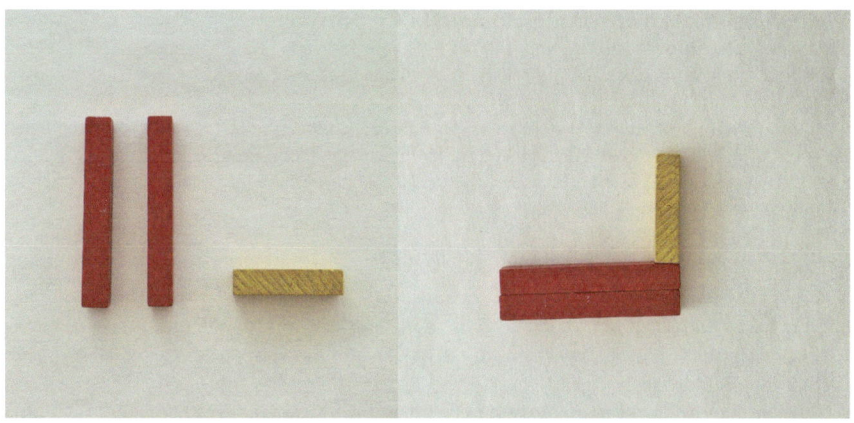

Abb. 4.6 Orientierende Testung mit Bausteinen einer visuell-räumlichen-perzeptiven Wahrnehmung.

Visuell-räumlich-kognitive Wahrnehmung
Dies ist die Fähigkeit der visuellen mentalen Rotation, Spiegelung, Maßstabstransformation und des Perspektivenwechsels (Abb. 4.7).

Visuell-räumlich-konstruktive Wahrnehmung
Die Visuokonstruktion ist eine komplexe Fähigkeit im zwei-/dreidimensionalen Raum. Sie beinhaltet die visuell-räumlich-perzeptive und -kognitive Wahrnehmung, Visuografomotorik und exekutive Funktionen (z. B. Handlungsplanung).

Visuell-räumlich-topografische Wahrnehmung
Dies ist die Fähigkeit der Orientierung in bekannter und unbekannter Umgebung sowie das Erlernen von Wegstrecken (Wege einprägen, wieder finden). Die visuell-räumlich-topografischen Fähigkeiten sind abhängig vom visuellen räumlichen Gedächtnis und der mentalen Repräsentation des Raumes (basale kognitive Leistung).

▶ Beeinträchtigungen im Bereich der visuellen Raumwahrnehmung finden sich sehr häufig bei visuellen Verarbeitungs- und Wahrnehmungsstörungen.

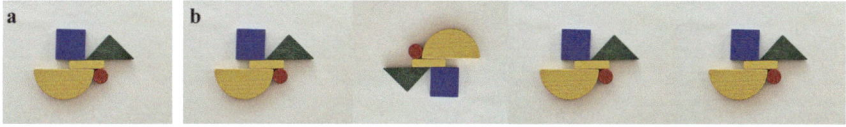

Abb. 4.7 Orientierende Testung zur visuell-räumlich-kognitiven Wahrnehmung. Die Testperson bekommt das Bild a gezeigt und soll dann in der Bildreihe b zeigen, welches der Bilder nicht identisch mit Bild a ist

Hintergrundinformation: Visuografomotorik
Die **Visuografomotorik** ist eine Schlüsselkomponente für viele Alltags- und schulische Fertigkeiten und spiegelt die enge Zusammenarbeit zwischen sensorischen und motorischen Prozessen wider [12].

Unter Visuografomotorik versteht man die Fähigkeit, die visuelle räumliche Wahrnehmung mit feinmotorischen Bewegungen zu koordinieren, um grafische oder schriftliche Handlungen auszuführen. Diese Fähigkeit ist essenziell für Tätigkeiten wie Schreiben, Zeichnen oder das Nachfahren von Formen und Mustern:

- Kindliche Entwicklung: Eine gut entwickelte Visuografomotorik ist wichtig für schulische Fertigkeiten wie Schreiben und Zeichnen.
- Diagnostik und Therapie: In der Ergotherapie oder Entwicklungsdiagnostik wird die Visuografomotorik häufig getestet bzw. ist Bestandteil des Testverfahrens, z. B. bei Lern- oder Entwicklungsstörungen.
- Erwachsene: Auch bei neurologischen Erkrankungen, wie einem Schlaganfall oder einer Parkinson-Erkrankung, kann die Visuografomotorik beeinträchtigt sein und durch therapeutische Maßnahmen trainiert werden.

4.4 Entwicklungsauffälligkeiten bei Störungen der komplexen Sehfunktionen

Für die allgemeine Entwicklung eines Kindes sind gute Sinneseinflüsse notwendig. 80 % der Sinneseinflüsse erhalten wir über das Sehen. Visuelle Fähigkeiten sind somit ein wichtiger Anreiz bei der Entwicklung und Interaktion eines Kindes.

Beeinträchtigungen der komplexen Sehfunktionen beeinflussen die Entwicklung unterschiedlicher Hirnareale und umgekehrt. Störungen in diesen visuellen Verarbeitungswegen wiederum beeinflussen die visuelle Wahrnehmung, das Verstehen des Gesehenen [60, 28] und weitere motorische, kognitive und soziale Fähigkeiten [30]:

- Motorik: fein-/grobmotorische Entwicklung
- Orientierung: Entwicklung der Raum-/Zeitwahrnehmung
- Verhalten: soziale und emotionale Fähigkeiten
- Schulische Fähigkeiten: Lesen, Schreiben, Rechnen

Diese allgemeinen Fähigkeiten beeinflussen die Entwicklung der exekutiven Funktionen:

- Kognitive Fähigkeiten, wie z. B. Entscheidungen treffen, Einstellen auf Neues, Perspektivenwechsel
- Arbeitsgedächtnis, z. B. planvolles Handeln, Handlungsverläufe reflektieren, Ziele setzen
- Inhibition, z. B. Impulse kontrollieren, Frustration tolerieren, Prioritäten setzen, Aufmerksamkeit lenken

All diese Fähigkeiten zusammen führen in unterschiedlichem Umfang zur **Fähigkeit der Problemlösung.** Problemlösung bezeichnet den kognitiven Prozess, durch den eine Person eine Aufgabe bewältigt oder eine Herausforderung überwindet, für die eine direkte oder offensichtliche Lösung nicht sofort verfügbar ist. Die Fähigkeit zur Problemlösung ist ein wesentlicher Bestandteil des Denkens und umfasst mehrere Phasen, in denen Strategien entwickelt und angewendet werden, um ein Ziel zu erreichen oder ein Hindernis zu überwinden [21]. Sie wird sowohl individuell als auch in Gruppen angewendet und ist ein grundlegender Mechanismus zur Anpassung an neue Herausforderungen. Diese Fähigkeit ist damit in vielen Lebensbereichen zentral!

▶ Je älter wir werden, desto mehr beeinflussen die exekutiven Fähigkeiten die visuelle Verarbeitung bzw. Wahrnehmung. Im Säuglings- und im Kleinkindalter hingegen entwickeln sich zuerst die elementaren und komplexen Sehfunktionen, die visuelle Verarbeitung und Wahrnehmung. Anhand dieser Fähigkeiten in Kombination mit den Alltagserlebnissen entwicklen sich dann die exekutiven Fähigkeiten.[36]

Typische Entwicklungsauffälligkeiten, die zu einer Abklärung in der Orthoptik vorgestellt werden und bei denen eine Störung der komplexen Sehfunktionen eine Rolle spielen, sind:

- Konzentrations-/Aufmerksamkeitsprobleme: Das Kind ist motorisch unruhig, kann nicht bei einer Aufgabe bleiben.
- Bei Kindern bis zum Kindergartenalter: Das Kind stolpert über Gegenstände auf dem Boden, ist unsicher bei unebenen Untergründen, ist unsicher beim Treppenabsteigen/bei Absätzen, malt/puzzelt ungern, verwechselt Farben.
- Ab dem Schulalter meistens Probleme der schulischen Fähigkeiten: Das Kind kommt nicht ins flüssige Lesen, verwechselt Buchstaben, lässt Buchstaben weg, Zahlen werden vertauscht; das Kind springt beim Lesen zwischen den Zeilen, schreibt Zahlen/Buchstaben spiegelverkehrt, macht Fehler beim Abschreiben, das Schriftbild ist unleserlich bzw. kann Linien nicht einhalten.
- Probleme beim Fahrradfahrenlernen.
- Geschwindigkeiten im Straßenverkehr können nicht eingeschätzt werden.
- Das Kind verläuft sich auch auf bekannten Strecken.

▶ Die Auffälligkeiten bei Kindern und Jugendlichen zeigen sich oft vor allem bei Belastung. Daher wirken die betroffenen Kinder und Jugendlichen in der üblichen augenärztlichen/orthoptischen Untersuchung unauffällig.

Die Entwicklungsauffälligkeiten, die auf eine Störung der komplexen Sehfunktionen zurückgehen, sind vielfältig und können nur im interprofessionellen Kontext eindeutig zugeordnet werden. Tab. 4.2 versucht, Auffälligkeiten im Alltag den einzelnen komplexen Sehfunktionen zuzuordnen.

Tab. 4.2 Komplexe Sehfunktionen und ihre möglichen Entwicklungsauffälligkeiten

Komplexe Sehfunktion	Entwicklungsauffälligkeit	Differenzialdiagnosen (DD)
Visuelles Interesse	Keine bzw. verzögerte Reaktion auf visuelle Reize Braucht zur visuellen Reaktion weitere Reize (auditiv, haptisch) Weitere Reize helfen nicht, um Interesse an visuellem Reiz zu aktivieren Reaktion abhängig von Körperposition (z. B. hypotone Muskulatur)	Passen visuelle Informationen zu Sehfunktionen? DD: Blindheit/Augenbefund? DD: V1 aktiv? DD: auditive Verarbeitungs-/Wahrnehmungsstörung (AVWS)? DD: Augen-Hand-/Fuß-Koordination DD: Gefühlsempfinden Handfläche DD: zerebrale Überblendung bei Epilepsie
Visuelle Aufmerksamkeit	Keine aktive Hinwendung/Handlung zum visuellen/neuen Reiz Sucht ständig nach visuellen Reizen: springt von einem Reiz zum anderen Kein Interesse an visuellen Reizen in der Peripherie Körperliche Verhaltensauffälligkeiten (ruhig, unruhig)	Visuelles Angebot passt nicht zu Sehfunktionen DD: geringe Aufmerksamkeitsspanne – schnelle Auffassungsgabe – Information langweilig – sucht nach neuem Input zur Wissenserweiterung DD: eingeschränkte visuelle Raumwahrnehmung: Nah-/Fernraum DD: Überlagerung visuelle/auditive Aufmerksamkeitsspanne DD: Erschöpfungssyndrom DD: Autismus-Spektrum-Störung (ASS) DD: (Hyperaktives) Aufmerksamkeitsdefizit Syndrom (AD(H)S) DD: Riddoch-Phänomen
Visuelle Exploration/Suche/Überblick	Visuelle Objektsuche schwierig Übersieht: • Objekte • Hindernisse im Raum/am Boden • Aufgaben auf einem Blatt • Auf einer Seite Probleme beim Blickwechsel: Tafel-Buch / Buch-Heft Braucht viel Zeit, um sich zu orientieren Erhöhtes Arbeitstempo Selbsteinschätzung/-wahrnehmung einer Situation ist verzerrt	Augenfunktionen: Motilität, Nystagmus, Okulomotorik, Gesichtsfelddefekte Reduzierte visuelle Aufmerksamkeit „Crowding": Figur-Grund-Unterscheidung Eingeschränkte Visuelle Raumwahrnehmung DD: Apraxie (zielgerichtete Bewegungen und Handlungen sinnvoll und geordnet ausführen) DD: Neglect DD: Simultanagnosie DD: visuelles Gedächtnis: bewusster/unbewusster Informationsverlust – „falsche" Situationsinterpretation

(Fortsetzung)

Tab. 4.2 (Fortsetzung)

Komplexe Sehfunktion	Entwicklungsauffälligkeit	Differenzialdiagnosen (DD)
Formerkennung	Schwierigkeiten beim Wiederfinden von Spielsachen auf einem bunten Untergrund oder in einer gefüllten Kiste Probleme, Schrift auf unruhigem Hintergrund sicher zu erkennen Probleme beim Entdecken von Personen in einer großen Menschenmenge Leseprobleme bei enger Buchstabenlaufweite/engem Zeilenabstand	Visuelle Exploration/Überblick eingeschränkt Situationseinschätzung eingeschränkt DD: Detailgröße passt nicht zu Sehfunktion DD: visuelle Aufmerksamkeit reduziert/zu viele visuelle Reize
Formkonstanz	Kann Buchstaben/Zahlen nicht nennen, zeigen, zuordnen Problem mit Figur-/Objektsymbolen/Piktogrammen Kommt nicht ins Wortbildlesen Probleme beim Lesen verschiedener Schriftarten	„Form"/Objekt Agnosie Eingeschränkte visuell räumliche Wahrnehmung DD: Lautanalyse/-synthese DD: Dyslexie (Schwierigkeiten, Wörter/zusammenhängende Texte zu lesen, zu verstehen, zu schreiben) DD: Alexie (Verlust der Lesefähigkeit)
Gestaltschließen	Form/Objekt wird anhand von zu verbindenden Punkten oder mit fehlenden Teilen nicht erkannt	Detailerkennung möglich? DD: Objektagnosie DD: Simultanagnosie
Objektwahrnehmung	Objekte werden falsch benannt, können nicht zugeordnet werden Detailunterschiede werden nicht bemerkt Objekte in unüblicher Darstellung werden nicht erkannt Muss ein Objekt in die Hand nehmen/abtasten, um es benennen zu können	Objektgröße passt zu Sehfunktionen? Detailerkennung möglich? DD: Objektagnosie
Gesichter-/Mimikerkennung	Blickverhalten: starrt, kann Blickkontakt nicht halten Kinnsenkung/Kopfwendung Bekannte Personen werden nicht/schlecht erkannt Falsche Reaktionen auf emotionalen Gesichtsausdruck Verhaltensauffälligkeiten im Sozialverhalten	Funktionen der Augen? Kontrastsehschwäche? Bewegungssehen möglich? DD: ASS DD: Prosopagnosie (Gesichtserkennung nicht möglich) Erkennen von Tieren (ohne Bewegung/Laute) eingeschränkt

(Fortsetzung)

Tab. 4.2 (Fortsetzung)

Komplexe Sehfunktion	Entwicklungsauffälligkeit	Differenzialdiagnosen (DD)
Räumlich-perzeptive Fähigkeiten	Richtungsangaben: verwechselt Richtungen, kann sie nicht zeigen Vertauschen von Buchstaben, Zahlen, Stellenwert von Ziffern Gespiegeltes Schreiben von Zahlen, Buchstaben Mag Malen/Puzzeln nicht Einen Ball zu fangen ist schwierig Schwierigkeiten beim Treppen gehen (nach unten) Entfernungen einschätzen ist schwierig: z. B. im Straßenverkehr einschätzen wie weit das Auto noch entfernt ist Uhrzeit lesen anhand von Zeigerangaben ist schwierig Wortgrenzen können nicht eingehalten werden Lesen: überspringt Zeilen Schreiben: kann Linien nicht einhalten	DD: Sehfunktionen beeinträchtigt (Sehschärfe, Lesesakkaden, Kontrastsehen, Gesichtsfeld, Auge-/Handkoordination) Rechtschreibprobleme DD: Agraphie (Schwierigkeiten, einzelne Buchstaben oder zusammenhängende Wörter/Texte zu schreiben) Bei Leseprobleme: DD: AVWS DD: Agraphie (Schwierigkeiten, einzelne Buchstaben oder zusammenhängende Wörter/Texte schreiben) DD: (optische/räumliche) Akalkulie (Unfähigkeit im Umgang mit Zahlen [Mathematik, Geld])
Räumlich-kognitive Wahrnehmung	Geometrisches Zeichnen altersentsprechend schwierig bis nicht möglich Mengenvorstellung eingeschränkt: Vorstellung Zahlenraum, oder Umgang mit Geld: was muss beim Bezahlen gegeben werden bzw. wieviel bekommt man zurück Kann nicht spontan von einem in den anderen Raum gehen Raumvorstellung in der Dateiablage PC ist schwierig/nicht möglich Zeitgefühl: kann Termin nicht einhalten, kommt immer zu spät, Arbeitszeit reicht nicht aus	DD: Dyskalkulie (Defizit grundlegender Rechenfertigkeiten und im mathematischen Denken) Umgang mit Geld Orientierung Raum/Zeit DD: Gedächtnisfunktionen

(Fortsetzung)

Tab. 4.2 (Fortsetzung)

Komplexe Sehfunktion	Entwicklungsauffälligkeit	Differenzialdiagnosen (DD)
Räumlich-konstruktive Wahrnehmung	Zweidimensionale Ebene: zeichnen von Figuren Dreidimensionale Ebene: Puzzle legen, Konstruktionsspiele Wortgrenzen werden nicht eingehalten Abstand zwischen den Buchstaben/Wörtern/Zeilen werden nicht eingehalten Zurechtfinden in einer Tabelle ist nicht möglich Schwierigkeiten beim Ankleiden	Visuelle-räumliche Orientierung Schriftbild: Grob-/Feinmotorik DD: Sehfunktionen beeinträchtigt (Sehschärfe, Lesesakkaden, Kontrastsehen, Gesichtsfeld, Auge-Hand-Koordination)
Räumlich-topografische Wahrnehmung	Fehlendes selbständiges Bewegen in unbekannter Umgebung „Verlaufen" in bekannter Umgebung Keine Orientierung auf Landkarten	Visuell-räumliche Orientierung DD: Gedächtnisfunktionen
Visuografomotorik	Schriftbild: • zu groß/klein • ist unlesbar • Zeilen einhalten schwierig • Abschreiben möglich, Schreiben nach Diktat oder Gedächtnis nicht möglich	DD: Sehfunktionen beeinträchtigt (Sehschärfe, Lesesakkaden, Kontrastsehen, Gesichtsfeld, Auge-Hand-Koordination) DD: Ataxie (Störung der Bewegungsabläufe und Bewegungskoordination [Hand]) DD: Periphere Agraphie (handschriftliche Produktion herausragend gestört) DD: Dysgraphie (Rechtschreibung, Handschrift – motorische Umsetzung – beeinträchtigt) DD: Angularissyndrom (Unvermögen, rechts und links zu unterscheiden und die eigenen Finger zu erkennen [Fingeragnosie], Kopfrechnen, Lese- und Schreibfähigkeit sind ebenfalls beeinträchtigt, Wortfindungsstörungen sind möglich)

(Fortsetzung)

Tab. 4.2 (Fortsetzung)

Komplexe Sehfunktion	Entwicklungsauffälligkeit	Differenzialdiagnosen (DD)
Lesefähigkeiten	Lesefluss: • vertauscht Buchstaben • lässt Buchstaben weg Lesegeschwindigkeit reduziert Wortbildlesen: liest z. B. anstatt „diese freien Stellen" - „diese beiden Stellen" Sprach-Laut-Verständnis: schwierig Wörter und Sätze zu verstehen	DD: Sehfunktionen beeinträchtigt (Sehschärfe, Lesesakkaden, Kontrastsehen, Gesichtsfeld) DD: Dyslexie (Lese-Rechtschreib-Schwäche (LRS), Legasthenie, Entwicklungsdyslexie) DD: Lautanalyse/-synthese DD: Verbale Alexie (Unfähigkeit, Buchstaben als Grapheme zu erkennen und Wörter graphematisch zu analysieren) DD: Aphasie (Sprachstörung) DD: Alexie (Leseblindheit) DD: AVWS DD: Angularissyndrom Analphabetismus

▶ All diese Entwicklungsauffälligkeiten können mit einer Autismusspektrumstörung (ASS) [42], einem Aufmerksamkeitsdefizitsyndrom (ADS/ADHS), einer Dyslexie (LRS, Legasthenie), Dyskalkulie (Rechenstörung) oder Dyspraxie (Entwicklungsstörung motorischer Funktionen) assoziiert sein. **Eine klare Abgrenzung ist nicht immer möglich.** Grundsätzlich profitieren alle von der interdisziplinären Diagnostik und Therapie der visuellen Verarbeitung und Wahrnehmung.

▶ Weitere Informationen: S3- Leitlinie Diagnostik und Behandlung bei der Lese- und/oder Rechtschreibstörung [2].

4.5 Spezielle Diagnostik in der Orthoptik

Zeigen Kinder und Jugendliche im Alltag und/oder in der Schule Auffälligkeiten im visuellen Verhalten, können unterschiedlichste orthoptisch-ophthalmologische Ursachen vorliegen: von unauffälligem Augenbefund bis hochgradiger Sehbeeinträchtigung. Oft werden erste Hinweise in einer orthoptisch-ophthalmologischen Basisuntersuchung auf den ersten Blick als unauffällig interpretiert. Daher ist eine erweiterte Diagnostik bei den o. g. Beschwerden notwendig.

Besonderheiten bei der Diagnostik mit Mehrfachbeeinträchtigung
Die Untersuchung sollte in einer gewohnten Umgebung stattfinden. Wenn dies nicht umsetzbar ist, sollte eine angemessene Anpassungszeit ermöglicht werden!

> Ebenso wichtig ist eine angenehme Lagerung/Kopf-/Körperhaltung. Passen bei der Testsituation die visuellen Reaktionen (keine bis verzögerte Reaktionszeit) nicht zu den Alltagsbeobachtungen, kann es daran liegen, dass kein visuelles Interesse am angebotenen Objekt besteht, eine Reaktion bewusst verweigert wird oder/und eine erhöhte Blendempfindung vorliegt.
> Bei medikamentös eingestellter Epilepsie besteht oft eine gestörte Pupillenreaktion [41]. Daher sollte bei der Untersuchung entsprechend der Pupillenreaktion z. B. auf helle direkte Lichtangebote oder Objekte mit hoher Reflexion verzichtet bzw. der Raum abgedunkelt werden. Des Weiteren sind VEP-Ergebnisse bei unruhiger Fixation sehr schwierig in der Beurteilung [32].

Neben der orthoptischen und ophthalmologischen Basisdiagnostik von

- Organbefund
- Visusprüfung in Ferne und Nähe
- Augenstellung und -beweglichkeit
- Binokularsehen

ist die im Folgenden beschriebene ergänzende Diagnostik auch bei bisher unauffälligem Befund notwendig.

▶ Voraussetzung aller weiterer Diagnostik ist, dass im Vorfeld die optimale Refraktion bestimmt wurde. Die objektive (Skiaskopie in Zykloplegie oder Mydriasis) und subjektive Refraktionsbestimmung sollten nicht älter als ein Jahr sein!

Anamnese Neben den von den Eltern beschriebenen Alltagsproblemen ist es bei der Anamnese bei VVWS besonders wichtig, nochmal gezielt nach prä-, peri- und postnatalen Risikofaktoren in der Schwangerschaft bzw. während der Geburt sowie angeborenen oder erworbenen Hirnschädigungen zu fragen. Häufig werden Punkte wie z. B. Nabelschnur um den Hals oder Zangengeburt von den Eltern nicht als erwähnenswert erachtet. Hellhörig sollte man immer bei Frühgeburtlichkeit werden (Tab. 4.1 [39, 40, 25]).

Visusprüfung Häufig wird in der ophthalmologischen oder orthoptischen Basisdiagnostik nur der monokulare Visus erhoben. Wie bei Nystagmuspatientinnen ist bei VVWS aber die Erhebung des binokularen Visus in Ferne und Nähe wichtig (Abschn. 4.2.1). Dabei können folgende Untersuchungsergebnisse schon einen Hinweis auf eine VVWS geben (Voraussetzung ist ein unveränderter Organbefund bzw. eine optimale Refraktionsversorgung):

- Schwankende Visusangaben
- Deutlicher Unterschied zwischen Fern- und Nahvisus
- Deutlicher Unterschied bei Prüfung mit Einzel- oder Reihenoptotype
- Probleme mit Richtungsangaben, Verwechslungen von Formen
- Zeilensprung (bei Visusprüfung Ferne und Nähe möglich): Zeilen überspringen, in der Zeile springen
- Nähe: Lesevisus (altersentsprechend) schlechter als Reihenvisus
- Reduzierte Lesegeschwindigkeit: Lesefluss besser bei größerer Schriftgröße (Vergrößerung um 3 Stufen zu Nah [Reihen-]visus)
- Binokulare Trennschwierigkeiten

Crowding im Kontext von VVWS

Crowding bezeichnet Schwierigkeiten des Auflösungsvermögens bei hoher Reizdichte. Wenn Sehzeichen eng beieinanderstehen (z. B. Reihenoptotypen) oder zu viele optische Informationen auf engem Raum präsentiert werden, kommt es zu einer neuronalen Kontureninteraktion. Dabei verschwimmen die Sehzeichen ineinander, sodass sie nicht mehr klar voneinander abgegrenzt werden können. Bei Schielkindern ist dieses Phänomen einseitig bei einer Amblyopie sichtbar.

Im binokularen Kontext ist Crowding bei Kindern bis etwa zum 10. Lebensjahr physiologisch und nimmt mit zunehmender visueller Reifung ab [1]. In den Lesebüchern für Erstklässler wird dieses Problem berücksichtigt, indem Schriftgröße, Buchstabenlaufweite und Zeilenabstand deutlich größer ist als ab dem zweiten Schuljahr.

Bei Kindern mit VVWS nimmt das Crowding-Problem mit der Zeit auch ab, allerdings langsamer, oft erst in einem deutlich höheren Alter und nicht immer vollständig. Laut van Genderen (2012) [52] tritt Crowding bei 40 % der normalsichtigen Kinder mit VVWS auf. Daher wird angeraten, auch die Crowding-Ratio zu ermitteln:

Einzeloptotypenvisus/Reihenoptotypenvisus = Crowding-Ratio
Ein Wert von ≥ 2 gilt als deutlicher Hinweis auf eine VVWS [51].

Prüfung der Lesefähigkeit Um lesen zu können, sind Lesesakkaden und ein Lesegesichtsfeld notwendig [49]. Fließendes Lesen ist möglich, wenn zusätzlich die Fähigkeit und das Wissen von Wortbild, Wortfragmenten und Wortgrenzen sowie das Lesegedächtnis vorhanden sind (Abschn. 2.3.12).

Um die Lesefähigkeit zu überprüfen, werden altersentsprechende genormte Lesetexte in einem Leseabstand von 30–40 cm verwendet. Die Überprüfung kann binokular bzw. beidseits offen bei funktionaler Einäugigkeit durchgeführt werden. Wird der Leseabstand auf 25 cm verkürzt, ist in der Regel abzuklären, inwieweit entsprechend der Akkommodationsfähigkeit ein Vergrößerungsbedarf (siehe Therapie) notwendig ist.

4 Visuelle Verarbeitungs- und Wahrnehmungsstörung

Prüfung des Farbsehen Abschn. 4.2.4
Prüfung des Kontrastsehen Abschn. 2.3.4

Messung der Akkommodationsbreite und Akkommodationsflexibilität Die Akkommodation bezeichnet die Anpassung der Augenlinse, um Objekte in unterschiedlichen Entfernungen scharf sehen zu können. Die Akkommodationsflexibilität beschreibt die Fähigkeit, schnell zwischen verschiedenen Entfernungen zu wechseln. Eine gute Akkommodationsflexibilität bedeutet, dass das Auge mühelos und zügig zwischen Nah- und Fernsicht umstellen kann. Während die Akkommodationsbreitenmessung gerade auch bei Strabismus zum Einsatz kommt, wird die Akkommodationsflexibilität meist vernachlässigt. Sie ist aber besonders wichtig für Tätigkeiten wie Lesen, Autofahren oder Bildschirmarbeit. Zwei Methoden zur Messung der Akkommodationsflexibilität eignen sich besonders gut:

Flipper-Test (Vergenz- und Akkommodationsflipper) Die Patientin liest Buchstaben oder Zahlen binokular aus einer bestimmten Entfernung (z. B. 40 cm). Dabei wird ein **Akkommodationsflipper** mit $+2,00/-2,00$ dpt während des Lesens vor den Augen hin und her gewendet. Durch den Wechsel zwischen Plus- und Minusgläsern muss die Patientin das Bild jedes Mal wieder scharf stellen.

Die Anzahl der Umstellungen pro Minute wird gezählt **(Zyklen/min)**, bis ein Scharfstellen nicht mehr funktioniert.

Normwerte
Kinder/Jugendliche: **8–12 Zyklen/min**
 Erwachsene: **6–10 Zyklen/min**
 Werte unterhalb der Norm deuten auf eine reduzierte Akkommodationsflexibilität hin.

Dynamische Skiaskopie (monokularer Test mit Monocular EstimateMethode (MEM)-Skiaskopie) Ein Objekt wird in 40 cm Entfernung fixiert. Währenddessen wird mit einem Skiaskop durch wechselnd vorgehaltene Linsen die Akkommodation beobachtet.
 Normaler Akkommodationslag: **+0,25 bis +0,75 dpt**.

Prüfung der okulomotorischen Funktionen Im Rahmen einer VVWS-Abklärung sollten besonders die Folgebewegungen, Sakkaden und der optokinetische Nystagmus (OKN) getestet werden (Abschn. 2.3.7). Dabei ist bei Betroffenen mit VVWS häufig auffällig, dass

- die Fixation nicht gehalten werden kann bzw. „am Objekt klebt",
- Folgebewegungen und Sakkaden: hyper- oder hypometrisch sind (spontan wird immer der Kopf mitgenommen, anstatt dass die Augen bewegt werden),
- der OKN trotz gutem Visus nicht spontan auslösbar ist.

▶ **Tipp** Untersuchungen mit direktem Licht wie bei der Prüfung von Folgebewegungen erst nach Überprüfung aller visueller Fähigkeiten durchführen, da sonst geringe Leuchtdichteunterschiede nicht erkannt werden können.
Auf eine gute allgemein indirekte, nicht blendende Beleuchtung achten!

Prüfung des Gesichtsfeldes Bei Kindern und Jugendlichen mit VVWS fällt bei der Gesichtsfeldüberprüfung auch ohne Pathologie auf, dass die Reaktionsangaben nicht zum organischen Befund passen. Sie sind meist deutlich verzögert (≤10° pseudokonzentrische Gesichtsfeldeinengung) oder zu schnell (reagiert sofort auf Bewegung in der Peripherie). Dies hängt mit der Raumwahrnehmung bzw. Aufmerksamkeit zusammen (Abschn. 4.2.2 und 2.3.11).

Die ausführliche Diagnostik der elementaren Sehfunktionen gibt auch schon einen Hinweis auf Störungen im Bereich der komplexen Sehfunktionen (Tab. 4.3).

Zusätzlich sollte bei auffälligem Verhalten bzw. allgemeinen Problemen der Aufmerksamkeit und der Konzentration grundsätzlich Folgendes bereits während der Untersuchung hinterfragt werden:

- Kein visuelles Interesse: Entspricht das visuelle Angebot dem visuellen Interesse?
- Reduzierte Mitarbeit: Abhängig von Körperposition/-anspannung?
- Entspricht das visuelle Angebot (Form-/Objekt) der vorhandenen Sehschärfe, Kontrast-/Farbsehen, Akkommodationsfähigkeit, liegt ein passender Refraktionsausgleich vor?
- Ermüdung/Unlust bei Nahaufgaben: Akkommodationsschwäche, bei vorhandenem Binokularsehen: Konvergenz, Fusion.
- Zu Beginn der Untersuchung überblendet bzw. Untersuchungssituation (Material, Raum) zu hell/dunkel?

Zur weiteren Differenzialdiagnostik können (neuro-)psychologische Tests orientierend über Verhaltensbeobachtungen oder mittels standardisierter genormter psychologischer Testverfahren z. B. FEW (Frostig-Entwicklungstest der visuellen Wahrnehmung) durchgeführt werden. Bei der Beurteilung von Verhalten sollte darauf geachtet werden, altersentsprechendes Testmaterial zu verwenden. Beispielsweise ist eine Überprüfung der Formerkennung mittels Lea-Puzzle nicht angezeigt, wenn ein Kind lesen kann.

Grundsätzlich werden diese Testverfahren von (Neuro-)Psychologinnen, Ergotherapeutinnen, Sonderpädagoginnen im Bereich Sehen oder/und spezialisierten Orthoptistinnen durchgeführt.

Tab. 4.3 Hinweise auf Störungen der komplexen Sehfunktion im orthoptischen Status

Komplexe Sehfunktionen	Auffälligkeiten im orthoptischen Status
Visuelle Exploration und visuelle Suche	Auffällige Okulomotorik: hypo-/hypermetrische Folgebewegungen/Sakkaden Motilitätseinschränkung Gesichtsfeldeinschränkung Nystagmus Bei vorhandenem Binokularsehen: Konvergenz-/Fusionsschwäche
Formwahrnehmung	Visus: trotz alters-/entwicklungsentsprechend verwendeten Optotypen keine Angaben möglich, sehr wohl aber auf Objekte Hinweis: Besonders zu beobachten bei Kindern/Jugendlichen, die nicht sprechen können! Farbtest wie z. B. Ishihara: kann Punkte nicht zu einer Form verbinden
Objektwahrnehmung	Ein Objekt muss in die Hand genommen werden, damit es benannt werden kann Person zeigt kurzes bis kein visuelles Interesse Perspektivenwechsel: Verunsicherung, Abwendung
Gesichtserkennung	Blickkontakt kann nicht gehalten werden Binokulare exzentrische Fixation bis Abwenden des Kopfes Eindruck: „schaut durch einen hindurch"
Visuell-räumlich-perzeptive Wahrnehmung	Vertauscht bei EH/LR-Richtungsangaben Vertauscht beim Vorlesen von Zahlen die Position der Ziffern, liest z. B. 528 anstatt 258 Distanzprobleme: Trennschwierigkeiten, springt beim Vorlesen in den Zeilen, zeigt Probleme mit Veränderung des Leseabstandes bei Lupensystemen, subjektives Sehen unverändert, ob mit/ohne Brille, selbst bei höherer Myopie
Visuell-räumlich-kognitive Wahrnehmung	Vertauscht Zahlen/Buchstaben beim Vorlesen: z. B. 6 anstelle von 9, b anstelle von d
Visuell-räumlich-konstruktive Wahrnehmung	Hat Probleme, Zahlen/Buchstaben in den Raum zu zeichnen Farbtest wie z. B. Ishihara: kann Punkte als Form nicht verbinden
Visuell-räumlich-topografische Wahrnehmung	Findet sich in den Räumlichkeiten der Praxis nicht zurecht
Visuografomotorik	Auffällige Konvergenz, Auge-Hand-Koordination, taktile Lokalisation

EH = E-Haken; LR = Landolt-Ringe

▶ Die Testergebnisse dieser psychologischen Testverfahren sind nur bei optimaler Brillenversorgung (ggf. Bifokalbrille bei Akkommodationsschwäche) aussagekräftig. Bei Kindern und Jugendlichen mit VVWS sollten auch kleine Refraktionsfehler ausgeglichen werden. Auch hier gilt: Vor einer Testung sollte eine Refraktionskontrolle in Mydriasis nicht länger als 1 Jahr zurückliegen.

4.6 Orthoptische Therapie bei VVWS

Orthoptische Therapien bei visuellen Verarbeitungs- und Wahrnehmungsstörungen sind vor allem auf die elementaren Sehfunktionen begrenzt. Neben dem bereits vielfach erwähnten wichtigen Refraktionsausgleich auch bei geringen Hyperopien sind vor allem Heterophorien und Akkommodationsschwächen zu behandeln. Dies kann in Form von Prismen bzw. Nahadditionen erfolgen, aber auch Fusions- und Akkommodationsübungen sind hilfreich.

▶ Asthenopische Probleme zeigen sich bei Kindern und Jugendlichen mit VVWS nicht immer über Kopfschmerzen, sondern über Verhaltensauffälligkeiten wie: Unruhe, reduzierte Mitarbeit, Konzentrationsschwäche.

Bei Gesichtsfeldausfällen kann eine Therapie ähnlich wie bei neurologischen Erkrankungen im Erwachsenenalter hilfreich sein (Abschn. 2.4).

Kinder und Jugendliche mit VVWS zeigen oft auch bei Sehschärfewerten von besser als 0,3 visuelle Funktionsauffälligkeiten, die einer organischen Einschränkung im Sinne einer Sehbeeinträchtigung, hochgradiger Sehbeeinträchtigung bis zur gesetzlichen/praktischen Blindheit (siehe WHO-/ICD-Einteilung) entsprechen.

Diese visuellen Funktionsbeeinträchtigungen sollten so früh wie möglich entsprechend der Hilfsmittelrichtlinie versorgt und an ein Sonderpädagogisches Bildungs- und Beratungszentrum mit Schwerpunkt Sehen weitergeleitet werden, um eine optimale Förderung für die Gesamtentwicklung [26] und Teilhabe entsprechend ICF zu ermöglichen.

Hintergrundinformation: ICF
Die Internationale Klassifikation der Funktionsfähigkeit, Behinderung und Gesundheit (ICF) wurde 2001 von der Weltgesundheitsorganisation (WHO) veröffentlicht. Sie bietet ein einheitliches und standardisiertes Rahmenkonzept zur Beschreibung von Gesundheit und damit zusammenhängenden Zuständen. Anders als die Internationale statistische Klassifikation der Krankheiten und verwandter Gesundheitsprobleme (ICD) fokussiert die ICF nicht nur auf Krankheiten oder Defizite, sondern auf eine umfassende Betrachtung von Gesundheit als Zusammenspiel biologischer, psychologischer und sozialer Faktoren.

Die ICF basiert auf einem biopsychosozialen Modell. Sie beschreibt Gesundheit auf 3 miteinander verknüpften Ebenen:

a) Körperfunktionen und -strukturen:
  → Physiologische Funktionen von Körpersystemen und anatomische Bestandteile
b) Aktivität:
  → Durchführung von Aufgaben oder Handlungen durch eine Person
c) Partizipation:
  → Einbezogensein in Lebenssituationen

Diese Bereiche werden ergänzt durch 2 Kontextfaktoren:

4 Visuelle Verarbeitungs- und Wahrnehmungsstörung

d) Umweltfaktoren: →Physische, soziale und einstellungsbezogene Umweltbedingungen, die das Leben einer Person beeinflussen
e) Personenbezogene Faktoren: →Individuelle Eigenschaften wie Alter, Geschlecht, Lebensstil, Bildung und Bewältigungsstrategien (werden in der ICF genannt, aber nicht klassifiziert)

Das Ziel der ICF ist die Förderung einer einheitlichen Kommunikation zwischen den Fachkräften, die Vergleichbarkeit der Daten über Länder und Gesundheitsdienste hinweg und eine systematische Erfassung als Basis für Forschung und Politik.
ICF-CY: International Classification of Functioning, Disability and Health – Child Youth/Internationale Klassifikation der Funktionsfähigkeit, Behinderung und Gesundheit bei Kindern und Jugendlichen (bis zum 18. Lebensjahr).

Die Erfahrungen aus der Zusammenarbeit zwischen Orthoptik und dem Förderschwerpunkt Sonderpädagogik Sehen der letzten 15–20 Jahren haben gezeigt, dass Maßnahmen aus den Bereichen LowVision, Reha-Sehtraining bei Erwachsenen nach Hirnschädigungen und aus der Sonderpädagogik Sehen auch bei Kindern und Jugendlichen mit VVWS sehr wirksame Kompensationsstrategien sind [4]. Viele Empfehlungen betreffen die Gestaltung von Arbeitsmaterialien [17] und des Umfeldes. Bei Bedarf sind Kompensationsstrategien zusätzlich über andere Sinneskanäle (auditiv, taktil, propriozeptiv) anzuregen.

Die grundständige Therapie von visuellen Verarbeitungs- und Wahrnehmungsstörungen liegt bei den Neuropsychologinnen und Ergotherapeutinnen. Daher ist wie bei der Diagnostik auch in der Therapie ein interprofessionelles Netzwerk am besten geeignet für die Patientinnenbetreuung.

VVWS – nur interprofessionell zu lösen!
Die interprofessionelle Betreuung von Patientinnen mit VVWS ist von zentraler Bedeutung, um ihre individuellen Bedürfnisse optimal zu berücksichtigen. Die enge Zusammenarbeit zwischen Orthoptistinnen, Augenärztinnen, Neurologinnen, Ergotherapeutinnen, Pädagoginnen und weiteren Fachkräften ermöglicht eine umfassende Diagnostik und gezielte Fördermaßnahmen. Durch interdisziplinäre Ansätze können Betroffene bestmöglich in ihrer visuellen Wahrnehmung unterstützt, alltagsrelevante Fähigkeiten verbessert und Teilhabechancen erhöht werden. Eine koordinierte Zusammenarbeit und individuelle Anpassung der Therapie sind essenziell, um die Lebensqualität der Patientinnen nachhaltig zu steigern.

VVWS-Störung

Anamnese
A., 8 Jahre alt, geht in die 2. Grundschulklasse. Er verdreht Buchstaben, schreibt Zahlen spiegelverkehrt und hat Probleme mit der Mengenvorstellung. Seit der Geburt fielen Gleichgewichtsstörungen auf. Ebenso habe A. Höhenangst, sei

unsicher bei Absätzen und habe Angst vor dem Fahrradfahren. Eine Abklärung beim HNO-Arzt sei unauffällig gewesen.

Geburt: geplante Sectio 1 Woche vor Geburtstermin, in der 20. SSW sei die linke Niere rupturiert, es fand keine intrauterine OP statt

Entwicklung: Grob-/Feinmotorik verzögert; aktuell bekommt A. seit ein paar Wochen Ergotherapie

A. hatte eine leichte Kopferschütterung nach Fahrradsturz. Ab und zu klagt A. über Kopf- oder Bauchschmerzen.

Basisdiagnostik Augenärztin/Orthoptistin
Visus Ferne RA/LA sc 1,0

Augenstellung: F/N Parallelstand, nach Motilitätsprüfung in der Nähe ist kurz ein Innenschielen aufgefallen (n. HHR sc + 10°)

Motilität: unauffällig

Konvergenz: gut

Binokularsehen: Bagolini positiv, Lang II: benennen unsicher, konnte Stellen zeigen

Okulomotorik: Folgebewegungen/Sakkaden horizontal unauffällig, vertikal schaukelnd/möchte den Kopf mitnehmen

Refraktion in Cycloplegie: R/L. + 1,25sph.

Vorderabschnitte und Fundus: beidseitig unauffällig

Erweiterter orthoptischer Befund nach Brillenverordnung
Visus Nähe binokular 30 cm 1,0 Zahlenreihe (Text lesen: noch nicht wirklich flüssig möglich)

40 cm 1,0 LR 2,6' (ab 0,8 Trennschwierigkeiten)

Akkommodation: 35 cm – 5 cm (=Nahpunkt), altersentsprechend

Okulomotorik: Folgebewegungen horizontal heute mit kleinen Sakkaden, vertikal kontrolliert, Sakkaden: schaukelnd

Konfrontationsgesichtsfeld: binokular rechts 30–15° oben 15° links 30–15° unten 20°, verbale Reaktion deutlich später als Blickbewegungen

Auge-Hand-Koordination: gut, Rechtshänder

ATK (Abzeichentest für Kinder): standardisierter Test zur Diagnostik raumanalytischer und räumlich-konstruktiver Fähigkeiten (Altersgruppe 7,0–12 Jahre)

Durchgeführt ATK –8: Cut-Off-Wert bei 8 Jahren: richtig = 1; falsch = 3 (7 Jahre: richtig = 0; falsch = 3).

Ergebnis: Cut-Off-Wert richtig 0; falsch = 4 bedeutet: Visuokonstruktive Fähigkeiten altersentsprechend auffällig.

Es folgten noch weitere neuropsychologische Testungen, die unauffällig waren. A. ist während der Untersuchung immer freundlich, motiviert und interessiert. Seine Aufmerksamkeitsspanne wirkt zeitweise kurz, daher wird immer wieder zwischen den Aufgaben (mehr/weniger visuomotorische Aufgaben/anstrengende visuelle Aufgaben/Feinmotorik) gewechselt.
Während der Testung ATK: Ausführung der Linien bei Fehlern knapp außerhalb der Toleranz. A. kann Orientierungspunkte nicht immer zielsicher einhalten. Möchte bei der ersten Aufgabe einen Kreis verbessern. Verbessert dann aber nicht die Linie, sondern zeichnet an einer anderen Stelle (rechts oben) einen weiteren „Kreis". Zu beobachten sind bei der Durchführung aller Aufgaben viele Blickvergleiche. Beim Beschriften des Textbogens braucht A. Hilfe von seiner Mutter. Er verwechselt in seinem Namen m/n, was er mit Hilfe verbessert. Ebenso scheint für ihn das Einhalten von Wortgrenzen noch schwierig zu sein. Beim Zahlenschreiben fällt auf, dass ihm die schriftliche Darstellung von Zahlen noch schwerfällt. Seinen Geburtstag schreibt er: Juli am Achtundzwanzigsten – auf Hinweis, dass er doch seinen Geburtstag auch als Zahlen schreiben kann, streicht er das Wort Acht aus und schreibt danach mit verbaler Unterstützung 28.07.200015).

Tipp
Die Anmerkungen zum Verhalten gehören bei einer Diagnostik auf VVWS dazu, um im späteren interprofessionellen Gespräch darauf zurückgreifen zu können.

Empfehlungen

- Bei Problemen im Bereich der visuokonstruktiven Fähigkeiten hilft z. B.: Schriftart größer als Sehschärfe (14 pt Verdana), Zeilen/Texte abdecken, Lineatur der Schrift anpassen, Lineatur: Zeilen mit farblicher Umrandung (z.B. blau – Beispiel beigefügt), markante Orientierungspunkte
- Abklärung SPZ (Sozialpädiatrisches Zentrum) oder Schulpsychologe: Aufmerksamkeit, Pädaudiologie, sonderpädagogische Beratung, Fördermaterialien
- Ergotherapie: Probleme mit Absätzen – Thema: Körper im Raum

Jede Orthoptistin braucht zur bestmöglichen Betreuung ihrer Patientinnen ein entsprechendes Netzwerk vor Ort!
Aufgrund des Föderalismus in Deutschland ist das interprofessionelle Team in jedem Bundesland anders zusammengesetzt. Daraus ergibt sich auch, dass die Verordnung von Förderungen oder auch die Erteilung eines Nachteilsausgleichs sehr unterschiedlich gehandhabt wird.

Literatur

1. Atkinson J, Anker S, Evans C, Hall R, Pimm-Smith E (1988) Visual acuity testing of young children: crowding and the effect of test design. Ophthalmic Physiol Opt 8(4):345–358
2. AWMF online. Leitlinienregister. S3-Leitlinie Diagnostik und Behandlung bei der Lese- und/oder Rechtschreibstörung. https://register.awmf.org/de/leitlinien/detail/028-044. Accessed 29 Apr 2025
3. AWMF online. Sk2 Leitlinie 022–020: Visuelle Wahrnehmungsstörungen. https://register.awmf.org/assets/guidelines/022-020l_S2k_Visuelle-Wahrnehmungsstoerungen_2017-12-abgelaufen.pdf. Accessed 29 Apr 2025
4. Bals I (2009) Zerebrale Sehstörung: Begleitung von Kindern mit zerebraler Sehstörung in Kindergarten und Schule. Aus dem Niederländischen von Heinz Graumann
5. Berufsverband der Augenärzte Deutschlands e.V., Deutsche Ophthalmologische Gesellschaft e.V.. Leitlinie: Empfehlung zur Optischen Korrektur von Refraktionsfehlern: Brille. https://dog.org/wp-content/uploads/sites/11/2009/09/Anhang-Empfehlung-zur-Optischen-Korrektur-von-Refraktionsfehlern.pdf. Accessed 29 Apr 2025
6. Berufsverband der Augenärzte Deutschlands e.V., Deutsche Ophthalmologische Gesellschaft e.V.. Leitlinie Nr. 2: Augenärztliche Basisdiagnostik bei Kindern in den ersten zwei Lebensjahren, https://augeninfo.de/leit/leit02.pdf. Accessed 29 Apr 2025
7. Berufsverband der Augenärzte Deutschlands e.V., Deutsche Ophthalmologische Gesellschaft e.V.. Leitlinie Nr. 3: Augenärztliche Basisdiagnostik bei Kindern vom beginnenden 3. bis zum vollendeten 6. Lebensjahr, http://www.augeninfo.de/leit/leit03.pdf. Accessed 29 Apr 2025
8. Berufsverband der Augenärzte Deutschlands e.V., Deutsche Ophthalmologische Gesellschaft e.V.. Leitlinie Nr. 4 Augenärztliche Basisdiagnostik bei Patienten ab dem 7. Lebensjahr. https://augeninfo.de/leit/leit04.htm Accessed 29 Apr 2025
9. Berufsverband der Augenärzte Deutschlands e.V., Deutsche Ophthalmologische Gesellschaft e.V. Leitlinie 7. Versorgung von Sehbehinderten und Blinden. https://augeninfo.de/leit/leit07.pdf. Accessed 29 Apr 2025
10. Berufsverband der Augenärzte Deutschlands e.V., Deutsche Ophthalmologische Gesellschaft e.V.. Leitlinie 26a: Amblyopie. https://www.augeninfo.de/leit/leit26a.pdf. Accessed 29 Apr 2025
11. Bosch DG, Boonstra FN, de Leeuw N, Pfundt R, Nillesen WM, de Ligt J, Gilissen C, Jhangiani S, Lupski JR, Cremers FP, de Vries BB (2016) Novel genetic causes for cerebral visual impairment. Eur J Hum Genet 24(5):660–665. https://doi.org/10.1038/ejhg.2015.186
12. Bull R, Scerif G (2001) Executive functioning as a predictor of children's mathematics ability: inhibition, switching, and working memory. Dev Neuropsychol 19(3):273–293. https://doi.org/10.1207/S15326942DN1903_3
13. Bundesinstitut für Arzneimittel und Medizinprodukte. Gebrauchsinformation: Information für Anwender Sabril Beutel 500mg. https://www.bfarm.de/SharedDocs/Downloads/DE/Arzneimittel/Zulassung/amInformationen/Lieferengpaesse/anlage1_vigabatrin_gestattung_medbvsv_4abs1.pdf?__blob=publicationFile. Accessed 29 Apr 2025
14. Bundesinstitut für Arzneimittel und Medizinprodukte. ICD-10-GM-2022. Internationale statistische Klassifikation der Krankheiten und verwandter Gesundheitsprobleme. https://www.bfarm.de/DE/Kodiersysteme/Klassifikationen/ICD/ICD-10-GM/_node.html. Accessed 29 Apr 2025
15. Bundesministerium der Justiz. Sozialgesetzbuch (SGB) Fünftes Buch (V) – Gesetzliche Krankenversicherung – (Artikel 1 des Gesetzes v. 20. Dezember 1988, BGBl. I S. 2477)§ 139 Hilfsmittelverzeichnis, Qualitätssicherung bei Hilfsmitteln. https://www.gesetze-im-internet.de/sgb_5/__139.html. Accessed 29 Apr 2025
16. Cai X, Zhou X, Wu T et al (2025) Delayed macular development in preterm infants with spontaneously regressed retinopathy of prematurity. BMC Ophthalmol 25:27. https://doi.org/10.1186/s12886-025-03867-6

17. Debatin S., Trebels V. (2018). Beschulung von Kindern mit CVI im Unterricht der Grundstufe der JPSS. Handout Vortrag Friedberg 2018
18. Dutton GN, Jacobson LK (2001) Cerebral visual impairment in children. Semin Neonatol 6:477–485
19. Eingliederungshilfeverordnung nach § 53/54 SGB XII. www.sozialgesetzbuch-sgb.de
20. Fazzi E, Signorini SG, Bova SM (2007) Spectrum of visual disorders in children with cerebral visual impairment. J Child Neurol 22:294–301
21. Funke J (2010) Complex problem solving: a case for complex cognition? Cogn Process 11(2):133–142. https://doi.org/10.1007/s10339-009-0345-0
22. Giese MA, de Gelder B (2012) Nichtverbale Kommunikation. In: Karnath HO, Thier P. (eds) Kognitive Neurowissenschaften. Springer-Lehrbuch. Springer, Berlin, Heidelberg. https://doi.org/10.1007/978-3-642-25527-4_44
23. Goldenberg G (2006) Störungen des visuellen Erkennens und des bildlichen Vorstellens. In Hartje W, Poeck K. Klinische Neuropsychologie. Thieme, Stuttgart
24. Good WV, Jan JE, Burden SK (2001) Recent advances in cortical visual impairment. Dev Med Child Neurol 43:56–60
25. Gruber H, Sieger M (2018) Hinweise auf cerebral bedingte Sehstörungen (CVI) aus dem orthoptischen Status. orthoptik-pleoptik, Band 41
26. Hammer A (2002) Entwicklungsbesonderheiten beim sehgeschädigten Kind. In Gruber H, Hammer A. Ich sehe anders. Bentheim, Würzburg
27. Huber H (2011) ICF-CY-2011. Internationale Klassifikation der Funktionsfähigkeit, Behinderung und Gesundheit bei Kindern und Jugendlichen. WHO. Hogrefe AG, Bern
28. Hyvärinen L, Jacob N (2011) What and how does this child see? Assessment of visual functioning for development and learning. Vistest Ltd, Helsinki
29. ICD 11: https://www.bfarm.de/DE/Kodiersysteme/Klassifikationen/ICD/ICD-11/uebersetzung/_node.html
30. Karnath HO (2012) Neglect. In: Karnath HO, Thier P (eds) Kognitive Neurowissenschaften. Springer-Lehrbuch. Springer, Berlin, Heidelberg. https://doi.org/10.1007/978-3-642-25527-4_26
31. Käsmann-Kellner B (2015) Cerebrale visuelle Sehstörungen. Wenn nicht das Auge, sondern das Gehirn für schlechtes Sehen/Wahrnehmen verantwortlich ist. KinderSpezial 2 (V):9–12
32. Käsmann-Kellner B, Seitz B (2021) MDVI-Patienten – „multiply disabled, visually impaired". Ophthalmologe 118:197–207. https://doi.org/10.1007/s00347-020-01300-5
33. Kerkhoff G, Schmidt L. (2017) Neglect und assoziierte Störungen, Bd 1. Hogrefe Verlag GmbH & Company KG, Göttingen
34. Kerkhoff G (2006) Störungen der visuellen Raumwahrnehmung und Raumkognition. In Hartje W, Poeck K. Klinische Neuropsychologie. Thieme, Stuttgart
35. Krönert L, Künzl L, Götze R (2024) Neglect- und Extinktionsphänomene. In: Neuropsychologisches Befundsystem für die Ergotherapie. Springer, Berlin, Heidelberg. https://doi.org/10.1007/978-3-662-69113-7_4
36. Miyake A, Friedman NP, Emerson MJ, Witzki AH, Howerter A, Wager TD (2000) The unity and diversity of executive functions and their contributions to complex „frontal lobe" tasks: A latent variable analysis. Cogn Psychol 41(1):49–100. https://doi.org/10.1006/cogp.1999.0734
37. Niedeggen M, Jörgens S (2005) Visuelle Wahrnehmungsstörungen. Hogrefe, Göttingen
38. Prüfung des Kontrast- oder Dämmerungssehens – Mitteilung der DOG (2011) Der Ophthalmologe Vol. 108, S. 1195–1198. https://doi.org/10.1007/s00347-011-2488-5.pdf. Accessed 29 Apr 2025
39. Ruple B (2012) Beobachtungen bei Kindern mit visuellen Funktionsstörungen. VBS XXXV. Kongressbericht Edition Bentheim
40. Ruple B (2015) (2015) Visuo-konstruktive Raumwahrnehmung – Thema der Orthoptik. Ophta. u. Novotny faCHverlag 01:45–50
41. Schlote T, Wilhelm H (2011) Pupille, Refraktion, und Akkommodation. Unerwünschte Arzneimittelwirkungen in der Augenheilkunde 2011:138

42. Schroeder A (2023) Gemeinsamkeiten von Kindern mit Autismus-Spektrum-Störung und Kindern mit visuellen Verarbeitungs- und Wahrnehmungsstörungen/CVI. Neuropaediatrie 22:79–85, Schmid-Roemild-Verlag, Lübeck
43. Schulz E (2014) Entwicklung des Sehorgans und der Sehfunktion. In: Hoffmann G, Lentze M, Spranger J, Zepp F. (eds) Pädiatrie. Springer, Berlin, Heidelberg. https://doi.org/10.1007/978-3-642-41866-2_252
44. Schüssel W, Stieger K, Bokun M, Schweinfurth S, Holve K, Andrassi-Darida M, Lorenz B (2016) OCT-basierte Makulastruktur-funktions-Korrelation in Abhängigkeit von Geburtsgewicht und Gestationsalter – die Gießener Langzeit-ROP-Studie. Investigative Ophthalmology & Visual Science. Vol.57, OCT235-OCT241. https://iovs.arvojournals.org/article.aspx?articleid=2535992
45. Sieger M, Stögerer BI (2018). Cvi-Box 2©. orthoptik austria 2018
46. Steinwender M (2020) Normdatenerhebung cvi-Screening. Donau-Universität, Krems
47. Susilo T, Duchaine B (2013) Advances in developmental prosopagnosia research. Current opinion in neurobiology. Elsevier 23(3):423–429
48. Thomas MG, Papageorgiou E, Kuht HJ et al (2022) Normal and abnormal foveal development. Br J Ophthalmol 106:593–599
49. Trauzettel-Klosinski S (2009) Rehabilitation bei Sehbahnschäden. Klin Monatsbl Augenheilkd 226:897–907
50. Unterberger L (2015) Kindliche zerebrale Sehstörungen (CVI), Entwicklung eines neuropsychologischen diagnostischen Standards zur Untersuchung von visuellen Wahrnehmungsstörungen bei Kindern und Jugendlichen im Kontext von CVI. Herbert Utz, München
51. Van der Zee YJ, Stiers P, Evenhuis HM (2017) Should we add visual acuity ratios to referral criteria for potential cerebral visual impairment? Journal of Optometry 10:95–103
52. Van Genderen M, Dekker M, Pilon F, Bals I. Diagnosing cerebral visual impairment in children with good visual acuity. Strabismus 20(2):78–83. https://doi.org/10.3109/09273972.2012.680232
53. Warren M (1993) A hierarchical model for evaluation and treatment of visual perceptual dysfunction in adult acquired brain injury, Part 1. Am J Occup Ther 47(1):42–54. https://doi.org/10.5014/ajot.47.1.42
54. Wesemann W, Heinrich SP, Jägle H, Schiefer U, Bach M (2019) Neue DIN- und ISO-Normen zur Sehschärfenbestimmung. Die Ophthalmologie 1/2020. https://www.springermedizin.de/augenheilkunde/neue-din-und-iso-normen-zur-sehschaerfebestimmung/16990552 Accessed 29 Apr 2025
55. Wilkening F, Krist H (1995) Entwicklung der Wahrnehmung und Psychomotorik. In: R. Oerter & L. Montada (Hrsg.), *Entwicklungspsychologie. Ein Lehrbuch* (S. 487–517). Psychologie Verlags Union, Weinheim
56. Wilson CE, Palermo R, Schmalzl L, Brock J (2010) Specificity of impaired facial identity recognition in children with suspected developmental prosopagnosia. Cognitive Neuropsychology. Taylor & Francis 27(1):30–45
57. Xing D, Chun-I Y, Gordon J, Shapley RM (2014) Cortical brightness adaptation when darkness and brightness produce different dynamical states in the visual cortex. PNAS 111:1210–1215. https://www.pnas.org/doi/full/10.1073/pnas.1314690111
58. Zeschitz M, Ennöckl M (2020) Visuelle Wahrnehmung – Veni, vidi, vici. In: Pletschko T, Leiss U, Pal-Handl K, Proksch K, Weiler-Wichtl L (eds) Neuropsychologische Therapie mit Kindern und Jugendlichen. Springer, Berlin, Heidelberg. https://doi.org/10.1007/978-3-662-59288-5_14
59. Zihl J, Dutton GN (2015) Development and Neurobiological Foundations of Visual Perception. In: Cerebral Visual Impairment in Children. Springer, Wien. https://doi.org/10.1007/978-3-7091-1815-3_2
60. Zihl J, Mendius K, Schuett S, Priglinger S (2012) Sehstörungen bei Kindern. Visuoperzeptive und visuokognitive Störungen bei Kindern mit CVI, 2. Aufl. Springer, Wien
61. Zihl J, Priglinger S (2002) Sehstörungen bei Kindern. Diagnostik und Frühförderung. Springer, Wien

Myopiemanagement

Elke van Alen

5.1 Myopiemanagement, ein Zukunftsthema

Die Myopieentwicklung bei Kindern ist in der heutigen Zeit ein wachsendes Problem. Die Prävalenzen haben im letzten Jahrzehnt weltweit stark zugenommen. Waren im Jahr 2010 noch 27 % der Weltbevölkerung myop, so könnten bis 2050 mehr als die Hälfte aller Menschen myop sein. In Asien sind bereits über 80 % der Kinder und Jugendlichen myop. Die mittlere Myopie bei Studierenden beträgt dort −5 dpt. Das Risiko für Augenerkrankungen nimmt mit der Zunahme der axialen Länge des Auges bei der progressiven Myopie, insbesondere bei mehr als 26 mm und dabei meist auch über −5 dpt, deutlich zu. Statistisch erwartet man einen Anstieg der hohen Myopie in der Weltbevölkerung vom Jahr 2010 von 2,8 % auf bis zu 10 % im Jahr 2050. Es besteht die Befürchtung, dass in Zukunft Kurzsichtigkeit die weltweit häufigste Ursache für starke Sehbeeinträchtigungen werden könnte. Neuere Hochrechnungen ergeben für den zentraleuropäischen Raum eine Zunahme der Myopie bis 2050 auf über 50 % [1] (Tab. 5.1).

▶ Frühzeitige Erkennung und geeignete myopiehemmende Maßnahmen sind entscheidend, um die Augengesundheit von Kindern und Jugendlichen in der Zukunft zu schützen. In der orthoptischen Sprechstunde besteht die Möglichkeit, über Prävention und Therapie frühzeitig aufzuklären und myope Kinder und Jugendliche rechtzeitig therapeutisch zu versorgen. Insbesondere in der Orthoptik sollten wir uns in unserem Arbeitsumfeld um Aufklärung und frühzeitige Versorgung bemühen.

E. van Alen (✉)
Hamburg, Deutschland
E-Mail: evanalen@yahoo.de

Tab. 5.1 Erwartete Myopieprävalenz für Zentraleuropa nach Holden et al. [1]

Dekade	2000	2010	2020	2030	2040	2050
Erwartete Myopieprävalenz	20,5 %	27,1 %	34,6 %	41,8 %	48,9 %	54,1 %

Eine ausführliche Diagnostik kann viele Fragen beantworten und eine gute Beratung ermöglichen. Doch zunächst folgen einige Basisinformationen zum Thema Myopie.

5.2 Anatomie und Pathologie der Myopie und Progression der Myopie

5.2.1 Definition Myopie

Myopie ist der Fachbegriff für Kurzsichtigkeit. Betroffene sehen in der Nähe relativ gut, Gegenstände und Personen in der Ferne jedoch nur undeutlich.

Laut dem Internationalen Myopie-Institut (IMI) wird die Myopie als ein Brechungsfehler des Auges definiert, „bei dem Lichtstrahlen, die parallel zur optischen Achse in das Auge eintreten, vor der Netzhaut fokussiert werden, wenn die Akkommodation des Auges entspannt ist. Dies ist normalerweise darauf zurückzuführen, dass der Augapfel, gemessen von vorn nach hinten, zu lang ist, kann jedoch durch eine übermäßig gekrümmte Hornhaut, eine Linse mit erhöhter optischer Stärke oder beides verursacht werden" [2].

Es liegen aktuell verschiedene Konzepte zur Definition und Klassifizierung der Myopie vor. Sie unterscheiden sich in der Ausrichtung an der Höhe, der Art und der Pathologie der Myopie. Für das Myopiemanagement ist es besonders wichtig, zwischen Achslängenmyopie und Brechungsmyopie zu differenzieren, um eine genaue Risikoeinschätzung und gegebenenfalls eine Therapieentscheidung vornehmen zu können (Abb. 5.1).

5.2.1.1 Primäre und sekundäre Myopie
Die primäre Myopie umfasst alle Myopien, für die es keine direkt zu identifizierende Ursache gibt. Anders bei der sekundären Myopie: Sie tritt durch eine spezifische und identifizierbare Ursache auf. Sie kann im Rahmen von assoziierten Erkrankungen anzutreffen sein, wie bei kongenitalem Glaukom, Marfan-Syndrom, Stickler-Syndrom, kongenitaler Nachtblindheit oder bei Zustand nach Laserkoagulation bei Frühgeborenenretinopathie. Auch Gendefekte, Keratokonus oder Medikamente können einen Einfluss haben.

5.2.1.2 Brechungsmyopie
Refraktive Kurzsichtigkeiten sind selten. Sie sind auf pathologische Veränderungen von Strukturen des Auges, z. B. der Hornhaut und/oder Linse, zurückzuführen. Diese Veränderungen treten überwiegend im späteren Alter bei Jugendlichen oder bei Erwachsenen auf. Ihre Behandlung ist nicht Aufgabe des Myopiemanagements.

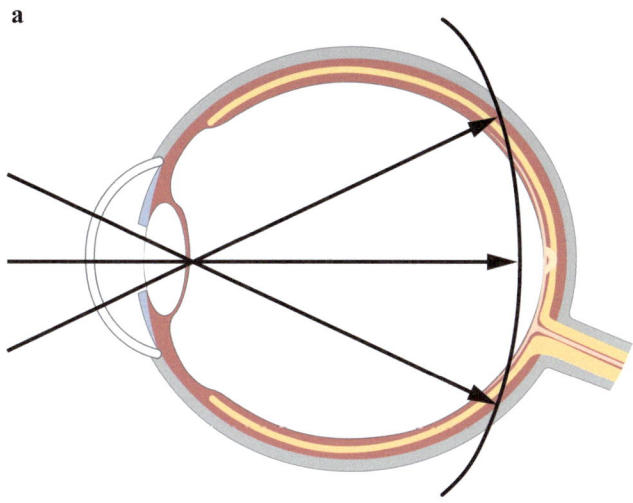

Abb. 5.1 Die Abbildung zeigt eine schematische Darstellung des Auges. Die schwarzen Pfeile stellen die Lichtbrechung dar. Bei einer Myopie kommt es durch verschiedene Ursachen dazu, dass die Bildebene (schwarzer Strich auf denen die Pfeile enden) vor der Netzhaut liegen. Dies verursacht die Unschärfe beim Sehen

5.2.1.3 Achslängenmyopie

Im Myopiemanagement geht es um die axiale Kurzsichtigkeit. Diese Kurzsichtigkeit ist auf ein übermäßiges axiales Längenwachstum zurückzuführen. Je früher die Myopie entsteht, desto wahrscheinlicher handelt es sich um eine Achslängenmyopie. Die Zunahme der Achslänge ist der entscheidende Faktor für das Fortschreiten der klassisch erworbenen Schulmyopie.

Es handelt sich um eine Zunahme der axialen Länge des Auges über die Normallänge hinaus. Sie tritt vorwiegend im Wachstumsalter zwischen 5 und 20 Jahren auf. Nimmt die Augenachslänge konstant um mindestens 0,5 mm oder mehr pro Jahr zu, dann spricht man von einer progressiven Myopie. Bei einer Augenlänge von über 26 mm bei Jungen oder 25,5 mm bei Mädchen liegt eine hohe Myopie vor. Ist die axiale Länge des Auges nicht bekannt, so kann man sich an einem Refraktionswert von −5 bis −6 dpt als Grenzwert zur hohen Myopie orientieren.

Mit dem Auftreten der hohen Myopie sind entsprechend hohe Risiken für Folgeerkrankungen im Alter verbunden. Fortschreitende Veränderungen der Netzhaut und Sklera können mit zunehmendem Alter zu Irregularitäten, Augenerkrankungen und den damit verbundenen Funktionsbeeinträchtigungen führen [3].

5.2.1.4 Pathologische Myopie

Bei der pathologischen Myopie handelt es sich um eine „übermäßige axiale Dehnung in Verbindung mit Kurzsichtigkeit, die zu strukturellen Veränderungen im hinteren Augenabschnitt führt (einschließlich posteriorem Staphylom, myopischer

Makulopathie und mit hoher Kurzsichtigkeit verbundener Optikusneuropathie) und zum Verlust der bestkorrigierten Sehschärfe führen kann" [2].

Die pathologische Myopie wird häufig mit hoher Kurzsichtigkeit gleichgesetzt, wobei unterschiedliche Grenzwerte – sowohl refraktiv als auch axial – in der Literatur diskutiert werden. Studien zeigen jedoch, dass strukturelle Veränderungen des hinteren Augenabschnitts, wie etwa Makulopathien oder ein hinteres Staphylom, auch bei geringeren Myopiewerten auftreten können. Besonders problematisch ist die Einordnung stark kurzsichtiger Augen über den Refraktionswert allein, da operative Eingriffe wie refraktive Chirurgie oder der Einsatz intraokularer Linsen die tatsächliche Brechkraft verändern können, ohne das Risiko für pathologische Veränderungen zu senken [4].

Diese Tatsache sollte im Aufklärungsgespräch mit Eltern erwähnt werden, da diese oft die Vorstellung haben, eine Kurzsichtigkeit sei mit einem refraktiven Eingriff behoben [5].

5.2.2 Entstehungsmechanismen der Myopie

Es gibt verschiedene Ansätze, die Entstehung der Myopie zu erklären. Die frühen Erklärungsversuche zu diesem Thema sind meist mit Tierversuchen überprüft worden. Eine erste Annahme, dass Unschärfe auch das Wachstum beeinflusst, konnten Forscher durch künstliche Verschlechterung des retinalen Bildes beweisen. Durch Deprivation wurde ein axiales Längenwachstum erzeugt [6]. Es wurde dabei eine Verlängerung des Glaskörperraums zusammen mit einer Verdünnung der Aderhaut und der Sklera gemessen. Eine weitere Hypothese war, dass Augen sich im Wachstum nach der Ebene der Unschärfe richten. Schaeffel et al. [7] konnten beweisen, dass sich das Achslängenwachstum an die Fokusebene anpasst [7]. Minuslinsen führten zu einer Verdünnung der Aderhaut und zu einem verstärkten Längenwachstum des Auges. Ein mit Pluslinsen erzeugter myoper Defokus hingegen führte zu einer Verdickung der Aderhaut und somit zu einem verringerten Wachstum des Auges [8]. Dieses Prinzip finden wir auch im Myopiemanagement wieder. Später konnte gezeigt werden, dass es die Signale der peripheren Netzhaut sind, die das Wachstum steuern [9], weshalb heute der hyperope Defokus in der idealen Myopiekorrektur so wichtig ist. Alles deutet jedoch darauf hin, dass die Ursachen für die Entstehung einer Myopie multifaktoriell sind [10]. Derzeit gibt es praktisch jährlich neue Erkenntnisse zur Myopieentwicklung und Progression.

5.2.3 Emmetropisierung

Das physiologische Augenwachstum im Emmetropisierungsprozess in Bezug auf das Achslängenwachstum wird in Studien mit 0,1 mm pro Jahr für 6- bis 14-Jährige angegeben [11]. Sowohl das vertikale als auch das horizontale Wachstum des Auges führt zu einer Zunahme des Hornhautdurchmessers und somit zu einer Abnahme der Hornhautbrechkraft [12]. Unter diesem Wachstumsprozess von einer leichten Hyperopie zu einer Emmetropie/Normalsichtigkeit (SÄ) (von $-0{,}50 < \text{SÄ} \leq +0{,}5$ dpt) versteht man eine Emmetropisierung. Während dieses Wachstumsprozesses kann auch eine Veränderung der Abflachung der Augenlinse zur Emmetropisierung beitragen [13].

Ein wesentlicher Risikofaktor für die Entstehung der Myopie ist eine zu schnelle, zu frühe Emmetropisierung. Normalerweise haben Kinder bei Geburt eine Hyperopie von $+2$ bis $+4$ dpt. Die durchschnittliche Augenachslänge liegt bei 16,8 mm. Schon im 1. Lebensjahr reduziert sich die Hyperopie, und das Auge erreicht eine durchschnittliche Augenachslänge von 20 mm.

Bis zum 8. Lebensjahr erreicht die Augenachslänge von kaukasischstämmigen Kindern rund 23 mm, bei Jungen meist etwas länger als bei Mädchen. Mit 9 Jahren ist der Emmetropisierungsprozess weitgehend abgeschlossen [14]. Beträgt die Augenachslänge 24 mm, muss das Kind noch nicht myop sein. Die Wahrscheinlichkeit, dass das Kind noch myop wird, ist mit 67–81 % jedoch sehr hoch.

5.2.4 Risikofaktoren für das Auftreten einer Myopie und deren Progression

Verschiedene Risikofaktoren spielen für die Entstehung und Progression einer Myopie eine wesentliche Rolle. Dazu gehören die persönlichen Voraussetzungen des Kindes oder Jugendlichen, wie Geschlecht, Bildung, Geburtsgewicht oder allgemeine Gesundheit. Dies sind wichtige Informationen für die Beratung von Eltern und Kindern, wenn das Risiko für die Entwicklung einer Myopie besteht.

Trotz aller Theorien der Entstehungsmechanismen wurde durch Studien nachgewiesen, dass insbesondere die Umweltfaktoren eine deutlich stärkere Rolle in der Entstehung und Progression spielen, als früher vermutet wurde.

Für die Beratung sollten die Kinder zunächst in die verschiedenen Risikogruppen eingeteilt werden, um weitere Empfehlungen und Präventionsberatungen gezielt vornehmen zu können (Tab. 5.2).

5.2.4.1 Tageslicht

Hierbei geht es um eine ausreichende Lichtexposition im Freien. Die Lichtintensitäten im Freien sind deutlich höher und wirksamer als in gut ausgeleuchteten Räumen, auch bei bedecktem Himmel [16, 17] (Tab. 5.3).

Viele Studien haben sich bisher mit dem Effekt von Beleuchtung auf eine mögliche Entwicklung einer Myopie beschäftigt. Eine Metaanalyse von 2017 ergab, dass Kinder, die weniger Zeit im Freien verbrachten, häufiger myop wurden [18]. Thesen dazu sind, dass eine durch die Helligkeit bewirkte höhere Dopaminausschüttung wachstumsregulierend wirken soll oder auch eine erhöhte Blaulichtexposition das Wachstum aufhalten könnte. Grundlegende Wirkmechanismen sind bisher nicht eindeutig geklärt. Eine weitere These, dass ein Mangel an Vitamin D zu einem erhöhten Augenlängenwachstum führt, scheint widerlegt [19]. Auch zeigten neuere Studien, dass die Wirksamkeit von „Zeit im Freien" bei bereits myopen Kindern nur noch sehr eingeschränkt ist. Dies ist weiterhin Gegenstand von Studien.

Tab. 5.2 Tabelle zur Risikoeinschätzung für eine zunehmende Myopie

Geringes Risiko	Moderates Risiko	Hohes Risiko
Tageslicht > 2 h/Tag	Tageslicht 2 h/Tag	Tageslicht 1 h/Tag
Naharbeit < 1 h/Tag	Naharbeit 2 h/Tag	Naharbeit > 2 h/Tag
Leseabstand 40 cm	Leseabstand < 35 cm	Leseabstand < 30 cm
keine myopen Eltern	1 myopes Elternteil	2 myope Eltern
mit 7 Jahren in Cyclo > +0,75 dpt	mit 7 Jahren in Cyclo = +0,75 dpt	mit 7 Jahren in Cyclo < +0,5 dpt
keine Progression im letzten Jahr	Progression um 0,5 D im letzten Jahr	Progession um > 0,75 dpt im letzten Jahr
Ethnie afrikanisch/südamerikanisch	Ethnie kaukasisch	Ethnie asiatisch
Achslänge Jungen < 23–23,5 mm Mädchen < 22,5–23 mm	23,5–24,5 mm 23–24 mm	>24,5 mm >24 mm

Angelehnt an Flitcroft, 2012 [15].

Tab. 5.3 Tabelle mit den Lichtintensitäten im Vergleich

Lichtintensivität			Beleuchtungsstärken lx
Sonnenlicht	Juni	Mittags	Bis 100.000
	Dezember	Mittags	9000
Tageslicht bei bedecktem Himmel	Juni	Mittags	4000–20.000
	Dezember	Mittags	900–2000
Arbeitsplatzbeleuchtung (hoher Anspruch)			1000
Wohnzimmerbeleuchtung			120
Tageslichtleuchten	In 30–50 cm Arbeitsabstand		2500–10.000

In Anlehnung an den lichttechnischen Begriff aus der Bauphysik.

5.2.4.2 Naharbeit und Leseabstand

Bereits 2015 zeigen Huang et al. [20] in ihrer Metaanalyse, dass eine erhöhte Nahseharbeit mit einer erhöhten Myopieprävalenz einhergeht. Anhaltende Beschäftigung im Nahbereich, z. B. beim Lesen, hat einen relevanten Einfluss auf das Augenlängenwachstum [21].

Der Risikofaktor „Nahsehen" ist immer mit anderen Faktoren, wie mit dem Tageslicht, verbunden. Wird verstärkt gelesen, fehlt die Zeit im Freien. Dies ist insbesondere im Winter der Fall, wenn Licht schon durch die Jahreszeit nur eingeschränkt vorhanden ist. Auch das Bildungsniveau spielt eine Rolle. Die höchsten Myopieprävalenzen finden wir in den Ländern, die an der Spitze der Weltrangliste der Pisa-Studien stehen: Singapur, Macau und Hongkong. Auch in Deutschland wurde bei der „Gutenberg-Gesundheitsstudie" in der Gruppe der höheren Bildungsabschlüsse eine höhere Prävalenz an Myopie gefunden als bei niedrigeren Bildungsabschlüssen [27].

Der Leseabstand ist ein eindeutiger Risikofaktor [22]. Zunehmende Bildschirmzeiten und digitales Lesen, Nutzung von Smartphones und Tablets können Risikofaktoren für das Augenlängenwachstum sein. Ob digitale Medien tatsächlich Auslöser eines Anstiegs an Myopien im Kindes- und Jugendalter sind, ist bis dato nicht eindeutig evaluiert. Derzeit halten sich die Studien für und gegen diese These die Waage. Digitale Medien werden zumeist nicht in 40 cm benutzt, sondern deutlich dichter gehalten, was ein relevanter Faktor sein kann. Beim Lesen auf digitalen Medien findet eine ununterbrochene Naheinstellung auf einen zu dichten Abstand statt, während beim analogen Lesen von Büchern beim Umblättern noch konstant defokussiert wird. Des Weiteren wird vermutet, dass es sich um einen akkommodationsbedingten Mechanismus handelt, der insbesondere schon vorhandene Myopien zunehmen lässt [23].

Leseabstand und Lesedauer ohne Defokussierung sind Risikofaktoren, über die aufgeklärt werden sollte. Es gibt verschiedene Varianten für kurze Regeln zur Naharbeit, die man Eltern und Kindern empfehlen kann, z. B. 30-30-30; d. h. 30 min maximal am Stück lesen, in mindestens 30 cm Abstand und dann 30 s Pause und dabei in die Ferne sehen. Ähnlich die 20-20-2 Regel: Nach jeweils 20 min Naharbeit mindestens 20 s in die Ferne sehen und mindestens 2 h täglich unter freien Himmel verbringen (Tab. 5.4).

Insbesondere in der Orthoptik können wir mit diesem Wissen viel für die Aufklärung und Prävention tun. Schon die Kinder, die wir vor der Einschulung sehen, sollten die Präventions-Trias erklärt bekommen [24]. Wenn den Eltern erklärt wird, dass dies studienevaluierte Erkenntnisse sind und dass bei rechtzeitigem Erkennen bei Auftreten einer Myopie sogar eine Progression vermindert werden kann, sind wir die ersten Ansprechpartnerinnen für das Myopiemanagement der myopen Kinder und Jugendlichen.

Wir haben die Möglichkeit, den Myopiemanagementprozess verantwortungsvoll zu steuern, die jeweilige Versorgung mit Ophthalmologie, Optik und Optometric zu überwachen und auch gemeinsam mit den Augenärztinnen für die wichtigen Kontrollen wie Cycloplegie und Fundus zu sorgen.

5.2.4.3 Genetik

Nicht alle Menschen werden kurzsichtig, obwohl weitestgehend alle gleichermaßen myopisierenden umweltbedingten Einflüssen ausgesetzt sind. Es wird deshalb angenommen, dass eine genetische Vorbelastung für die Entstehung einer Myopie eine Rolle spielt [25]. Die Myopie tritt familiär gehäuft auf. Wenn Eltern kurzsichtig sind, haben Kinder ein höheres Risiko, ebenfalls kurzsichtig zu werden. Im Rahmen einer Studie konnte bei einem myopen Elternteil eine 30 %ige und bei zwei myopen Elternteilen eine 60 %ige Wahrscheinlichkeit für eine Myopieentwicklung des Kindes gefunden werden [26]. Die genetische Übertragung ist allerdings noch

Tab. 5.4 Visualisierung der 30-30-30-Regel

Naharbeit am Stück	Leseabstand	Nach 30 min: Pause machen
Maximal 30 min	Mindestens 30 cm	30 s in die Ferne sehen

nicht vollständig geklärt und verstanden. Man muss davon ausgehen, dass es zukünftig weitere Forschungserkenntnisse hierzu geben wird.

5.2.5 Progression der Myopie

Eine Beurteilung der Progression sollte immer objektive Kriterien erfassen: dazu eignet sich am besten die Refraktion unter Cycloplegie und die Augenachslänge.

Im Rahmen der Refraktion unter Cycloplegie spricht man von einer Progression, wenn die Myopie sich um 0,5 dpt pro Jahr erhöht hat. Allerdings muss dabei berücksichtigt werden, dass das Auge bei Kindern und Jugendlichen bis zum 15. Lebensjahr noch weiter wächst. Myope Augen wachsen sogar noch bis zum 25. Lebensjahr. Am schnellsten wachsen die Augen in den Jahren vor dem 10. Lebensjahr, weshalb auch ein frühes Auftreten („early onset") der Myopie mit einem deutlich höheren Risiko für eine Entwicklung einer höheren Myopie verbunden ist.

Durch umfangreiche Untersuchungen sind wir seit 2017 in der Lage, auch das Augenlängenwachstum kaukasischstämmiger Kinder genauer einschätzen zu können. So ist eine alters- und achslängenbezogene Einschätzung des Myopierisikos möglich [14]. Alter und Augenachslänge des Kindes können anhand Abb. 5.2, getrennt nach Jungen und Mädchen eine Risikobewertung für das Auftreten einer Myopie im Erwachsenenalter ermöglichen.

Der Beginn einer Myopie bei Kindern kann nur durch die Refraktion in Cycloplegie beurteilt werden, ein Fortschreiten der Myopie aber am besten durch das regelmäßige Messen der Augenachslänge.

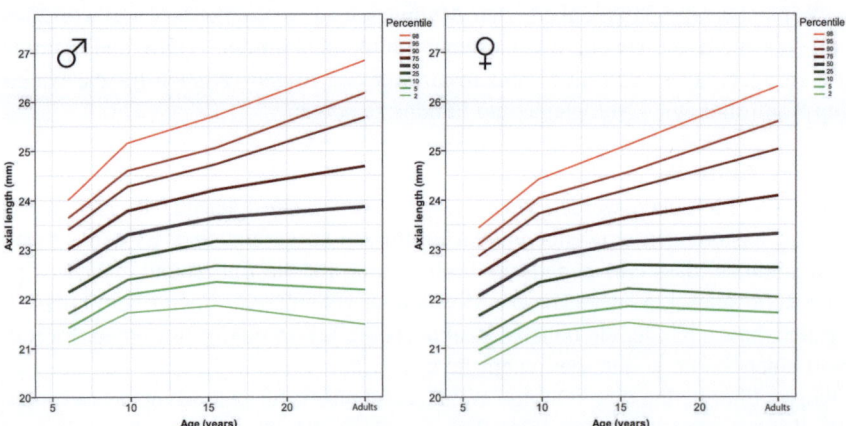

Abb. 5.2 Normwertkurve der Augenlänge im Verhältnis zum Lebensalter. Die Kurve basiert auf europäischen Studienteilnehmern. Links ist die Normwertkurve für Jungen/Männer, rechts für Mädchen/Frauen aufgetragen. (Klaver und Polling 2020 [27], modifiziert nach Tideman et al. 2018 [28], veröffentlicht unter der Creative-Commons-Lizenz BY, https://creativecommons.org/licenses/by/4.0/)

Untersuchungen haben ergeben, dass der Zusammenhang zwischen der Refraktion und der Achslänge nicht linear ist. Das sonst angegebene Verhältnis der Änderung von 2,7 dpt/mm kann nur für eine Achslängenänderung bei einem Ausgangswert von 23 mm gelten [29].

5.3 Untersuchungen bei progressiver Myopie

5.3.1 Basisdiagnostik bei Myopie

5.3.1.1 Anamnese

Die Anamnese spielt eine wichtige Rolle, da sie Auskunft über die individuellen Risikofaktoren der Patientin gibt. Es kann so ein Risikoprofil erstellt und in die Beratung einbezogen werden (Abb. 5.3).

Grundsätzlich sind, wie bei jeder (orthoptischen) Untersuchung, die Fragen nach Beschwerden, der allgemeinen Anamnese, der Geburtsanamnese und der familiären Anamnese wichtig.

Die Familienanamnese spielt bei der Myopie eine wichtige Rolle, da sie der Risikoeinschätzung dienen kann (siehe auch Tab. 5.2). Das Risiko, eine Myopie zu entwickeln, ist für Kinder mit einem myopen Elternteil bis auf das 3-fache erhöht, mit zwei myopen Eltern auf das 6-Fache. Es ist des Weiteren interessant, den Zeitpunkt des Beginns der Myopie bei den Eltern sowie die Höhe der Myopie zu erfra-

ID (Praxis)			Geburtsdatum			
Name			Vorname			
Refraktion	R	sph		cyl	A	°
	L	sph		cyl	A	°
	O Cyclo		O Mydriasis		O Subj. Refraktion	
Kurzsichtige Eltern	O Keiner		O 1 Elternteil		O 2 beide Eltern	
Alter b. Myopiebeginn	Wie alt warst Du, als Du kurzsichtig geworden bist?				Jahre	
Naharbeit	Zeit für Naharbeit, ausserhalb der Schule				Std/Tag	
Abstand	Abstand Smartphone/Tablet				cm	
Zeit im Freien					Std/Tag	
Heterophorie Nähe	Nähe convergenter als Ferne?					
AC/A Quotient						
Konvergenz						
Achslänge	RA	mm		LA	mm	
Achslänge im Bezug zum Alter			O niedrig	O mittel	O hoch	

Abb. 5.3 Erfassungsbogen für Augenlängenmessung (eigene Darstellung)

gen, um diese Informationen in die Risikoeinschätzung mit einzubeziehen. Sollten die Kinder bereits myop sein, so ist zu erfragen, mit welchem Alter die Myopie aufgetreten ist und wie die weitere Entwicklung der Refraktionswerte war.

Für die Risikoanalyse ist das Nahsehverhalten, die Naharbeitsdauer und die Zeit, in welcher die Betroffenen sich im Freien aufhalten, zu erfragen. Diese Daten sind wichtig für die Beratung und ggf. auch für eine weitere Auswertung im Verlauf der weiteren Kontrollen, wie später noch beschrieben wird.

5.3.1.2 Refraktion

Objektive Refraktionsmessungen zum Refraktionsausgleich sind bei Erstdiagnostik einer Myopie unerlässlich. Sie sollten nach Möglichkeit mit einer Skiaskopie in Cycloplegie (oder gleichwirksamer Mydriasis) erfolgen. Eine Überkorrektur soll so in jedem Fall vermieden werden. Unterkorrekturen, wie früher teilweise verordnet, um einen Anstieg der Myopie zu vermeiden, sollten unterbleiben. Eine Unterkorrektur kann eine Progression sogar fördern [30]. Es sollte deshalb darauf verzichtet werden ältere Brillen als Ersatzbrillen zu nutzen. Jede Brille sollte nur mit Vollkorrektur getragen werden, d. h. der cycloplegisch gemessene Wert wird verordnet, ohne Abzug.

5.3.1.3 Subjektive Refraktion

Nach der Durchführung der objektiven Refraktion erfolgt der subjektive Abgleich für die Ferne, meist standardisiert durch die Kreuzzylindermethode [31]. Dies wird zunächst monokular getrennt für das rechte und das linke Auge geprüft. Im Anschluss daran können der Binokularabgleich und die Prüfung auf Heterophorie erfolgen. Die subjektive Refraktion spielt in der ophthalmologisch/orthoptischen Praxis bei Kindern mit Myopie unter 10–14 Jahren keine wesentliche Rolle, da in Cycloplegie die Vollkorrektur ermittelt werden sollte. Sie kann jedoch immer noch einmal als Abgleich unter Cycloplegie überprüft werden, um sicherzustellen, dass mit den objektiven Werten in der Cycloplegie auch ein ausreichender Visus von 1,0 erreicht wird. Für den Optiker wäre eine Notiz auf dem Rezept: „Gemessen in Cycloplegie, Visus Ferne 1,0 (+ Optotypen)" hilfreich und könnte einer Nachrefraktion mit Abgabe einer Brille mit erhöhten Werten vorbeugen.

5.3.1.4 Ophthalmologische Augenuntersuchung

5.3.1.4.1 Augenvorderabschnitt

Die Beurteilung des vorderen Augenabschnitts ist grundsätzlich erforderlich, um anatomische oder physiologische Probleme zu erkennen. Diese könnten z. B. eine Versorgung mit Kontaktlinsen ausschließen. Die Kontrolle der vorderen Augenabschnitte sollte bei Kontaktlinsenversorgung regelmäßig erfolgen und der Art der Versorgung angepasst sein.

5.3.1.4.2 Augenhintergrunduntersuchung

Eine Untersuchung der zentralen wie auch der peripheren Netzhaut unter Pupillenerweiterung sollte grundsätzlich im Rahmen der Cycloplegie für die Refraktionsbestimmung durchgeführt werden. Bei hochmyopen Personen kann dies nach

Rücksprache mit der Augenärztin jährlich erforderlich sein. Zudem kann eine Dokumentation aller Änderungen unter Verwendung eines Optical-Coherence-Tomografen (OCT) und/oder der Augenhintergrundfotografie hilfreich sein, soweit vorhanden. Die Maßnahmen sollten mit der Augenärztin abgestimmt werden.

5.3.2 Erweiterte Diagnostik

▶ Eine allgemeine und ophthalmologische Gesundheitsanamnese ist Basis jeder weiteren Diagnostik wie auch sonst in der regulären Versorgung der Kinder und Jugendlichen. Relevant sind der bisherige Refraktionsverlauf und die dazu gehörende Familienanamnese. In der allgemeinen Anamnese spielen die Einnahme von Medikamenten, Allergien und Siccabeschwerden eine Rolle. Für das Myopiemanagement sollte auch das Nahverhalten und die Tageslichtzeiten erfasst werden.

5.3.2.1 Achslänge
Die Messung der Augenachslänge ist ein objektiver und hoch relevanter Faktor für die Beurteilung der Notwendigkeit und Wirksamkeit der Maßnahmen im Myopiemanagement [32]. Ziel ist es, eine Reduzierung des axialen Augenlängenwachstums zu erreichen. Dies ist ohne Kenntnis der axialen Längen der Augen unserer Patientinnen nicht möglich. Die Refraktion ist kein ausreichender Indikator, da die Refraktion auch von der jeweiligen Brechkraft der Hornhaut, der Vorderkammer und der Linse abhängig ist. Eine zeitgemäße Myopietherapie mit Biometer, also Augenachslängenmessung, ist unumgänglich [33].

▶ Die Augenachslänge ist der Taktgeber im Myopiemanagement, denn sie ist das eigentliche Risiko.

Die Messungen können derzeit an verschiedenen Geräten erfolgen, die teilweise mit unterschiedlicher Auswertungssoftware ausgestattet sind. Die Messwerte unterschiedlicher Geräte sind in der Regel nicht vergleichbar [17].

Teilweise ist es für die Auswertungsprogramme erforderlich, zusätzliche Daten einzugeben. Dies kann beispielsweise anhand einer vorbereiteten Tabelle erfolgen, die sich jede Praxis selbst erstellen kann. Anbei ein Beispiel: Der erhobene Messwert der Augenachslänge kann mit den bekannten alterskorrelierten Wachstumskurven verglichen werden. Eltern und Kinder können anhand der Perzentilenkurven des Normwachstums und der eigenen Messwerte der Augenachslängen die weitere Entwicklung verfolgen und einschätzen, wie schon oben gezeigt (Abb. 5.2).

Eine Einordnung des Messwerts der Augenlänge des Kindes kann über die computergestützte Auswertung erfolgen, indem die Werte direkt in die Perzentilenkurve eingefügt werden (Abb. 5.4).

So ist es z. B. möglich, sich bei Kindern mit geringen Achslängen trotz Myopie gegen ein Myopiemanagement zu entscheiden. Misst man häufiger die

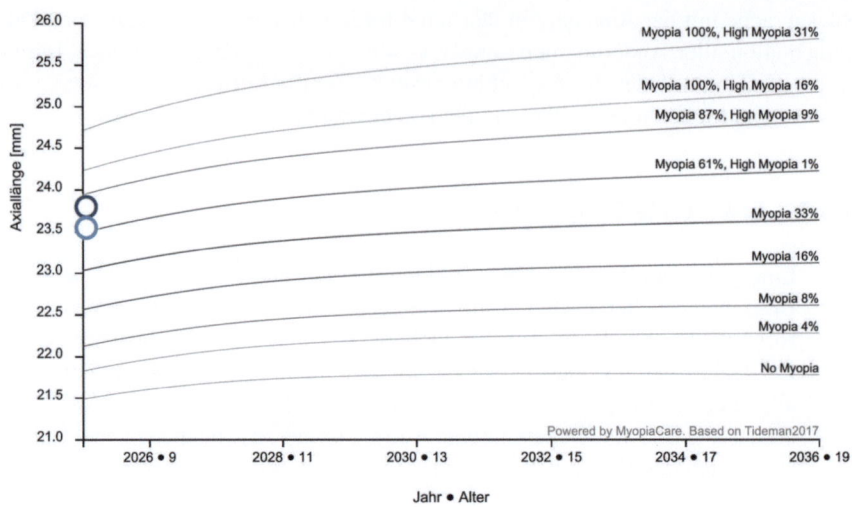

Abb. 5.4 Darstellung einer computergestützten Auswertung der Messwerte für die Achslänge einer Beispielpatientin

Augenachslängen von Kindern, so stellt sich oft die Erkenntnis ein, dass es keine feste Korrelation zwischen Refraktion und Augenachslänge gibt [29]. Andererseits kann mithilfe der Hochrechnung der Wachstumskurve das Risiko für eine Achslänge >26 mm im Erwachsenalter aufgedeckt werden, was dann für eine therapeutische Intervention sprechen würde.

Für die Beratungen im Myopiemanagment ist der Einsatz von Visualisierungen sehr hilfreich. Im Rahmen der verschiedenen Softwareanalysen der Biometriegeräte sowie mit einigen Online-Tools ist eine Hochrechnung nach statistischen Wahrscheinlichkeiten möglich, welche Höhe der Myopie in welchem Alter zu erwarten wäre. Des Weiteren können die Analysen der eingegebenen Messwerte und Daten der Patientin eine Prognose des zu erwartenden Anstiegs der Dioptrienwerte der Myopie errechnen. Die Prognose kann bei manchen Geräten oder auch online, hinterlegt mit der entsprechend aktuellen Studienlage, mit den verschiedenen therapeutischen Interventionen oder Wirkungsgraden dargestellt werden [34] (Abb. 5.5).

Diese Parameter erleichtern die Beratung von Patientin und Eltern für den Zeitpunkt des Beginns und das weitere Vorgehen im Myopiemanagement. Die Auswertungen können in der Regel der Patientin und den Eltern, ggf. auch für die weitere Versorgung (z. B. beim Optiker und zur Kontaktlinsenanpassung), ausgedruckt oder digital übergeben werden. Die Achslängenmessung sollte im Myopiemanagement in frühestens halbjährlichem Abstand erfolgen, je nach Befund eher jährlich.

▶ Risikoprofile und Wachstumskurven sind wesentliche Entscheidungshilfen und Kommunikationshilfen für Therapieentscheidung und Langzeitbetreuung.

5 Myopiemanagement

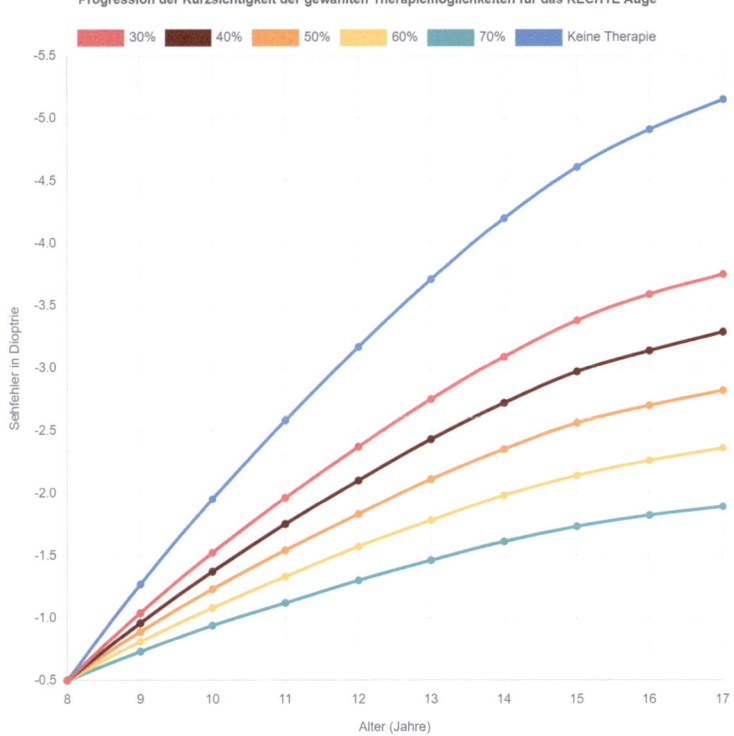

Abb. 5.5 Beispiel einer Auswertung der Myopieentwicklung über www.myopiacare.com/de/myocalc für einen Jungen, 8 Jahre mit einer Myopie von -0,5

5.3.2.2 Hornhautdurchmesser

Auch der Radius der Hornhaut kann ein zusätzlicher Indikator für die Beurteilung der vorliegenden Myopie sein. Abweichungen im Hornhautradius können auf bestimmte Bedingungen oder Anomalien hinweisen, welche die Gestaltung des Myopiemanagements beeinflussen. Beispielsweise könnte ein ungewöhnlich großer oder kleiner Hornhautdurchmesser auf angeborene oder erworbene Hornhauterkrankungen hinweisen, welche die Eignung für bestimmte Behandlungsmethoden einschränken.

5.3.2.3 Hornhauttopografie

Unabdingbar für die Kontaktlinsenversorgung ist die Messung der Hornhauttopografie. Es werden die zentralen und peripheren Hornhautradien und der horizontale Hornhautdurchmesser vermessen. Ein Ergebnis der Messung der Hornhautradien eines Autorefraktors ist für eine spezifische Kontaktlinsenversorgung nicht geeignet, da die Messung zu wenig Information beinhaltet. Insbesondere für die Therapie mittels Orthokeratologielinsen ist eine umfangreiche Vermessung der gesamten Hornhautoberfläche erforderlich, damit diese Linsen individuell hergestellt werden können. Dies kann z. B. am Keratografen oder an der Pentacam erfolgen. Diese erstellen ein computerbasiertes Krümmungsprofil der Hornhaut als Basis für die individuelle Herstellung der Kontaktlinsen. Diese differenzierten Aufnahmen sind im weiteren Verlauf auch zur Kontrolle der Kontaktlinsenanpassung erforderlich.

5.3.2.4 Pupillen

Die Pupillenweite ist im Myopiemanagement ein wichtiger Faktor, welcher die optische Korrektur, die Anpassung und Wirksamkeit von Behandlungsmethoden beeinflusst. Die Pupillenweite beeinflusst die Tiefenschärfe des Auges. Eine kleinere Pupille erhöht die Tiefenschärfe und kann somit die Sehschärfe bei unterschiedlichen Entfernungen anpassen. Bei größeren Pupillen nimmt die Tiefenschärfe ab, was zu verschwommenem Sehen führen kann. Bei größeren Pupillen erhöht sich auch das Risiko von optischen Aberrationen (Lichtverzerrungen), insbesondere in der Dämmerung oder bei schlechten Lichtverhältnissen. Dies trifft häufiger auf myope Augen zu, da sie oft größere Pupillen haben. Vor allem in der Kontaktlinsenanpassung kann die Wirksamkeit einer multifokalen oder Orth-K-Kontaktlinse von der Pupillenweite abhängen.

5.3.3 Orthoptische Diagnostik

Die orthoptische Diagnostik spielt auch eine wichtige Rolle für die Differenzierung der therapeutischen Optionen und sollte möglichst im Rahmen des Myopiemanagements vor der Therapieentscheidung durchgeführt werden. Auch wenn es derzeit noch keine ausreichende wissenschaftliche Evidenz für Zusammenhänge zwischen Binokularsehen und Myopieentwicklung gibt, so können doch einzelne Aspekte eine wesentliche Rolle im Myopiemanagement spielen [35]. Die folgenden Untersuchungen sollten deshalb vor einer Therapieentscheidung durchgeführt werden:

5.3.3.1 Covertest

Dass die Akkommodation einen Einfluss auf den Binokularstatus, insbesondere auf die Augenstellung hat, bedingt durch den Nahreflex, ist bekannt. Die Prüfung der Augenstellung für die Nähe sollte immer auf ein Akkommodationsobjekt erfolgen. Inwieweit aber ein Einfluss der Heterophorie auf die Entwicklung einer Myopie oder ihr Fortschreiten hat, ist derzeit noch nicht vollständig geklärt. Ergibt sich bei der Überprüfung der Augenstellung für Ferne und Nähe eine Differenz in der Augenstellung, so sollte dies für die Therapieentscheidung mit einbezogen werden, insbesondere wenn die Augenstellung im Nahbereich konvergenter als im Fernbereich ist. In diesem Fall wäre eine Versorgungsoption mit einer akkommodativen Entlastung im Nahbereich zu bevorzugen. Gläser mit Nahadditionen oder auch Kontaktlinsen wären die Therapie der Wahl.

Einige Studien zeigen, dass die Myopieprogression vor allem bei Kindern, die eine Nahesophorie bzw. ein höheres Akkommodationsdefizit aufweisen, verlangsamt werden konnte [36].

Für grundsätzlich exophore Patientinnen ist eine Brillenglasversorgung zu bevorzugen, da mit Kontaktlinsen der Kompensations- und Akkommodationsaufwand höher ist als mit Brille [37]. Sie könnten bei einer Kontaktlinsen- oder Orth-K-Versorgung Asthenopien oder Probleme mit der Kompensation entwickeln.

Es empfiehlt sich, bei allen Phorien eine zusätzliche Nachkontrolle in der Orthoptik zur Schielwinkelmessung und genauen Beschwerdeanalyse durchzuführen.

5.3.3.2 Akkommodation, Konvergenz und AC/A-Ratio

Ein Zusammenhang zwischen der Akkommodation und der Entwicklung sowie dem Fortschreiten der Myopie wird seit vielen Jahren diskutiert. Seit sich die Bemühungen im Myopiemanagement verstärkt haben, gibt es mehr Erkenntnisse über die Zusammenhänge der Akkommodationsmechanismen und der Myopieentwicklung. Diskutiert werden vor allem Themen wie Verzögerung der Akkommodation, das Akkommodations-Konvergenz-Verhältnis (AC/A-Ratio) oder der Einfluss einer Phorie in der Nähe.

Konvergenz und Akkommodation sind im Nahreflex synergetisch verbunden. Der Zusammenhang zwischen Akkommodationsbedarf und Myopie ist jedoch komplex. Auch wenn noch nicht alle Aspekte endgültig verstanden sind, so gibt uns die Diagnostik doch Hinweise für eine bessere Prävention und angepasste Versorgung.

Ist die Alltagsakkommodation im Normbereich, jedoch das Bild nicht ausdauernd lange scharf, so kann die resultierende Unschärfe zu einer Progression führen [35, 38]. In diesem Fall wäre ein Akkommodationstraining sinnvoll. Liegt bereits eine Myopie vor und gleichzeitig eine Akkommodationsschwäche, so ist eine Versorgung mit Nahzusatz oder auch Orth-K-Linsen [39] hilfreich.

Statistisch haben myope Kinder einen höheren AC/A-Quotienten als emmetrope Kinder. Eine erhöhte AC/A-Ratio kann ein Anzeichen für eine bevorstehende Myopieentwicklung sein. Auch eine Zunahme der AC/A-Ratio im Verlauf kann eine sich entwickelnde Myopie anzeigen, meist sogar, bevor die Myopie messbar wird. Ein erhöhter AC/A-Wert kann ein 20-fach höheres Risiko anzeigen, innerhalb eines Jahres eine Myopie zu entwickeln [40]. Werden diese Kinder bei Myopiebeginn mit Einstärkengläsern versorgt, zeigen sie eine schnellere Myopieprogression [41]. Es ist somit sinnvoll diesen Wert regelmäßig zu kontrollieren. Ist eine therapeutische Intervention angezeigt, so profitieren diese Kinder und Jugendlichen vor allem durch eine Kontaktlinsenanpassung.

5.4 Therapiemöglichkeiten im Myopiemanagement

Therapie im Myopiemanagement ist die kontrollierte Anwendung präventiver Maßnahmen. Es soll eine nachhaltige Hemmung des Längenwachstums des Auges erzielt werden, um krankhafte Folgeschäden zu minimieren.

> **Übersicht**
> Eine Therapieentscheidung im Myopiemanagement sollte immer eine auf die Patientin bezogene, individuell angepasste Entscheidungen sein:
>   Sie sollte
> - die Sehqualität,
> - die Lebensqualität des Kindes, Jugendlichen und der Eltern,
> - die mögliche Compliance und
> - die nötige Sicherheit berücksichtigen!

5.4.1 Prävention und Sehverhalten

Prävention ist ebenfalls Myopiemanagement! Die entsprechenden Möglichkeiten zur Aufklärung sind bereits mehrfach beschrieben. Prävention kann jede Kollegin leisten, ganz unabhängig davon, ob ein spezielles Myopiemanagement in der Praxis angeboten wird oder nicht. Aufklärung ist im Myopiemanagement wichtiger denn je, um den durch Myopie gefährdeten Kindern und Jugendlichen ihre Augengesundheit bestmöglich zu erhalten. An dieser Stelle ist das gesamte Personal einer Augenarztpraxis gefragt. Es sollten die Entstehung der Myopie und die individuellen Risikofaktoren erklärt sowie auf Präventions- und Therapiemöglichkeiten hingewiesen werden. Dies kann auf allen möglichen Wegen wie Gesprächen, Flyern, Videos oder der eigenen Website geschehen. Es ist eine der wichtigsten Maßnahmen im Myopiemanagement.

Die Beratung von Eltern und Kindern zur Risikominimierung ist der erste Schritt eines jeden Myopiemanagements. Auf die erforderliche Zeit im Freien zur Prävention sollte immer hingewiesen werden. Sie bedingt auch eingesparte Naharbeitszeiten, vor allem Zeit vor digitalen Medien. Ob die Tageslichtsituation weiterhin einen Einfluss hat, wenn die Myopie schon aufgetreten ist, ist derzeit umstritten. Man geht mehrheitlich davon aus, dass sie nicht mehr zur Reduktion eines Anstiegs beiträgt. Umso wichtiger sind die Empfehlungen zur Naharbeit und zu den Arbeitspausen bei Naharbeit. Diese sollten immer wieder besprochen werden (Abb. 5.6).

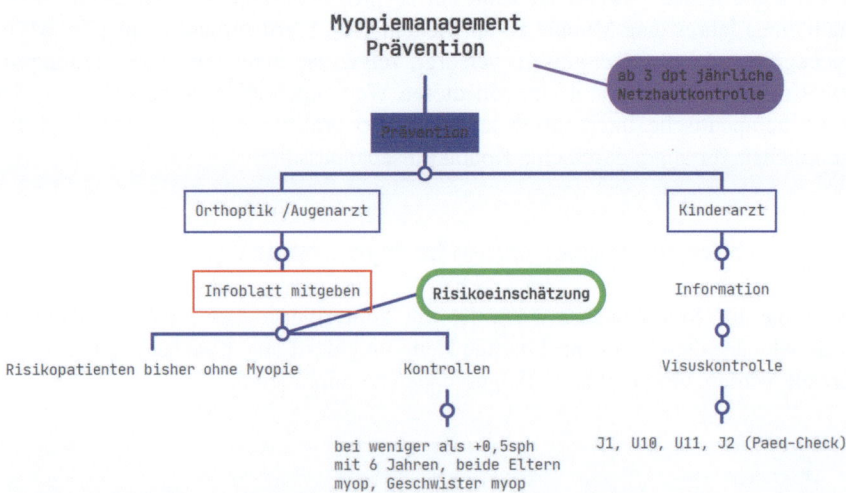

Abb. 5.6 Mindmap Prävention

Methoden zur Hemmung der Myopie sind verfügbar und empfohlen!

Mittlerweile gibt es eine Vielzahl von therapeutischen Maßnahmen, etwa Verhaltensänderungen, optische Maßnahmen oder pharmakologische Interventionen. Die Maßnahmen wie Sehverhalten, Bifokalbrillen, Gleitsichtbrillen, multifokale Kontaktlinsen, Orthokeratologie und Atropin können das Fortschreiten einer Myopie bei Kindern und Jugendlichen nachweislich verlangsamen. Die Wirksamkeit ist unterschiedlich, nicht immer gleich stark und auch schwankend im Laufe der Dauer der Therapie. Teilweise besteht beim Absetzen der Therapie die Gefahr einer schnellen Rückentwicklung (Rebound-Effekt). Dieser ist meist von der Dosierung und der Anwendungszeit abhängig. Ziel des Myopiemanagements ist es, ein emmetropes Wachstum der Augen zu erreichen.

Die verschiedenen präventiven wie auch therapeutischen Optionen im Myopiemanagement sollen individuell für das Kind oder den Jugendlichen ausgewählt werden. Die meisten Behandelnden wählen eine Therapieform, die sie selbst anbieten können oder die ihnen persönlich als am besten geeignet erscheint. Wichtig ist es, die Therapieentscheidung den okulären Befunden, dem Alter, den Freizeitgewohnheiten und der möglichen Verträglichkeit anzupassen. Dabei gibt es einige objektive Kriterien, die vorab zu berücksichtigen sind (Abb. 5.7).

Zunächst sollten die Patientinnen identifiziert werden, bei denen eine Akkommodationsproblematik vorliegt. Für sie sind Maßnahmen, die über eine Addition bzw. Akkommodationsentlastung wirken, am besten geeignet und können einen sehr günstigen Einfluss auf die Progression haben.

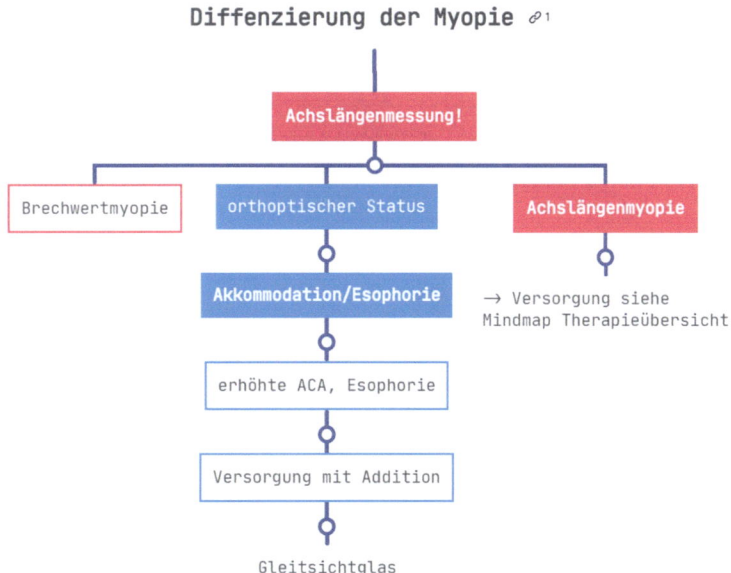

Abb. 5.7 Mindmap mit orthoptischer Diagnostik und Achsenlängenkontrolle. AC/A-Ratio: Verhältnis von akkommodationsbedingter Konvergenz pro 1 dpt. Akkommodation

Wenn dann in der Wahl der Therapie frei entschieden werden kann, gibt es die bereits erwähnten 3 grundsätzlichen Therapieoptionen: Brillengläser, Kontaktlinsen und Atropin. Für alle gilt:

Je früher und je konsequenter die Therapie durchgeführt wird, umso besser kann das Ziel eines dem Alter entsprechenden normalen, emmetropen Wachstums erreicht werden.

Alle Therapieformen unterliegen derzeit einem steten Wandel der Evaluationsergebnisse. Erst mit den späteren Langzeitevaluationen kann mehr über die tatsächlichen Wirkmechanismen und die wirkliche Effektivität über längere Zeit gelernt werden.

Der Markt ist seit der Einführung des ersten Myopieglases in Deutschland im April 2021 etwas unübersichtlich geworden. Die grundsätzliche Idee der meisten Myopiemanagementgläser ist, die Bildebene in die nahe Peripherie des Auges vor die Netzhaut zu verlagern (myope Defokussierung), um somit die Myopie zu kontrollieren (Abb. 5.8).

Der Vorteil einer Brillenglasversorgung ist, dass sie nichtinvasiv ist, anders als Atropin oder das Tragen von Kontaktlinsen.

Die Myopie-Therapie sollte dem Risikoprofil, den Fähigkeiten und den Bedürfnissen (z. B. Alter, aktuelle Myopie und Progressionsrate, aktuelle Sehbedürfnisse, Naharbeit und Hobby usw.) des Kindes angepasst sein.

5.4.2 Brillen

Nicht jedes myope Kind wird sofort bei Erstdiagnose mit Spezialgläsern versorgt. Zunächst erfolgt in den meisten Fällen eine normale Brillenverordnung mit Einstärkengläsern oder eine Einstärken-Kontaktlinsenversorgung.

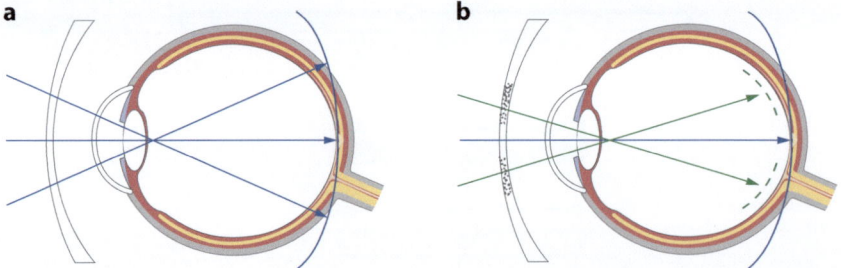

Abb. 5.8 Schematische Darstellung der optischen Verhältnisse im Auge durch Korrektur eines Einstärkenglases und mit Spezialgläsern für Myopie. a Durch Korrektur mit einem herkömmlichen Brillenglas wird die Fokusebene der optischen Abbildung (Bildschale) verschoben, wodurch sie zentral im Bereich der Fovea auf der Netzhaut, in der Peripherie allerdings hinter der Netzhaut liegt (hyperoper Defokus). b Bei Korrektur mit den Myopiespezialgläsern liegt der zentrale Bereich der Bildschale auf der Netzhaut. Die Spezialinsen erzeugen in der Peripherie zusätzliche einzelne Brennpunkte, die vor der Netzhaut liegen. (Modifiziert nach [42, 28], veröffentlicht unter der Creative-Commons-Lizenz BY, https://creativecommons.org/licenses/by/4.0/)

▶ Erfolgt ein Anstieg der Myopie um 0,5 dpt im Jahr oder mehr oder liegen die Achslängen deutlich über der altersgerechten Perzentile, sollte über Maßnahmen zum Myopiemanagement gesprochen werden.

Spezielle Brillengläser für das Myopiemanagement empfehlen sich als nichtinvasive Maßnahme. Es wurden bisher verschiedene Designs an Brillengläsern zur Hemmung der Myopieprogression entwickelt. Die Studienlage umfasst bisher Zeiträume von 2–6 Jahren. Die meisten Studien stammen aus dem asiatischen Raum. Dort wurden die Gläser meist zuerst eingeführt. Eine vollständige Darstellung aller Gläser, die auf dem Markt sind, wäre hier nicht sinnvoll, da immer wieder neue Glastypen und Funktionsweisen hinzukommen. Es ist zu berücksichtigen, dass die Studienlage zur Wirksamkeit der Brillengläser zudem extrem unterschiedlich ist und einige Studien zum Teil nicht mit den Originalgläsern durchgeführt wurden. Eine jeweils differenzierte Analyse der Studien ist zu ihrer Beurteilung erforderlich. Es ist hilfreich, sich immer wieder über den aktuellen Stand der Evaluation der jeweiligen Gläser, neuen Glastypen sowie wiederum deren Evaluation zu informieren. In der Regel ist dies sehr gut auf den Websites der Hersteller möglich.

5.4.2.1 Bifokalgläser/Gleitsichtbrillen

Die Versorgung mit bifokalen oder multifokalen Brillengläsern ist eine mögliche Maßnahme des Myopiemanagements. Wie schon in der Diagnostik erwähnt, sollte sie unbedingt in Betracht gezogen werden, wenn eine erhöhte AC/A-Ratio, ein Akkommodationsdefizit oder eine Esophorie vorliegt. Durch die zusätzliche Addition bei Bifokal- oder Gleitsichtbrillen werden die Augen in Akkommodation und Konvergenz unterstützt. Der damit verbundene verringerte Akkommodations- und Konvergenzaufwand kann das Augenwachstum hemmen und die Myopieprogression mindern. Den höchsten Behandlungseffekt zeigten Gleitsichtgläser bei Kindern mit einer Nahesophorie oder einer Akkomodationseinschränkung. Die Addition sollte dabei +2,0 dpt nicht unterschreiten. Kinder, die bereits eine höhere Myopie hatten, zeigten nur einen geringen Behandlungseffekt [43].

Die Myopieprogression kann teilweise bei Kindern mit Nahesophorie, schneller Progression und Akkommodationseinschränkungen verringert werden [44]. Es sollte also auch bei der Auswahl der Brillengläser zur Hemmung der Myopieprogression genauer differenziert werden, um einen bestmöglichen Effekt zu erzielen. Auch in diesem Bereich gibt es spezielle Gläser, die extra für das Myopiemanagement mit entsprechenden Nahadditionen konzipiert wurden. Sinnvoll ist auf jeden Fall eine Kommunikation mit dem Augenoptiker, um sich über die Sehsituation und die entsprechend beste Versorgung auszutauschen.

5.4.2.2 Spezialgläser zum Myopiemanagement

Ein echter Fortschritt für das Myopiemanagement in der Praxis war die Einführung des ersten **D**efocus-**I**ncorporated-**M**ultiple-**S**egments-Glases (DIMS-Glas) im April 2021 in Deutschland, einer Methode zum Myopiemanagement, die nichtinvasiv ist, wie es bei Kontaktlinsen oder Augentropfen der Fall ist. Für Kinder und Eltern ist dies eine deutliche Erleichterung für eine Therapieentscheidung.

Zwischenzeitlich hat es viele neue Entwicklungen von verschiedenen Glasdesigns gegeben. Der Markt wächst stetig weiter. Die Studienlage ist teilweise unübersichtlich. Die Auswahl der Patientinnen ist sehr unterschiedlich, wie auch die Länder, in welchen die Studien stattfanden, was im Hinblick auf Unterschiede der Ethnie relevant sein kann.

Grundsätzlich geht es bei den meisten Glastypen darum, die Fokusebene auf der Netzhaut zu verschieben. Eine gezielte myope Defokussierung auf der peripheren Netzhaut hat einen wachstumshemmenden Einfluss [45]. Bei den DIMS-Gläsern wird dieser Effekt beispielsweise mit 396 kleinen Pluslinsen erreicht, die im Glas eingelassen und von außen nicht sichtbar sind. Sie sind um die zentrale Durchblickzone von 9,4 mm herum ringförmig in einer Breite von 33 mm angeordnet. Die kleinen Pluslinsen stellen keine Nahaddition dar, die zum Lesen genutzt werden kann. Der Aufbau des Glases ist entsprechend komplex und erfordert ein Training der Optiker für die Beratung zum Brillengestell und Einbau. Die Akzeptanz der DIMS-Gläser ist sehr gut, und die Studienlage bestätigt eine Reduktion der Progression der Myopie bis zu 52 % und der Achslänge um bis zu 62 % [35]. Diese Studienergebnisse ergeben sich bei einer kontinuierlichen Tragezeit von 16 h. Es ergab sich nach dem Absetzen kein Rebound-Effekt [35].

Andere Glastypen arbeiten mit ringförmig angeordneten Pluslinsen im gesamten Glas, der HALT-Technologie (HALT für Highly Aspheric Lenslet Target). Hierbei werden die Pluslinsen im gesamten Glas um die zentrale Korrekturzone von 9 mm herum in konzentrischen Kreisen angeordnet. Der myopiehemmende Effekt wurde in einer 2-Jahres-Studie mit 55 % für die Progression der Myopie und 51 % für die Reduktion der Achslänge angegeben [46].

Dies sind nur 2 Beispiele, um einen Eindruck zu vermitteln. Viele neue Ideen sind in den letzten Jahren im Glasdesign dazu gekommen.

Es ist wichtig, den Markt und die Studienlage zu beobachten. Zudem verändern sich derzeit auch die Lieferumfänge der Gläser, was die Höhe der korrigierbaren Myopie und des Astigmatismus betrifft. Es ist erforderlich, immer wieder neue Informationen zu recherchieren. Viele Zeitschriften aus dem optischen Markt erstellen jährlich einen neuen Überblick, der hilfreich sein kann.

5.4.3 Kontaktlinsen

5.4.3.1 Weiche Defokuskontaktlinsen im Myopiemanagement

Für die Myopieversorgung gibt es eine Vielzahl an verschiedenen Kontaktlinsen auf dem Markt. Standardlinsen, wie weiche asphärische multifokale Kontaktlinsen, wurden früher auch im Bereich des Myopiemanagements verwendet. Dieser Linsentyp wurde als Tageslinse für das Myopiemanagement weiterentwickelt zu sogenannten Dual-Fokus-Kontaktlinsen oder Extended-Depth-of-Focus-Systemen. Es gibt auch hier, wie bei den Brillengläsern, ein für uns kaum überschaubares Angebot an Kontaktlinsen.

Eine der Dual-Fokus-Kontaktlinsen, die MiSight, erreichte in Studien durchschnittlich einen Wirkungsgrad in der Reduktion der Progression im sphärischen

Anstieg von bis zu 59 % und für das Achslängenwachstum von bis zu 52 % und wurde von der FDA (Food and Drug Administration) in den USA als erste Tageskontaktlinse für das Myopiemanagement bei Kindern zugelassen [47, 48].

5.4.3.2 Formstabile Defokuskontaktlinsen

Die Anpassung formstabiler Kontaktlinsen im Myopiemanagement ist eher nicht evidenzgestützt und damit eine Off-Label-Anwendung. Da die Linsen primär ein stärkeres Fremdkörpergefühl verursachen, sind sie bei Kindern und Jugendlichen auch nicht so beliebt.

5.4.3.3 Orthokeratologie

Die Anpassung von Orthokeratologie-Kontaktlinsen (Ortho-K) erfordert im Myopiemanagement bei Kindern und Jugendlichen eine entsprechende Ausstattung für die Vermessung der erforderlichen Parameter, wie Pentacam oder Keratograf, sowie die entsprechende Erfahrung. Sie wird meist durch Spezialistinnen der Kontaktlinsenanpassung vorgenommen.

Die Orthokeratologie zur Korrektur einer Myopie gibt es im Prinzip schon seit den 1950er-Jahren. Die Linsen sind als Nachtlinsen bekannt, denn sie werden über Nacht getragen. Waren sie früher eher eine Alternative zur Brille, haben sich jetzt aufgrund neuer Materialien und Designs auch neue Anwendungen, wie zum Beispiel das Myopiemanagement, ergeben.

Die Ortho-K-Linse ist eine formstabile Linse. Sie hat ein spezifisches Linsendesign, welches individuell auf das Auge abgestimmt und hergestellt wird. Durch das nächtliche Tragen der Linse kommt es im Rahmen einer Umverteilung von Epithelzellen zu einer zentralen Abflachung und einer peripheren Versteilung der Hornhautepitheldecke. Es ergibt sich somit sowohl eine temporäre Brechkraft- als auch eine Dickenveränderung der Hornhaut. Der Myope wird praktisch emmetrop für den folgenden Tag. Der durchschnittliche Wirkungsgrad in der Myopiekontrolle für die Augenachslänge liegt bei 45 % [48]. Je individueller die Kontaktlinse angepasst wird, umso höher kann der Wirkungsgrad sein – nämlich bis zu 50 % [32].

Myope Personen, die nachts eine Ortho-K-Linse tragen, haben den Vorteil, dass sie tagsüber korrektionsfrei sind. Dies ist insbesondere für sportliche Kinder und Jugendliche ein großer Vorteil. Nach der Anpassung muss mit einer Zeit von 3–7 Tagen gerechnet werden, bis der volle Effekt eintritt und die Person ohne Korrektur den vollen Visus über den ganzen Tag erreicht.

In der Regel ist Orthokeratologie im Myopiemanagement erst ab −1,5 dpt wirksam, sonst ist der Effekt auf die Addition zu gering. Einige Hersteller bieten auch Spezialinsen für Kinder im Myopiemanagement an. Je nach Hersteller ist Myopiemanagement bis ca. −6 dpt möglich.

Ortho-K-Linsen können im Verlauf praktisch lebenslang getragen werden, wenn sie gut verträglich sind. Es gibt keinen Grund, ihre Anwendung zu beenden. Im Verlauf des Myopiemanagements ist die Messung der Achslänge die einzige Kontrollmöglichkeit, da die Refraktion sich durch das Tragen über Nacht immer wieder verändert. Werden die Ortho-K-Linsen nicht mehr getragen, braucht es ca. 2 Wochen, bis sich die Hornhaut in ihre Normalform zurückgebildet hat.

Wie bei allen anderen Kontaktlinsen muss auch bei einer Ortho-K-Linse ein entsprechendes Hygienemanagement eingehalten werden, damit die Methode sicher ist. Das Einhalten von strengen Hygienevorschriften wird hierbei allerdings erleichtert durch den ausschließlichen Umgang mit den Kontaktlinsen zu Hause, vor dem Zubettgehen und nach dem Aufstehen. Wichtig ist eine gute Aufklärung über mögliche Komplikationen und wie man sie erkennen kann. Verpflichtende Kontrolltermine müssen selbstverständlich sein.

5.4.4 Atropin als pharmakologische Therapie

Der vollständige Wirkmechanismus des Atropins ist aktuell noch nicht abschließend geklärt. Atropin wirkt auf diverse Strukturen des Auges. In klinischen Studien konnten Atropin-Augentropfen eine hohe Wirksamkeit zur Hemmung des Augenlängenwachstums zeigen (z. B. die Studien ATOM oder LAMP) [49]. Sie sind zudem einfach anzuwenden. Es handelt sich hierbei um pharmazeutisch verdünnte Atropin-Augentropfen, die in unterschiedlichen Dosierungen (0,01–1 %) angewendet werden. In Deutschland werden sie derzeit noch in Apotheken angemischt, teilweise gibt es auch schon Fertigpräparate. In der Regel sollte den Eltern Atropin in unkonservierter Lösung empfohlen werden. Die in den Konservierungsmitteln enthaltenen Chemikalien (Benzalkoniumchlorid) können die Augen reizen und zu einer schlechten Produktion und Aufrechterhaltung des Tränenfilms führen, was Symptome des trockenen Auges nach sich ziehen kann.

Für das Atropin selbst haben Studien eine hohe Wirksamkeit ergeben, die allerdings eindeutig dosisabhängig ist [50]. Asiatischstämmige Personen profitieren stärker von der Therapie als kaukasischstämmige (europäische) Menschen. Bisher kam in Deutschland weitgehend 0,01 %iges Atropin zur Anwendung. Neuere Studien arbeiten mit 0,02 %igem oder 0,025 %igem Atropin. Das beste Nutzen-Risiko-Verhältnis hat Atropin 0,05 %. Dies wird in den Niederlanden angewendet, allerdings verbunden mit einer zusätzlichen Korrektion mit Addition für den Nahbereich und Lichtschutztönung gegen das Blendungsgefühl [51]. Je höher dosiert wird, desto wirksamer ist das Medikament. Jedoch treten dann auch häufiger Nebenwirkungen auf. Das Ausmaß der Nebenwirkungen ist dosisabhängig. Ein reduziertes Akkommodationsvermögen und eine zeitweilige Pupillenerweiterung mit Blendungssymptomatik können auftreten.

Es sollte die höchste Dosierung bei noch tolerierbaren Nebenwirkungen genutzt werden. Allerdings empfiehlt sich bei hellerer Iris ein stufenweises Vorgehen. So könnte zunächst mit niedriger Dosierung (zuerst mit 0,01 %) gestartet werden, damit weniger Nebenwirkungen auftreten und ein Drop-out vermieden wird. Ist die Patientin dadurch nicht gestört, kann die Dosierung gesteigert werden. Einige Anwendende bevorzugen auch die wirksamere Variante in höherer Dosierung und wechseln nur bei entsprechend störenden Nebenwirkungen auf die niedriger dosierte Variante. Das Vorgehen sollte mit den Eltern und der Patientin besprochen werden, um eine individuell angepasste Atropin-Therapie zu finden.

Eine mindestens halbjährliche Kontrolle von Visus und Achslängen sollte durch die Augenarztpraxis erfolgen. So können der Verlauf und die Wirksamkeit des Myopiemanagements kontrolliert werden.

„Die Fortsetzung einer begonnenen Therapie mit niedrig dosiertem Atropin ist spätestens nach einer Dauer von zwei Jahren oder Erreichen des 15. Lebensjahrs zu prüfen. Eine anhaltende Zunahme der Kurzsichtigkeit spricht eher für eine Verlängerung der Therapie. Ansonsten sollte der Verlauf nach einer Pause beobachtet und beim Vorliegen von einer Progression von über 0,5 D/Jahr eine Wiederaufnahme evaluiert werden" [52].

Einige Studien weisen einen Zusammenhang zwischen Dosierung und Rebound-Effekt nach. So könnte die Myopieprogression nach Absetzen des Atropins mehr zunehmen als in der Tropfphase und den Effekt der Atropintherapie aufholen. Dies ist aber für die jeweiligen Dosierungen noch nicht hinreichend untersucht.

Das jeweilige Studiendesign aller Atropinstudien ist sehr hctcrogcn. Einc abschließende Bewertung von Dosierung, Wirkung und Nebenwirkung ist noch nicht möglich.

5.4.5 Kombinationstherapien

Die gute Wirksamkeit der Myopiegläser und auch der Atropintherapie warf im Verlauf die Frage nach der Wirksamkeit einer Kombinationstherapie auf. Bisher gibt es nur vereinzelte Studien, deren Auswertung aber nahelegt, dass im Falle einer weiteren Progression auch eine „Booster-Therapie" mit zusätzlicher niedrigdosierter Atropingabe sinnvoll sein kann. Dies kann zur Therapie mit DIMS-Gläsern (Miyosmart+0,01 %Atropin [53]) oder Ortho-K-Linsen [54] erfolgreich sein. Die kombiniert therapierten Patientengruppen konnten von der Therapie durch ein verlangsamtes axiales Augenlängenwachstum profitieren. Zu dieser Form der Kombinationstherapie werden sicher in Zukunft noch mehr Studien veröffentlicht (Abb. 5.9).

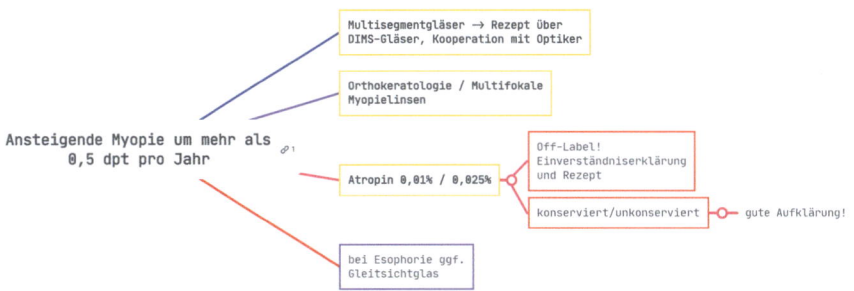

Abb. 5.9 Mindmap zu den Therapiemöglichkeiten

5.4.6 Kontrolluntersuchungen und Auslassversuch oder Absetzen der Therapie

Im Verlauf geht es um weitere Kontrollen von Visus, Refraktion und axialer Bulbuslänge.

Der Goldstandard zur Bestätigung des Therapieerfolgs ist die axiale Augenlänge.

5.4.6.1 Altersangepasste Myopiekontrolle

Eine weitere sehr wichtige diagnostische Auswertung im Verlauf des Myopiemanagements ist der Vergleich des gemessenen Augenwachstums mit dem Normwachstum der Augenlänge im entsprechenden Alter. **Diese Messung beantwortet auch die Frage, ob eine Therapie erforderlich ist oder ob eine Therapie den gewünschten und vor allem ausreichenden Effekt hat oder sogar geändert oder verstärkt werden sollte.**

Seit 2023 steht eine Software zur Verfügung, die eine altersangepasste Myopiekontrolle mittels „age-matched myopia control" (AMMC), ermöglicht. Das definierte Therapieziel des Myopiemanagements ist es, ein physiologisches altersentsprechendes Wachstum zu erreichen und die Progression soweit zu reduzieren, dass nur noch ein physiologisches Achslängenwachstum zu messen ist. Nicht mehr die Augenachslänge als solche ist im Verlauf des Myopiemanagements entscheidend, sondern der Zuwachs an Achslänge von einer Messung zur nächsten. Die Messungen sollten im Myopiemanagement in halb- bis einjährlichem Abstand erfolgen. Messungen im Abstand von unter sechs Monaten sind nicht sinnvoll, da die Messungenauigkeit zu hoch ist bzw. ähnlich hoch wie eventuell ein Zuwachs.

▶ Ziel des Myopiemanagements ist es, dass das axiale Wachstum der Augen im Rahmen des physiologischen Wachstums bleibt.

Je stärker sich das Wachstum dem physiologischen Wachstumskorridor annähert, umso erfolgreicher ist die Therapie. Schlussendlich beantwortet die AMMC die Frage der Therapieeffizienz und kann somit Hinweise auf das Erreichen des Therapieziels geben. Hilfreich ist die AMMC auch bei der Frage nach dem Beginn des Myopiemanagements. Kinder aus Risikogruppen, die noch emmetrop sind, können bereits vor Eintritt der Myopie mittels der Augenachslängenmessung im Sinne der Vorsorge untersucht werden. Ergibt sich bei einer Folgemessung nach einem Jahr ein deutlich höherer Achslängenzuwachs, als altersentsprechend normal wäre, so sollte das Wachstum gut beobachtet und ein frühzeitiges Myopiemanagement erwogen werden.

Diese Vergleichsmöglichkeit ist in vielen Geräten als Software integriert oder kann derzeit auch online und kostenfrei genutzt werden. Sie ist nicht nur diagnostisch, sondern auch für die Patientenaufklärung gut einzusetzen. Eine farbige Grafik erleichtert den Entscheidungsprozess (Abb. 5.10).

Das AMMC gibt die Möglichkeit, das Achslängenwachstum zu überwachen und zu beurteilen, ob es gelingt, die Progression in ein emmetropes Augenlängenwachstum überzuleiten. Die Frage nach einem Auslassversuch wird sehr

5 Myopiemanagement

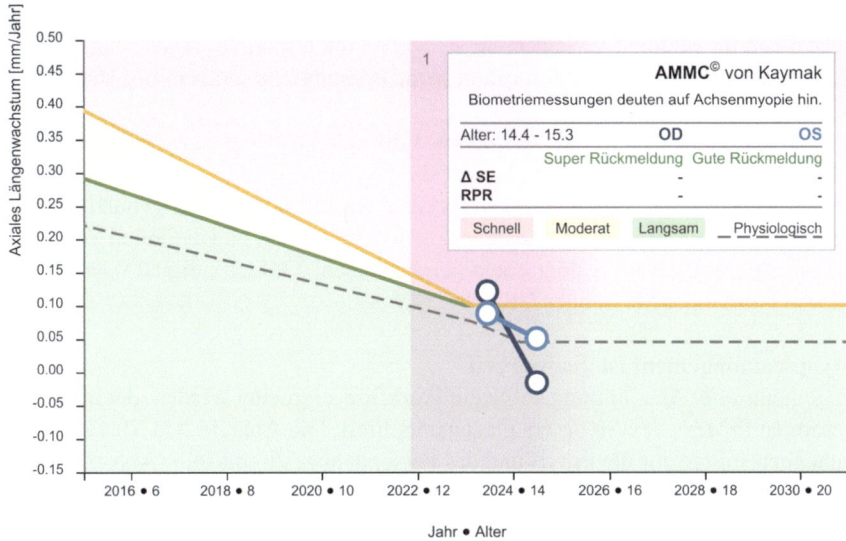

Abb. 5.10 Auswertung mit AMMC. Beurteilung der Therapienotwendigkeit oder Therapieeffizienz mittels Einordnung des Messergebnisses in farbige Bereiche des Augenwachstums

unterschiedlich betrachtet. Sie ist in jedem Fall abhängig vom Alter, der Therapieform und dem Sicherheitsbedürfnis von Patientin und Eltern. Die Refraktion und die Augenachslängen sollten mindestens zwei Jahre stabil und innerhalb des alterskorrelierten natürlichen Wachstums geblieben sein. Vorsicht ist vor einem teilweisen Rebound-Effekt geboten. Nach dem Absetzen der Therapie sind 6-monatliche Biometrienachkontrollen unerlässlich. Eine Stabilisierung der Augenachslänge bei Emmetropen tritt meist mit dem 15.–16. Lebensjahr ein. Bei Myopen erwartet man das nicht vor dem 18. Lebensjahr.

Zudem bedarf es regelmäßiger augenärztlicher Kontrollen, die je nach Alter Untersuchung der Netzhaut in Mydriasis, ggf. Augeninnendruckkontrollen und je nach Manifestation von retinalen oder glaukomatösen Sekundärkomplikationen Selbstkontrollen mit dem Amsler-Test, eine optische Kohärenztomografie der Netzhaut und der Papille und ggf. eine Fluoreszenzangiografie bei Verdacht auf myopische Veränderungen einschließen sollten.

5.5 Organisation und Zusammenarbeit

5.5.1 Voraussetzungen

Für die Einführung des Myopiemanagements in der Praxis sollten verschiedene Punkte berücksichtigt werden. Zunächst ist es wichtig, ein festes Team der Praxis zu benennen, das federführend für das Myopiemanagement zuständig ist. Diese

Personen können gemeinsam Informationen austauschen und bündeln und das restliche Team im weiteren Verlauf in die Aufgaben mit einführen. Jedes Teammitglied sollte über alle Schritte gut informiert sein: Beratung zur Prävention, Diagnostik, Maßnahmen und Kontrollen.

Für ein gemeinsames ausführliches Informationsmanagement können Fortbildungen der Berufsverbände, Kongresse und Informationsveranstaltungen von Fachgruppen, Netzwerken und der verschiedenen Industriepartner genutzt werden. Es empfiehlt sich ein interner Austausch von Fachartikeln und aktuellen Veröffentlichungen, beispielsweise über einen gemeinsamen „Ordner", digital oder analog, oder in Form einer Messenger-Group.

Myopiemanagement ist Teamarbeit
In gemeinsamer Abstimmung sollte ein Workflow erarbeitet werden, der durch den gesamten Prozess des Myopiemanagements führt. Die Abläufe und Therapiemöglichkeiten sollten auf die Praxis und das Personal abgestimmt sein (Abb. 5.11).

Die Vorteile eines Workflows sind die Reduktion von Fehlern, Effizienz durch mögliche Optimierung von Arbeitsabläufen sowie Qualitätssicherung durch gemeinsam abgestimmte transparente Arbeitsabläufe. Ein gemeinsamer Zugriff auf aktuelle Informationen und Dokumente für bessere Entscheidungsprozesse ist zu gewährleisten. Nicht zu vergessen sind in der Abstimmung auch die entsprechenden Absprachen zu Dokumentation, Abrechnung und Nachkontrollen. Myopiemanagement ist Teamarbeit und verlangt eine gute Kommunikation zwischen allen Mitarbeitenden.

5.5.2 Interprofessionelle Zusammenarbeit

Insbesondere bedarf das Myopiemanagement einer guten interprofessionellen Zusammenarbeit. Sie sichert die bestmögliche Versorgung der myopen Kinder und Jugendlichen mit progressiver Myopie zum Erhalt ihrer Augengesundheit.

▶ Interprofessionelle Zusammenarbeit ist ein Zukunftsthema im Gesundheitswesen, doch leider gibt es einige Hürden, die nur durch gemeinsame Initiativen überwunden werden können. Es fängt mit dem Datenaustausch an, mit der Kooperation in einem Netzwerk zur Diagnostik und Versorgung und mit dem Wissen um die Kompetenzen und Qualifikationen der Beteiligten.

Ein Austausch auf regionaler Ebene direkt im Arbeitsumfeld kann sehr hilfreich sein. Es können Missverständnisse ausgeräumt werden, technische Leistungen, wie die Augenlängenmessung geteilt und eine gemeinsame Aufklärung und Kontrolle besprochen werden. Für die Versorgung entsteht ein großer Mehrwert durch Vertrauen, Wertschätzung und damit meist auch eine bessere Compliance.

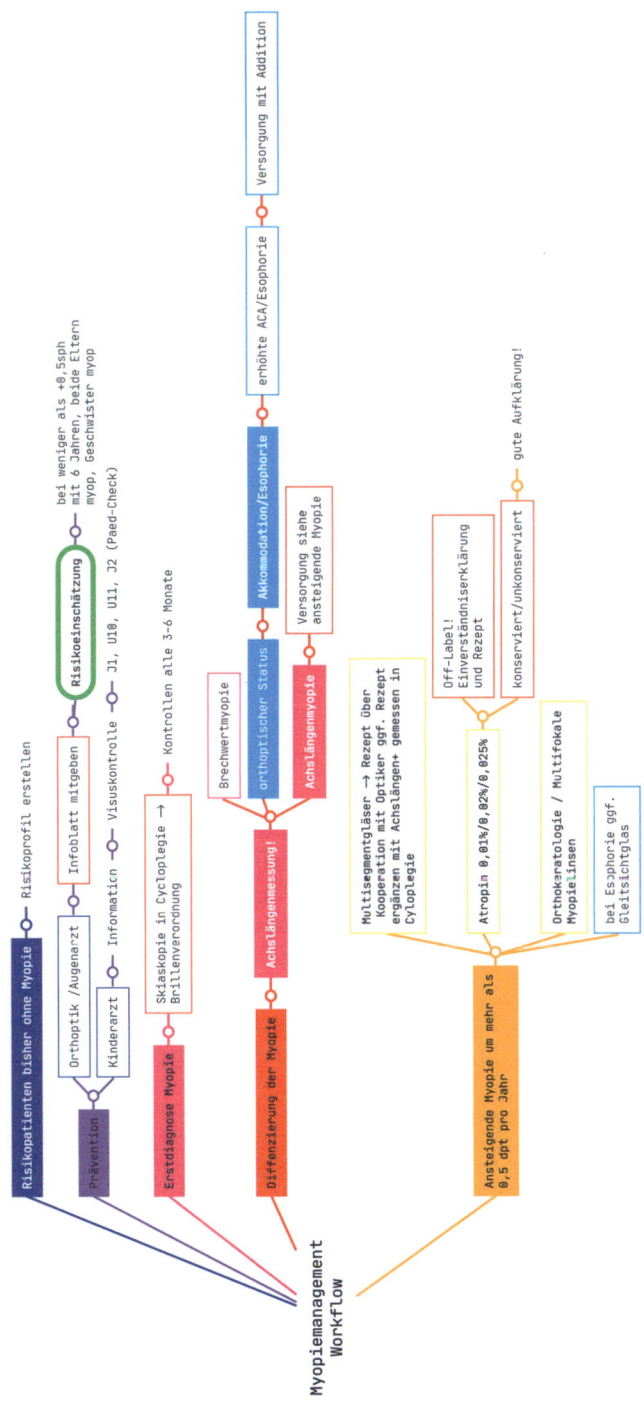

Abb. 5.11 Beispiel Mindmap Workflow

Kooperationen – für den Erfolg und die Compliance im Myopiemanagement wichtig und für alle Beteiligten wertvoll

Für einen optimalen Erfolg unserer Bemühungen im Myopiemanagement ist eine gute Zusammenarbeit und Kommunikation aller Beteiligten erforderlich. Hier sind nicht nur Augenärztin, Augenoptikerin, Optometristin und Orthoptistin gemeint. Auch die Eltern, die Patientinnen selbst, Kinderärztinnen und auch Pädagoginnen sind die Unterstützenden für die Compliance und den Erfolg der Therapie. Wichtig sind an dieser Stelle Aufklärung und optimale Weiterbildung aller Beteiligten.

5.6 Ausblicke

5.6.1 Prämyopiemanagement

Für die Zukunft wird der Bereich der Prämyopie an Bedeutung zunehmen. Laut dem Internationalen Myopie-Institut (IMI) versteht man darunter den refraktiven Zustand von Augen $\leq +0{,}75$ dpt und $> -0{,}50$ dpt bei Kindern, die aufgrund ihrer individuellen Risikofaktoren wahrscheinlich kurzsichtig werden [55]. Je mehr positive Ergebnisse von Langzeitstudien zur Wirksamkeit der verschiedenen Therapiemaßnahmen vorliegen und sich die Untersuchungsmethoden etablieren und weiterentwickeln, umso eher wird sich auch der Wunsch nach einer frühzeitigen präventiv-therapeutischen Intervention ergeben. Basis dafür sind die Refraktionswerte (nach Cycloplegie), die in den verschiedenen Altersstufen als Normwerte gelten (Tab. 5.5):

Das Risiko, eine Myopie zu entwickeln, steigt mit einer frühen Emmetropisierung an. Ein hohes Risiko ist zu vermuten, wenn die Refraktionswerte geringer sind als die genannten Grenzwerte.

Ein weiterer zusätzlicher Faktor zur Beurteilung können die altersgerechte Achslänge und deren Wachstum sein, wie auch schon zuvor beschrieben. Mithilfe der verfügbaren Perzentilenkurven und von Softwareprogrammen wie dem AMMC können die Daten frühzeitig Hinweise auf ein entsprechend hohes Risiko geben. Bereits im Emmetropiestadium könnten Maßnahmen eingeleitet werden, wenn dies gewünscht wird. Ein solches präventives Vorgehen entspricht derzeit aber keiner Empfehlung der wissenschaftlich-ophthalmologischen Gesellschaften in Deutschland, könnte sich aber sicher für eine zukünftige Versorgung durchsetzen, insbesondere wenn die Preise für die speziellen Myopiegläser sinken sollten und besorgte Eltern dazu aufgeklärt sind.

Tab. 5.5 Altersgerechte Refraktion nach Zadnik [55]

Alter	6 Jahre	7–8 Jahre	9–10 Jahre	11 Jahre
Refraktionsgrenzen	$\leq +0{,}75$ dpt	$\leq +0{,}5$ dpt	$\leq +0{,}25$ dpt	$\leq 0{,}0$ dpt

> Die Orthoptik spielt eine wichtige Rolle im Myopiemanagement, ob in Prävention, Diagnostik oder Therapie. Wir können unsere Patientinnen verantwortungsvoll aufklären und im interprofessionellen Kontext gemeinsam bestmöglich beraten und versorgen.

Literatur

1. Holden BA, Fricke T, Wilson DA, Jong M, Naidoo K, Sankaridur P, Wong TY, Naduvilath T, Resnikoff S (2016) Global prevalence of myopia and high myopia and temporal trends from 2000 through 2050. Ophthalmology 123(5):1036–1042. https://doi.org/10.1016/j.ophtha.2016.01.006
2. Internationales Myopie-Institut (IMI) Definitionen und Klassifizierung von Kurzsichtigkeit. (o.D.). Myopieinstitute. https://myopiainstitute.org/wp-content/uploads/2020/09/IMI-Defining-and-Classifying-Myopia-Report_FINAL_German_MJ.pdf
3. Ziemssen F, Lagrèze WA, Voykov B (2016) Sekundärerkrankungen bei hoher Myopie. Ophthalmologe 114(1):30–43. https://doi.org/10.1007/s00347-016-0390-x
4. Jong M, Flitcroft DI, The International Myopia Institute & BHVI (2019) ZUSAMMENFASSUNG ALLER KLINISCHEN IMI Definitionen und Klassifizierung von Kurzsichtigkeit. https://myopiainstitute.org/wp-content/uploads/2020/09/IMI-Defining-and-Classifying-Myopia-Report_FINAL_German_MJ.pdf
5. Kaymak H, Devenijn M, Neller K, Schwahn H (2022) Post-SMILE Was Myope über ihre sekundär emmetropen Augen wissen! ResearchGate. https://www.researchgate.net/publication/364127713
6. Schaeffel F, Feldkaemper M (2015) Animal models in myopia research. Clin Exp Optometry 98(6):507–517. https://doi.org/10.1111/cxo.12312
7. Schaeffel F (2018) All about restraining eye growth: the 16th International Myopia Conference in Birmingham, UK. Ophthal Physiol Optics 38(3):210–214
8. Schaeffel F, Glasser A, Howland HC (1988) Accommodation, refractive error and eye growth in chickens. Vision Res 28(5):639–657 https://doi.org/10.1016/0042-6989(88)90113-7
9. Smith EL (2011) Prentice Award Lecture 2010: A Case for Peripheral Optical Treatment Strategies for Myopia. Optometry And Vision Science 88(9):1029–1044. https://doi.org/10.1097/opx.0b013e3182279cfa
10. Schaeffel F (2002) Das Rätsel der Myopie. Ophthalmologe 99(2):120–141. https://doi.org/10.1007/s00347-001-0591-8
11. Mutti DO, Hayes JR, Mitchell GL, Jones LA, Moeschberger ML, Cotter SA, Kleinstein RN, Manny RE, Twelker JD, Zadnik K (2007) Refractive Error, Axial Length, and Relative Peripheral Refractive Error before and after the Onset of Myopia. Invest Ophthalmol Vis Sci 48(6):2510. https://doi.org/10.1167/iovs.06-0562
12. Friedman NE, Mutti DO, Zadnik K (1996) Corneal changes in schoolchildren. Optometry Vis Sci 73(8):552–557. https://doi.org/10.1097/00006324-199608000-00006
13. Mutti DO, Mitchell GL, Sinnott LT, Jones-Jordan LA, Moeschberger ML, Cotter SA, Kleinstein RN, Manny RE, Twelker JD, Zadnik K (2012) Corneal and Crystalline Lens Dimensions Before and After Myopia Onset. Optometry Vis Sci 89(3):251–262. https://doi.org/10.1097/opx.0b013e3182418213
14. Tideman JWL, Polling JR, Vingerling JR, Jaddoe VW, Williams C, Guggenheim JA, Klaver CC (2017) Axial length growth and the risk of developing myopia in European children. Acta Ophthalmol 96(3):301–309. https://doi.org/10.1111/aos.13603. 10.1111/aos.13603
15. Flitcroft DI, He M, Jonas JB, Jong M, Naidoo K, Ohno-Matsui K, Rahi JS, Resnikoff S, Vitale S, Yannuzzi LA (2019) IMI – Defining and Classifying Myopia: a proposed set of

standards for clinical and epidemiologic studies. Invest Ophthalmol Vis Sci 60(3):M20. https://doi.org/10.1167/iovs.18-25957
16. He X, Sankaridurg P, Wang J, Chen J, Naduvilath T, He M, Zhu Z, Li W, Morgan IG, Xiong S, Zhu J, Zou H, Rose KA, Zhang B, Weng R, Resnikoff S, Xu X (2022) Time outdoors in reducing myopia. Ophthalmology 129(11):1245–1254. https://doi.org/10.1016/j.ophtha.2022.06.024
17. Mattern AI, Neller K, Devenijn M, Schwahn H, Langenbucher A, Seitz B, Kaymak H (2023) A comparison of optical biometers used in children for myopia control. Klin Monbl Augenheilkd 240(11):1306–1313
18. Xiong S, Sankaridurg P, Naduvilath T, Zang J, Zou H, Zhu J, Lv M, He X, Xu X (2017) Time spent in outdoor activities in relation to Myopia Prevention and Control: A Meta-analysis and Systematic review. Acta Ophthalmol 95(6):551–566. https://doi.org/10.1111/aos.13403
19. Williams K, Bentham G, Young IS, McGinty A, McKay GJ, Hogg R, Hammond CJ, Chakravarthy U, Rahu M, Seland JH, Soubrane G, Tomazzoli L, Topouzis F, Fletcher A (2017) Association between myopia, ultraviolet B radiation exposure, serum vitamin D concentrations, and genetic polymorphisms in vitamin D metabolic pathways in a multicountry European study. JAMA Ophthalmology 135(1):47. https://doi.org/10.1001/jamaophthalmol.2016.4752
20. Huang H, Chang DS, Wu P (2015) The Association Between Near Work Activities and Myopia in Children—A Systematic Review and Meta-Analysis. PLoS ONE 10(10):e0140419. https://doi.org/10.1371/journal.pone.0140419
21. Gajjar S, Ostrin LA (2021) A Systematic review of near work and myopia: measurement, relationships, mechanisms and clinical corollaries. Acta Ophthalmol 100(4):376–387. https://doi.org/10.1111/aos.15043
22. Pärssinen O, Lyyra AL (1993) Myopia and myopic progression among schoolchildren: a three-year follow-up study. PubMed 34(9):2794–2802. https://pubmed.ncbi.nlm.nih.gov/8344801
23. Hughes RPJ, Read SA, Collins MJ, Vincent SJ (2022) Axial elongation during Short-Term accommodation in myopic and nonmyopic children. Invest Ophthalmol Vis Sci 63(3):12. https://doi.org/10.1167/iovs.63.3.12
24. Yang Y, Hsu N, Wang C, Shyong M, Tsai D (2022) Prevalence trend of myopia after promoting eye care in preschoolers. Ophthalmology 129(2):181–190. https://doi.org/10.1016/j.ophtha.2021.08.013
25. Schaeffel F (2011) Myopie-Update 2011. Klin Monbl Augenheilkd 228(09):754–761. https://doi.org/10.1055/s-0031-1281584
26. Schuster AK, Elflein HM, Pokora R, Urschitz MS (2017) Prävalenz und Risikofaktoren der Kurzsichtigkeit bei Kindern und Jugendlichen in Deutschland – Ergebnisse der KIGGS-Studie. Klin Padiatr 229(04):234–240. https://doi.org/10.1055/s-0043-102938
27. Klaver CC, Polling JR (2020) Myopia management in the Netherlands. Ophthal Physiol Optics 40(2):230–240. https://doi.org/10.1111/opo.12676
28. Tideman JWL, Polling JR, Vingerling JR, Jaddoe VWV, Williams C, Guggenheim JA, Klaver CCW (2018 May) Axial length growth and the risk of developing myopia in European children. Acta Ophthalmol 96(3):301–309. https://doi.org/10.1111/aos.13603. Epub 2017 Dec 19. PMID: 29265742; PMCID: PMC6002955
29. Brennan NA, Toubouti YM, Cheng X, Bullimore MA (2021) Efficacy in myopia control. Prog Retinal Eye Res 83:100923. https://doi.org/10.1016/j.preteyeres.2020.100923
30. Logan NS, Wolffsohn JS (2020) Role of un-correction, under-correction and over-correction of myopia as a strategy for slowing myopic progression. Clin Exp Optometry 103(2):133–137. https://doi.org/10.1111/cxo.12978
31. Lachenmayr B, Berufsverband der Augenärzte Deutschlands e.V. & Deutsche Ophthalmologische Gesellschaft e.V. (2011) Empfehlung zur Optischen Korrektur von Refraktionsfehlern: Brille. https://www.dog.org/wp-content/uploads/2009/09/Anhang-Empfehlung-zur-Optischen-Korrektur-von-Refraktionsfehlern.pdf

32. Németh J, Tapasztó B, Aclimandos W, Kestelyn P, Jonas JB, Faber J, Janulevičienė I. Grzybowski A, Nagy ZZ, Pärssinen O, Guggenheim JA, Allen PM, Baraas RC, Saunders K, Flitcroft DI, Gray LS, Polling JR, Haarman AEG, Tideman JWL, Resnikoff S (2021) Update and guidance on management of myopia. European Society of Ophthalmology in cooperation with International Myopia Institute. European Journal Of Ophthalmology 31(3):853–883. https://doi.org/10.1177/1120672121998960
33. Kaymak H, Graff B, Neller K, Langenbucher A, Seitz B, Schwahn H (2022) Emmetropes Augenlängenwachstum als Therapieziel der Myopieversorgung. Ophthalmologe 119(5):528–529. https://doi.org/10.1007/s00347-021-01569-0
34. Dobbie N, (2022) BHVI's Myopia Calculator Updated with New Options and Progression Curves. Review Of Myopia Management. https://reviewofmm.com/bhvis-myopia-calculator-updated-with-new-options-and-progression-curves/
35. Lam CSY, Tang WC, Tse DY, Lee RPK, Chun RKM, Hasegawa K, Qi H, Hatanaka T, To CH (2019) Defocus Incorporated Multiple Segments (DIMS) spectacle lenses slow myopia progression: a 2-year randomised clinical trial. Br J Ophthalmol 104(3):363–368. https://doi.org/10.1136/bjophthalmol-2018-313739
36. Aller TA, Liu M, Wildsoet CF (2016) Myopia control with bifocal contact lenses. Optometry Vis Sci 93(4):344–352. https://doi.org/10.1097/opx.0000000000000808
37. Hunt O, Wolffsohn JS, García-Resúa C (2006) Ocular motor triad with single vision contact lenses compared to spectacle lenses. Contact Lens Anterior Eye 29(5):239–245. https://doi.org/10.1016/j.clae.2006.08.004
38. Logan NS, Radhakrishnan H, Cruickshank FE, Allen PM, Bandela PK, Davies LN, Hasebe S, Khanal S, Schmid KL, Vera-Díaz FA, Wolffsohn JS (2021) IMI accommodation and binocular vision in myopia development and progression. Invest Ophthalmol Vis Sci 62(5):4. https://doi.org/10.1167/iovs.62.5.4
39. Zhu M, Feng H, Zhu J, Qu X (2014) The impact of amplitude of accommodation on controlling the development of myopia in orthokeratology. PubMed 50(1):14–19. https://pubmed.ncbi.nlm.nih.gov/24709128
40. Mutti C, Jones L, Moeschberger ML, Zadnik K (2000) AC/A ratio, age, and refractive error in children. Am J Ophthalmol 130(5):690. https://doi.org/10.1016/s0002-9394(00)00760-1
41. Yang Z, Lan W, Ge J, Liu W, Chen X, Chen L, Yu M (2008) The effectiveness of progressive addition lenses on the progression of myopia in Chinese children. Ophthalmic And Physiological Optics/Ophthalmic & Physiological Optics 29(1):41–48. https://doi.org/10.1111/j.1475-1313.2008.00608.x
42. Kaymak H, Graff B, Neller K, Langenbucher A, Seitz B, Schwahn H (2021) Myopietherapie und Prophylaxe mit „Defocus Incorporated Multiple Segments"-Brillengläsern. Ophthalmologe 118:1280–1286. https://doi.org/10.1007/s00347-021-01452-y
43. Gwiazda J, Hyman L, Hussein M, Everett D, Norton TT, Kurtz D, Leske MC, Manny R, Marsh-Tootle W, Scheiman M (2003) A randomized clinical trial of progressive addition lenses versus single vision lenses on the progression of myopia in children. Invest Ophthalmol Vis Sci 44(4):1492. https://doi.org/10.1167/iovs.02-0816
44. Cheng D, Woo GC, Drobe B, Schmid KL (2014) Effect of bifocal and prismatic bifocal spectacles on myopia progression in children. JAMA Ophthalmol 132(3):258. https://doi.org/10.1001/jamaophthalmol.2013.7623
45. Berntsen DA, Barr CD, Mutti DO, Zadnik K (2013) Peripheral defocus and myopia progression in myopic children randomly assigned to wear single vision and progressive addition lenses. Invest Ophthalmol Vis Sci 54(8):5761. https://doi.org/10.1167/iovs.13-11904
46. Bao J, Yang A, Huang Y, Li X, Pan Y, Ding C, Lim EW, Zheng J, Spiegel DP, Drobe B, Liu F, Chen H (2021) One-year myopia control efficacy of spectacle lenses with aspherical lenslets. Br J Ophthaly bjophthalmol-318367. https://doi.org/10.1136/bjophthalmol-2020-318367
47. Chamberlain P, Peixoto-De-Matos SC, Logan NS, Ngo C, Jones D, Young GP (2019) A 3-year randomized clinical trial of MiSight lenses for myopia control. Optometry Vis Sci 96(8):556–567. https://doi.org/10.1097/opx.0000000000001410

48. International Myopia Institute. (o.D.). Facts & Findings Infographics. Myopia Institute. https://myopiainstitute.org/myopia-infographics/
49. Yam JC, Jiang Y, Tang SM, Law A, Chan J, Wong ES, Ko STC, Young AL, Tham CC, Chen LJ, Pang CP (2019) Low-concentration atropine for myopia progression (LAMP) study. Ophthalmology 126(1):113–124. https://doi.org/10.1016/j.ophtha.2018.05.029
50. Ha A, Kim SJ, Shim SR, Kim YK, Jung JH (2022) Efficacy and safety of 8 atropine concentrations for myopia control in children. Ophthalmology 129(3):322–333. https://doi.org/10.1016/j.ophtha.2021.10.016
51. Myopie management – Myopie.nl. (o.D.). https://www.myopie.nl/voor-behandelaars/myopie-management/
52. Deutsche Ophthalmologischen Gesellschaft, Berufsverband der Augenärzte Deutschlands, Bielschowsky Gesellschaft für Schielforschung und Neuroophthalmologie (2022) Empfehlungen bei progredienter Myopie im Kindes- und Jugendalter. https://www.augeninfo.de/stellungnahmen/progr_Myopie_Ki_Ju.pdf
53. Nucci P, Lembo A, Schiavetti I, Shah R, Edgar DF, Evans BJW (2023) A comparison of myopia control in European children and adolescents with defocus incorporated multiple segments (DIMS) spectacles, atropine, and combined DIMS/atropine. PLoS ONE 18(2):e0281816. https://doi.org/10.1371/journal.pone.0281816
54. Gao C, Wan S, Zhang Y, Han J (2020) The efficacy of atropine combined with orthokeratology in slowing axial elongation of myopia children: A meta-analysis. Eye Contact Lens 47(2):98–103. https://doi.org/10.1097/icl.0000000000000746
55. Zadnik K, Sinnott LT, Cotter SA, Jones-Jordan LA, Kleinstein RN, Manny RE, Twelker JD, Mutti DO (2015) Prediction of Juvenile-Onset Myopia. JAMA. Ophthalmology 133(6):683. https://doi.org/10.1001/jamaophthalmol.2015.0471

Stichwortverzeichnis

A

AC/A-Quotient, 145, 149
Achslänge, 141, 147, 154
Achslängenmyopie, 133
Agraphie, 29, 49
Akinetopsie, 34
Akkommodation, 144, 145, 149
Akkommodationsbreite, 121
Akkommodationsfähigkeit, 36
Akkommodationsflexibilität, 121
Akkommodationsstörung, 28
Alexie, 29, 49
Allästhesie, 30
Anamnese, 69, 139
Anamneseerhebung, 67
Area striata, 3–5, 7
Assoziative visuelle Areale, 10, 12
Atropin, 152
Aufmerksamkeit, visuelle, 106, 114
Augenstellung, 37

B

Bálint-Holmes-Syndrom, 34
Beleuchtung, 52, 135
Bifokalbrille, 149
Bipolarzellen, 4, 13
Blickhalten, 19
Blickparetischer Nystagmus, 86, 87
Blickrichtungsnystagmus, 69, 71, 73, 74, 77, 79, 80, 85, 86, 96
Blindsight, 28, 45
Blutversorgung, 15
Bogengang, 22
Bogengangsdehiszenzsyndrom, 82
Bottom-up-Reizsteuerung, 10, 13
Brechungsmyopie, 132

C

Charles-Bonnet-Syndrom, 30
Chiasma opticum, 2
Colliculus superior, 18
Corpus geniculatum laterale, 3–5, 8, 12, 13
Crowding, 120

D

Diplopie, 29
Divergenznystagmus, 91
Dorsaler Pfad, 9, 10
Downbeatnystagmus, 66, 69, 71, 77, 79, 81, 85, 96, 97
Downbeatnystagmussyndrom, 70, 96, 97
Dual-Fokus-Kontaktlinsen, 150
Dunkeladaptation, 33
Dysmorphopsie, 30

E

Einstärkengläsern, 148
Emmetropisierung, 134
Entwicklungsauffälligkeiten, 112–114
Epilepsie, 104
Esophorie, 144, 149

F

Fahrtauglichkeit, 37, 45, 54
Farbagnosie, 29
Farbsehen, 37, 104
Farbsehstörung, 28
Fasciculus longitudinalis medialis, 21
Figur-Grund-Wahrnehmung, 107
Fixation, 17–20, 38, 105
Fixationspendelnystagmus, 89

Flocculus, 18, 22
Folgebewegungen, 38, 105
Formatio reticularis, 18, 22, 39
Formerkennung, 115
Formkonstanz, 107, 110, 115
Formwahrnehmung, 107, 123
Fovea, 105
Fusiformer Gyrus, 10
Fusiform Face Area, 10
Fusion, 29, 43, 53

G

Ganglienzellen, 4, 13
Genetik, 137
Geschwindigkeitsspeicher, 19
Gesichtserkennung, 108, 115, 123
Gesichtsfeld, 44, 102, 122
Gesichtsfeldausfälle, 32, 45, 52, 124
Gestaltschließen, 115
Gleitsichtbrille, 149
Gyrus cinguli, 14

H

Halluzinationen, 30
Head-Impulse-Test, 39
Helladaptation, 33
Hemianopsie, homonyme, 53
Hemianopsie, 29, 52
Hemifield Slide, 53
Hemi-See-Saw-Nystagmus, 80
Hippocampus, 14
Hornhaut, 143
Hornhauttopographie, 143
Hypothalamus, 14

I

ICF, 27, 51, 124
INO, 69, 70, 79, 80, 86–88
Integratorfunktion, 66, 81, 85, 86
Interstitieller Nucleus Cajal, 17, 22

K

Kleinhirn, 18, 22
Kleinhirnhemisphäre, 18
Klinische Untersuchung, 70
Kombinationstherapie, 153
Kontaktlinsen, 143, 150, 151
Kontrast, 28
Kontrastsehen, 12, 13, 37, 103
Konvergenz, 39, 105, 149
Konvergenzretraktionsnystagmus, 66, 90

Kopfzwangshaltung, 31
Kurzsichtigkeit, 132

L

Lagenystagmus, 66, 69, 76, 77, 81
Leseabstand, 136, 137
Lesedauer, 137
Lesefähigkeit, 46, 52, 118, 120
Lesegeschwindigkeit, 46, 55
Lesestörungen, 33
Lesetraining, 55
Limbisches System, 13, 14

M

Magnozelluläre Schicht, 6, 12
Makropsie, 30
Makrosakkadische Oszillationen, 94
Medulla oblongata, 18
Mehrfachbeeinträchtigung, 118
Mikropsie, 30
Mimik, 103
Mollaret-Guillain-Dreieck, 20
Multisegmentgläser, 149, 150
Muskelparetischer Nystagmus, 69, 87
Myasthenie, 42, 66, 86, 88
Myopie, 132
Myopie-Entwicklung, 131, 134, 145
Myopie-Management, 154–156
Myopie, pathologische, 133
Myopie, primäre, 132
Myopie-Progression, 138
Myopie-Risiko, 135, 146
Myopie-Therapie, 145, 148

N

Naharbeit, 136
Nahsehen, 136
Neglect, 32, 46, 107
Nervus opticus, 2
Neuronale Integratoren, 17
Neuroorthoptische Therapie, 50
Nodulus, 18
Nucleus praepositus hypoglossi, 18, 22
Nucleus ruber, 20
Nucleus vestibularis, 18, 21

O

Objektagnosie, 33
Objektive Refraktionsmessungen, 140
Objektwahrnehmung, 108, 115, 123
Obliquus superior Myokymie, 66

Ocular flutter, 92, 93
Okulomotorik, 104, 121
Okulopalataler Tremor, 89
Olivia inferior, 20
Opsoklonus, 92, 93
Optische Ataxie, 35
Optokinetischer Nystagmus, 38, 105
Orientierungsstörungen, 52, 54
Orthokeratologie-Kontaktlinsen, 151
Ortho-Keratologie-Linsen, 143
Oszillopsien, 29

P
Palinopsie, 30
Paraflocculus, 18, 22
Parinaud-Syndrom, 39
Parvozelluläre Schicht, 6
Pelopsie, 30
Periodisch alternierender Nystagmus, 86
Perzentilenkurven, 158
Photorezeptoren, 3
Platyopsie, 30
Polyopsie, 30
Prämyopie, 158
Prävention, 137, 146
Primärer visueller Kortex, 7, 13, 45
Primäre Sehrinde, 3
Prosopagnosie, 34, 109
Prosopometamorphopsie, 34
Pupille, 43, 144

R
Radiatio optica, 3, 4
Räumliche Orientierung, 33
Räumlich-kognitive Wahrnehmung, 116
Räumlich-konstruktive Wahrnehmung, 117
Räumlich-perzeptive Fähigkeiten, 116
Räumlich-perzeptive Wahrnehmung, 110
Räumlich-topografische Wahrnehmung, 117
Räumlich-visuelle Wahrnehmungsstörung, 49
Raumwahrnehmung, visuelle, 109
Reboundnystagmus, 66, 78, 84, 86, 87, 96
Rebound-Nystagmus, 85
Rehasehtraining, 54
Retina, 2
Retinotop, 7
Rezeptives Feld, 8
Riddoch-Phänomen, 46

S
Sakkaden, 38, 105
See-Saw-Nystagmus, 84, 86
See-Saw-Pendelnystagmus, 84
See-Saw-Rucknystagmus, 80
Sehbahn, 2, 3
Sehfunktionen, 102, 106
sekundären Myopie, 132
Sekundärer visuelle Kortex, 9
Simultanagnosie, 35
Subjektive Refraktionsmessung, 140

T
Tageslicht, 136
Telopsie, 30
Tractus opticus, 2, 4

U
Upbeatnystagmus, 66, 69, 74, 77, 79–81
Upside-Down-Phänomen, 30
Uvula, 18

V
V2, 9
V3, 9
V4, 9, 13, 28
V5, 9, 10
Ventraler Pfad, 9, 10
Vermis, 18
Vestibularisparoxysmie, 66, 81, 82
Vestibulookulärer Reflex, 17, 19, 20, 38, 105
Visual Snow, 31
Visual-Snow-Syndrom, 52
Visuelle Exploration, 106, 123
Visuelle Illusion, 31
visuellen Raumwahrnehmung, 35
Visuelles Interesse, 106, 114
Visuelle Suche, 106, 114, 123
Visuell-räumlich-kognitive Wahrnehmung, 111, 123
Visuell-räumlich-konstruktive Wahrnehmung, 111, 123
Visuell-räumlich-perzeptive Wahrnehmung, 110, 123
Visuell-räumlich-topografische Wahrnehmung, 111, 123
Visuografomotorik, 112, 117, 123
Visusprüfung, 102, 103, 119
VVWS-Prävalenz, 101
VVWS-Ursachen, 101

W
Wachstumskurven, 141
Willkürnystagmus, 93, 94

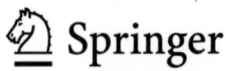 Springer springer.com

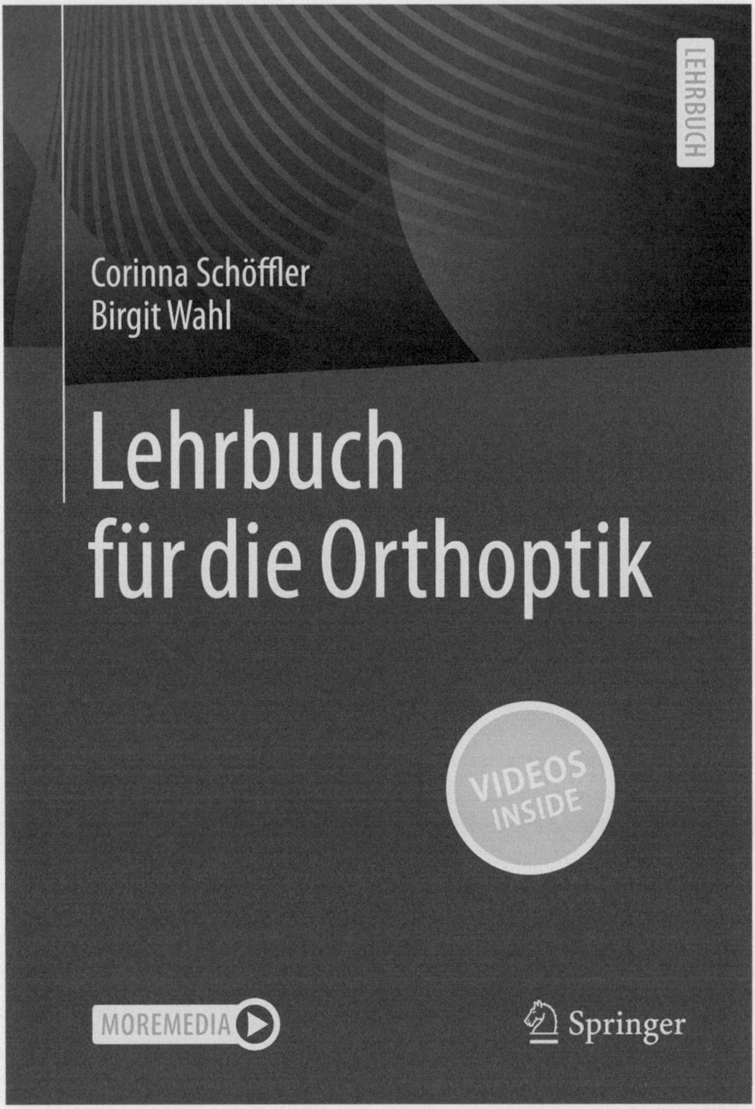

Lehrbuch für die Orthoptik

Corinna Schöffler
Birgit Wahl

VIDEOS INSIDE

Jetzt bestellen:
link.springer.com/978-3-662-71353-2

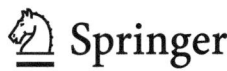 springer.com

Kinder in der Augenarztpraxis

Sylvia Motz

Tipps für medizinisches Fachpersonal

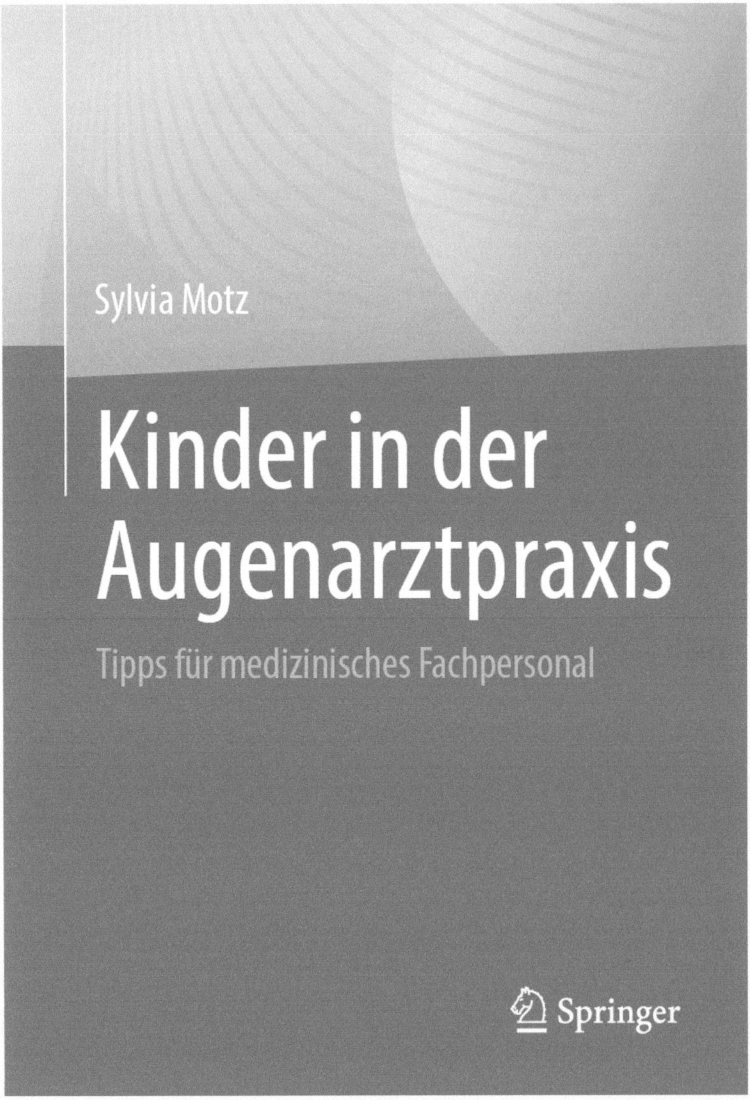

Jetzt bestellen:
link.springer.com/978-3-662-69395-7

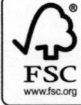

MIX
Papier aus verantwortungsvollen Quellen
Paper from responsible sources
FSC® C105338

If you have any concerns about our products,
you can contact us on
ProductSafety@springernature.com

In case Publisher is established outside the EU,
the EU authorized representative is:
**Springer Nature Customer Service Center GmbH
Europaplatz 3, 69115 Heidelberg, Germany**

Printed by Libri Plureos GmbH
in Hamburg, Germany